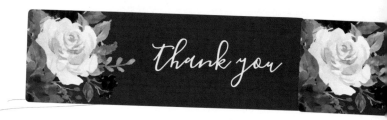

mit freundlicher Unterstützung

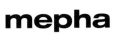   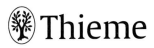

Rheumatologie in Kürze

Klinisches Basiswissen für die Praxis

Herausgegeben von
Peter Matthias Villiger
Michael Seitz

Begründet von: Niklaus J. Gerber, Beat A. Michel,
Alex K. L. So, Alan Tyndall, Thomas L. Vischer

Mit Beiträgen von

A. G. Aeschlimann
Ch. Beyeler
A. De Vere-Tyndall
A. Forster
S. D. Gadola
J.-C. Gerster
G. Hämmerle
P. Hasler
P. Jüni
O. Knüsel
M.-A. Krieg

H.-U. Mellinghoff
B. Moeller
T. Saurenmann
M.-J. Sauvain
M. Seitz
T. Stoll
R. Theiler
P. M. Villiger
J.-C. von Kempis
H. Ziswiler

2., komplett überarbeitete und erweiterte Auflage

91 Abbildungen
30 Tabellen

Georg Thieme Verlag
Stuttgart · New York

Bibliografische Information
Der Deutschen Bibliothek

Die Deutsche Bibliothek verzeichnet diese
Publikation in der Deutschen National-
bibliografie; detaillierte bibliografische
Daten sind im Internet über
http://dnb.ddb.de abrufbar.

1. Auflage 1998

Wichtiger Hinweis: Wie jede Wissenschaft
ist die Medizin ständigen Entwicklungen
unterworfen. Forschung und klinische Erfah-
rung erweitern unsere Erkenntnisse, insbesondere was Behandlung und medikamentöse Therapie anbelangt. Soweit in diesem Werk eine Dosierung oder eine Applikation erwähnt wird, darf der Leser zwar
darauf vertrauen, dass Autoren, Herausgeber
und Verlag große Sorgfalt darauf verwandt
haben, dass diese Angabe **dem Wissens-
stand bei Fertigstellung des Werkes** entspricht.
Für Angaben über Dosierungsanweisungen
und Applikationsformen kann vom Verlag
jedoch keine Gewähr übernommen werden.
Jeder Benutzer ist angehalten, durch sorgfältige Prüfung der Beipackzettel der ver-
wendeten Präparate und gegebenenfalls
nach Konsultation eines Spezialisten fest-
zustellen, ob die dort gegebene Empfehlung
für Dosierungen oder die Beachtung von
Kontraindikationen gegenüber der Angabe
in diesem Buch abweicht. Eine solche
Prüfung ist besonders wichtig bei selten ver-
wendeten Präparaten oder solchen, die neu
auf den Markt gebracht worden sind. **Jede
Dosierung oder Applikation erfolgt auf
eigene Gefahr des Benutzers.** Autoren und
Verlag appellieren an jeden Benutzer, ihm
etwa auffallende Ungenauigkeiten dem Verlag mitzuteilen.

© 2006 Georg Thieme Verlag KG
Rüdigerstraße 14
D-70469 Stuttgart
Telefon: +49/07 11/89 31-0
Unsere Homepage:
http://www.thieme.de

Printed in Germany

Zeichnungen: Angelika Brauner, Tutzing
Umschlaggestaltung: Thieme Verlagsgruppe
Umschlaggrafik: Martina Berge, Erbach
Satz: Hagedorn Kommunikation, Viernheim
      gesetzt in 3B2
Druck: Druckhaus Götz GmbH, Ludwigsburg

ISBN 3-13-112432-6   1 2 3 4 5 6
ISBN 978-3-13-112432-6

Vorwort zur 2. Auflage

Die moderne Rheumatologie beschäftigt sich sowohl mit gesundheitlichen Problemen des Bewegungsapparates als auch mit systemischen Autoimmunerkrankungen. Die vorliegende zweite Ausgabe von „Rheumatologie in Kürze" deckt beide Fachbereiche in konziser Form ab.

Da seit der Erstausgabe von 1998 viele Neuerungen in Diagnostik und Therapie in den Klinikalltag eingeflossen sind, wurde das Taschenbuch einer umfassenden Revision unterzogen. Experten aus der ganzen Schweiz haben mitgeholfen, Inhalt und Didaktik auf den neuesten Stand zu bringen. Wir sind überzeugt, dass Sie ein Buch in der Hand halten, welches nicht nur dem Medizinstudenten, sondern auch dem Allgemeinmediziner und dem Internisten das notwendige Rüstzeug für eine gezielte Diagnostik und Therapie der rheumatischen Erkrankungen im Praxis- und Klinikalltag vermittelt.

Bern, im Dezember 2005

Peter M. Villiger
Michael Seitz

Danksagung

Die grundlegende Überarbeitung von „Rheumatologie in Kürze" erforderte den Einsatz von vielen Kräften. Als Basis dienten die vorhandenen Texte der Erstausgabe, welche von den Professoren Niklaus J. Gerber, Bern; Beat A. Michel, Zürich; Alex K. L. So, Lausanne; Alan Tyndall, Basel, und Thomas L. Vischer, Genf mit Beiträgen von weiteren Experten aus der Schweiz geschrieben wurden.

Die Überarbeitung der einzelnen Kapitel wurde durch Fachleute aus Institutionen wie auch aus der rheumatologischen Praxis realisiert. Die Abstimmung der verschiedenen Kapitel und die Vereinheitlichung von Text und Aufbau erforderte weitere Arbeitsgänge an welchen sich neben den separat aufgeführten Autoren Frau Prof. Monika Oestensen, Bern, Dr. Andreas Krebs, Zürich, und Dr. Thomas Langenegger Aegeri/Zug beteiligten.

Aus didaktischen Gründen wurden mehrere Abbildungen ersetzt. Wir bedanken uns bei KollegInnen vom Institut für Pathologie, der Klinik für Angiologie und dem Institut für diagnostische Radiologie des Inselspitals Bern und bei Dr. Pius Brühlmann der Universitätsrheumaklinik Zürich.

Dank verdient ferner unsere Direktionsassistentin, Frau Marlise Bühler, für sekretarielle Hintergrundsarbeit.

Ohne die exzellente Zusammenarbeit und den Support von Mitarbeitern des Thieme Verlages wäre es nicht möglich gewesen, die „Rheumatologie in Kürze" in die vorliegende Form zu bringen.

Anschriften

Prof. Dr. med. André G. Aeschlimann
RehaClinic Zurzach
Quellenstrasse
5330 Zurzach
Schweiz

PD Dr. med. Christine Beyeler
Klinik für Rheumatologie
und Klinische Immunologie
Inselspital Bern
3010 Bern
Schweiz

Prof. Dr. med. Alan De Vere-Tyndall
Felix-Platter-Spital
Rheumatologische Universitätsklinik
Burgfelderstr. 101
4012 Basel
Schweiz

Dr. med. Adrian Forster
USZ
Rheumaklinik und Institut für
Physikalische Medizin
Gloriastr. 25
8091 Zürich
Schweiz

Dr. med. Stephan Gadola
Klinik für Rheumatologie
und Klinische Immunologie
Inselspital Bern
3010 Bern
Schweiz

Prof. Dr. med. Jean-Charles Gerster
Centre Hospitalier Universitaire
Vaudois
Hôpitel Nestlé
Service du Rhumatologie
Rue de Bugnon 46
1011 Lausanne
Schweiz

Dr. med. Gérard Hämmerle
Klinik für Rheumatologie
und Klinische Immunologie
Inselspital Bern
3010 Bern
Schweiz

Prof. Dr. med. Paul Hasler
Rheumaklinik und Institut für
Physikalische Therapie
Kantonsspital Aarau
Buchserstraße
5001 Aarau
Schweiz

PD Dr. med. Peter Jüni
Institut für Sozial- und
Präventivmedizin
Klinik für Rheumatologie
Finkenhubelweg 11
3012 Bern
Schweiz

Dr. med. Otto Knüsel
Klinik Valens
Rheuma- und
Rehabilitationszentrum
7317 Valens / SG
Schweiz

Dr. med. Marc-Antoine Krieg
Hospital Sud Fribourgeios
Service d'Ostéologie
1618 Chatel-St.-Denis
Schweiz

Dr. med. Hans-Ulrich Mellinghoff
Kantonsspital St. Gallen
Rheumatologie und Rehabilitation
Dep. Innere Medizin
Rorschacherstr. 95
9007 St. Gallen
Schweiz

PD Dr. med. Burkhard Moeller
Klinik für Rheumatologie
und Klinische Immunologie
Inselspital Bern
3010 Bern
Schweiz

Dr. med. Traudl Saurenmann
Arztpraxis
Bernrainstr. 19
8280 Kreuzlingen
Schweiz

Marie-Joséphine Sauvain
Klinik für Rheumatologie
und Klinische Immunologie
Inselspital Bern
3010 Bern
Schweiz

Prof. Dr. med. Michael Seitz
Klinik für Rheumatologie
und Klinische Immunologie
Inselspital Bern
3010 Bern
Schweiz

PD Dr. med. Thomas Stoll
Kantonsspital Schaffhausen
Rheumatologie und Rehabilitation
Geissberg
8208 Schaffhausen
Schweiz

PD Dr. med. Robert Theiler
Stadtspital Triemli
Klinik f. Rheumatologie und
Rehabilitation
Birmensdorferstr. 497
8063 Zürich
Schweiz

Prof. Dr. med. Peter Matthias Villiger
Klinik für Rheumatologie
und Klinische Immunologie
Inselspital Bern
3010 Bern
Schweiz

Prof. Dr. med. Johannes von Kempis
Kantonsspital St. Gallen
Rheumatologie und Rehabilitation
Dep. Innere Medizin
Rorschacherstr. 95
9007 St. Gallen
Schweiz

Dr. med. Hansruedi Ziswiler
Klinik für Rheumatologie
und Klinische Immunologie
Inselspital Bern
3010 Bern
Schweiz

Inhaltsverzeichnis

1	**Anamnese und klinische Untersuchungstechniken**	1
	Ch. Beyeler, P. M. Villiger	

1.1	**Anamnese**	1
1.1.1	Anamnesegliederung	1
1.1.2	Schmerzcharakteristika	3
1.1.3	Schmerzlokalisation und -ausstrahlung	4
1.1.4	Steifigkeit und Müdigkeit	4
1.1.5	Schmerzquantifizierung	5
1.1.6	Schmerzverstärkende/schmerzauslösende Faktoren	5
1.1.7	Schmerzlindernde Mechanismen	6
1.1.8	Schlafanamnese	6

1.2	**Problemorientierte klinische Untersuchung**	7
1.2.1	Globaltests	8
1.2.2	Gezielte klinische Tests des Bewegungsapparats	12
1.2.3	Beweglichkeitsmessung mit Neutral-0-Durchgangsmethode ..	12
1.2.4	Muskelkraftquantifizierung	13
1.2.5	Untersuchungen bei Rückenschmerzen	14
1.2.6	Untersuchungen bei Schulterschmerzen	19
1.2.7	Untersuchungen bei Ellenbogenschmerzen	22
1.2.8	Untersuchungen bei Handproblemen	23
1.2.9	Untersuchungen bei Hüft-, Oberschenkel- und Knieproblemen	26
1.2.10	Untersuchungen bei Fußschmerzen	31
1.2.11	Gelenkpunktion – Gelenkaspiration (Arthrozentese)	31

2	**Arthrose**	34
	R. Theiler, P. Jüni	

3	**Kristallablagerungskrankheiten**	41
	J.-C. Gerster, B. Moeller	

3.1	**Gicht**	41

3.2	**Pyrophosphatablagerungskrankheit**	49

3.3	**Hydroxyapatitkrankheit (Apatitose)**	55

4   **Rheumatoide Arthritis (RA)** **57**
           A. Forster, P. M. Villiger

5   **Konnektivitiden („Kollagenosen") und Vaskulitiden** ..   **74**
           S. D. Gadola, P. M. Villiger

5.1   **Systemischer Lupus erythematodes (SLE)**   74

5.2   **Antiphospholipidsyndrom (APS)**   81

5.3   **Primäres Sjögren-Syndrom**   82

5.4   **Systemsklerose (Sklerodermie)**   86

5.5   **Dermato- und Polymyositiden**   89

5.6   **Mischkonnektivitis (MCTD; ehemals Sharp-Syndrom);**
           Overlapsyndrom und undifferenzierte Konnektivitis   93
5.6.1   Overlap-Syndrom   94
5.6.2   Undifferenzierte Konnektivitis („undefined connective tissue
           disease", UCTD)   94

5.7   **Systemische Vaskulitiden**   95
5.7.1   Vaskulitiden großer Gefäße   96
5.7.2   Vaskulitiden mittelgroßer Gefäße   100
5.7.3   Vaskulitiden kleiner Gefäße (ANCA-negativ)   104
5.7.4   Vaskulitiden kleiner Gefäße (ANCA-positiv)   107
5.7.5   Morbus Behçet   113

6   **Spondylarthropathien** **116**
           P. Hasler, A. De Vere-Tyndall

6.1   **Ankylosierende Spondylitis**   117

6.2   **Psoriasisassoziierte Arthritis (PsA)**   122

6.3   **Arthropathien bei chronisch-entzündlichen**
           Darmerkrankungen   124

7 **Mikrobielle Arthritiden** **125**
H.-U. Mellinghoff, J. von Kempis

7.1 **Infektiöse Arthritis** 125
7.1.1 Spezielle Gelenkinfektionen 129

7.2 **Virale Arthritiden** 133

7.3 **Reaktive Arthritiden** 135
7.3.1 Rheumatisches Fieber 136

8 **Pädiatrische Rheumatologie** **139**
M. J. Sauvain, T. Saurenmann

8.1 **Juvenile idiopathische Arthritis (JIA)** 139
8.1.1 Juvenile idiopathische Arthritis, oligoartikuläre Form 141
8.1.2 Juvenile idiopathische Arthritis, systemische Form 145
8.1.3 Juvenile idiopathische Arthritis, polyartikuläre,
rheumafaktornegative Form 148
8.1.4 Juvenile idiopathische Arthritis, polyartikuläre,
rheumafaktorpositive Form 149
8.1.5 Juvenile idiopathische Arthritis mit Enthesitis 150
8.1.6 Juvenile Psoriasisarthritis 152
8.1.7 Behandlung der juvenilen, idiopathischen Arthritiden 153

8.2 **Weitere Störungen am kindlichen Bewegungsapparat** 155
8.2.1 Kindliches Beinschmerzsyndrom (nächtliche Beinschmerzen) . 155
8.2.2 Syndrom der benignen Gelenkhyperlaxität 155
8.2.3 Idiopathische Osteonekrosen, Osteochondrosen und andere
Probleme 156
8.2.4 Epiphyseolysis capitis femoris 157
8.2.5 Osteoidosteom 158
8.2.6 Coxitis fugax, transiente Synovialitis des Hüftgelenks
(„Hüftschnupfen")................................... 158
8.2.7 Femoropatelläres Schmerzsyndrom 158

9   Rückenschmerzen   160
H. Ziswiler, G. Hämmerle

9.1   Chronifizierung beim Rückenschmerz   163

9.2   Akutes lumbovertebrales und lumbospondylogenes
Syndrom   164

9.3   Radikuläres Syndrom (z. B. bei Diskushernie)   171

9.4   Syndrom des engen Spinalkanals: Claudicatio spinalis   172

9.5   Fazettensyndrom   173

9.6   Diskogenes Syndrom   174

9.7   Instabilitätssyndrom   175

9.8   Sakroiliakalgelenksyndrom (SIG-Syndrom)   175

9.9   Diffuse idiopathische skelettale Hyperostose (DISH)   176

9.10   Osteochondrosis juvenilis (Morbus Scheuermann)   176

9.11   Halswirbelsäule   176

9.12   Brustwirbelsäule   177

10   Knochenerkrankungen   180
M.-A. Krieg, M. Seitz

10.1   Osteoporose   180

10.2   Osteomalazie   188

10.3   Morbus Paget   190

10.4   Osteogenesis imperfecta (Glasknochenkrankheit)   193

10.5   Algodystrophie   195

11 **Weichteilrheumatische Syndrome** 198

A. G. Aeschlimann, H. Ziswiler

11.1 **Periarthropathie** 199
11.1.1 Periarthropathie der Schulter 199
11.1.2 Periarthropathia coxae 203
11.1.3 Periarthropathia genu 204

11.2 **Tendinopathien** 205
11.2.1 Epikondylopathie des Ellbogens 205
11.2.2 Tendovaginitis de Quervain 207
11.2.3 Tendinopathien der Achillessehne 207

11.3 **Nerveneinklemmungssyndrome** 209
11.3.1 Karpaltunnelsyndrom 209
11.3.2 Meralgia paraesthetica 210
11.3.3 Kostoklavikuläres Syndrom 211

11.4 **Fibromyalgiesyndrom** 211

11.5 **Hypermotilitätssyndrom** 214

12 **Behandlungsprinzipien** 216

P. M. Villiger, M. Seitz

12.1 **Information** 216

12.2 **Medikation** 217
12.2.1 Reine Analgetika 217
12.2.2 Nichtsteroidale Antirheumatika (NSAR) 219
12.2.3 Glukokortikoide 222
12.2.4 Basismedikamente 225
12.2.5 Weitere Medikamente 227

12.3 **Physiotherapie** 227

12.4 **Ergotherapie** 228

12.5 **Sozialdienst** 228

12.6 **Psychologie** 229

12.7 **Rheumaorthopädie** 229

13 **Rehabilitation** 230
T. Stoll, O. Knüsel

13.1 **Internationale Klassifikation von Funktionsfähigkeit, Behinderung und Gesundheit; ICF** 231

13.2 **Indikationsstellung** 232

13.3 **Durchführung** 233

13.4 **Rehabilitationszyklus** 233

13.5 **Arbeitsunfähigkeit, Erwerbsunfähigkeit und Invalidität** ... 235

Glossar 237

Nützliche Internetseiten 239

Klassifikationskriterien 244

Literatur 251

Sachverzeichnis 255

1 Anamnese und klinische Untersuchungstechniken

Ch. Beyeler, P. M. Villiger

1.1 Anamnese

Die gute Anamnese erfolgt patientenorientiert, problemorientiert und zeitökonomisch. Die Art der Anamneseerhebung ist für folgende Fragen entscheidend:

► Gelingt es, das Vertrauen des Patienten zu gewinnen?
► Gelingt es, den Kern seiner Probleme zu erkennen (bio-, psycho-, sozial)?
► Gelingt es, das Ausmaß der Problematik zu erfassen (nur Lokalbefund notwendig, Untersuchung des gesamten Bewegungsapparats, aller internistischen Organsysteme, ausgedehnte Zusatzuntersuchungen mittels Laboranalysen und bildgebenden Verfahren, erweiterte psychosoziale Exploration)?
► Gelingt es, die Dringlichkeit des Handelns abzuschätzen (notfallmäßige Abklärungen, Abwarten des Spontanverlaufs)?

1.1.1 Anamnesegliederung

Aktuelle Probleme/jetziges Leiden

Beachte folgende Regeln der Anamnesetechnik:
Eröffnung des Gespräches. „Welches sind Ihre aktuellen Beschwerden? Was plagt Sie zurzeit am meisten?" Den Patienten etwa 5 min sprechen lassen, ohne ihn zu unterbrechen und ohne lenkende Gegenfragen zu stellen.
Stockende Information in Fluss bringen. Offene Aufforderungen wie: „Erzählen Sie weiter!"
Ergänzende Fragen stellen. Präzisierung der Angaben durch krankheitsspezifische und differenzierende Fragen.

Systemanamnese

Erfassung der krankhaften Mitbeteiligung anderer Organsysteme. Diese ist besonders wichtig bei Systemerkrankungen wie rheumatoide Arthritis, Konnektivitiden, Vaskulitiden, endokrine und metabolische Erkrankungen, Infektionskrankheiten, Neoplasien und andere.

Allgemeinsymptome (Symptome der systemischen Entzündungsreaktion). Krankheitsgefühl, Müdigkeit, rasche Erschöpfbarkeit, Gewichtverlust, Inappetenz, Fieber, Nachtschweiß, Schlafstörungen.

Extraskelettale Organsysteme.

▶ *Augen:* durchgemachte oder aktuelle Entzündungen (Konjunktivitis, Iridozyklitis, Episkleritis), Visusstörungen (Amaurosis fugax, Nebelsehen).

▶ *Haut, Haare, Nägel und Schleimhäute:* typische Hautveränderungen (Psoriasis, Schmetterlingsexanthem), Photosensitivität (Lupus erythematodes, Medikamente), Haarausfall, Nagelveränderungen (Tüpfelnägel, Dystrophie), Mundaphthen (Reiter-, Behçet-Syndrom), Sicca-Symptomatik an Mund und Augen, Raynaud-Phänomen an Händen und Füßen.

▶ *Herz, Kreislauf und Lunge:* Thoraxschmerzen, Pulsunregelmäßigkeiten, Atemnot, trockener Reizhusten.

▶ *Magen-Darm-Trakt:* Schluckstörungen, Sodbrennen, Oberbauchschmerzen, chronisch ungeformter Stuhl, rezidivierende Durchfälle, Analfisteln, Milchunverträglichkeit.

▶ *Urogenitalbereich:* Dysurie, Ausfluss, Exantheme oder Aphthen (Reiter- oder Behçet-Syndrom), Koliken (Steinabgang bei Urat- oder Kalziumstoffwechselkrankheiten).

Persönliche Anamnese

Relevante Krankheiten, Unfälle und Operationen in chronologischer Reihenfolge mit den entsprechenden Jahreszahlen.

Medikamentenanamnese

Die aktuell eingenommenen sowie die wichtigsten früheren Medikamente (Wirksamkeit, unerwünschte Wirkungen, allergische Reaktionen).

Sozialanamnese

Diese ist vor allem bei chronifizierenden Schmerzproblemen entscheidend für die adäquate Beurteilung der Problematik. Angaben zu beruflichem Werdegang, Berufstätigkeit und -belastung, Beziehungsnetz, Wohnsituation und allenfalls zu Versicherungsfragen und finanzieller Situation. Erfassung von

Auswirkungen der aktuellen Beschwerden auf Beruf, Familie und Freizeit und umgekehrt, der Einflüsse dieser so genannten Kontextfaktoren auf die Krankheit.

Familienanamnese

Familiäre Häufung metabolischer, degenerativer sowie systemisch-entzündlicher (autoimmuner) Erkrankungen.

1.1.2 Schmerzcharakteristika

Schmerzen von mechanischem Charakter. Belastungsabhängige Schmerzen, durch klinische Untersuchung reproduzierbar. Linderung durch Ruhe-, Entlastungsstellung; Anlaufschmerzen; kurz dauernde Morgensteifigkeit (weniger als 15 min).

Beispiele: Anlauf- und Belastungsschmerz bei Gonarthrose und Koxarthrose.

Schmerzen von entzündlichem Charakter. Ruheschmerzen ohne Linderung durch Lagewechsel; Störung der Nachtruhe; anhaltende Morgensteifigkeit von mehr als 30 min.

Beispiele: Gelenkschmerzen bei rheumatoider Arthritis; Rückenschmerzen bei Spondylitis ankylosans (Morbus Bechterew).

Somatoforme und zentralisierte Schmerzen. Unpräzise Schmerzangaben (bezüglich Charakter und Lokalisation); kaum tageszeitliche Schwankungen; Schmerzen vorhanden während 24 h und 7 Tagen; keine relevante Linderung durch bestimmte Körperpositionen und Bewegungen; keine konsistente und plausible Reaktion auf Medikamente oder physikalische Maßnahmen; Vorbehalte gegenüber Medikamenten. Häufig begleitet von vegetativen Störungen wie Schlafproblemen, Kopfschmerzen, Magen-/Darmstörungen, Herz-/Kreislaufbeschwerden, depressiven Verstimmungen. Hinweise auf Beziehungsstörungen zu Angehörigen oder am Arbeitsplatz bzw. auf Vereinsamung oder kulturelle Entwurzelung.

Beispiele: Kreuz-, Nacken- und Schulterschmerzen bei somatoformem Schmerzsyndrom.

Schmerzen bei malignen Neoplasien. Ähnlich dem entzündlichen Schmerz-charakter meist mit Dauerschmerzen, begleitet von Allgemeinsymptomen.

1.1.3 Schmerzlokalisation und -ausstrahlung

Die exakte Lokalisation (Schmerzmaximum, -ursprung und -ausstrahlung etc.) soll durch den Patienten auf dem Anamneseblatt in ein vorgegebenes Körper-schema eingezeichnet werden.

Radikuläre Schmerzen. Meist unilateral auf ein Dermatom beschränkt, örtlich konstant, häufig auslösbar oder verstärkt durch valsalvaartige Druck-manöver (Husten-, Nies-, Pressschmerz).

Beispiel: Beinschmerzen im Dermatom S1 links als Folge einer Diskushernie L5/S1 mit Irritation der Nervenwurzel S1 links.

Spondylogene oder pseudoradikuläre Schmerzen. Meist streifenartig (late-ral, dorsal oder ventral) im Bein- oder Armbereich, nicht einem Dermatom entsprechend, oft wechselseitig lokalisiert.

Beispiel 1: Bilaterale oder wechselseitige Beinschmerzen infolge Interver-tebralgelenküberlastung.
Beispiel 2: Brachialgie entlang des ventrolateralen Oberarms bei Armeleva-tion infolge Einklemmung der Supraspinatussehne.

Übertragungsschmerzen („referred pain"). Ausgehend von der Krankheit eines viszeralen Organs oder auch der Wirbelsäule, an der Körperoberfläche empfunden.

Beispiele: Gürtelförmige Rumpfschmerzen infolge eines Pankreaskarzi-noms, Armschmerz infolge Koronaropathie.

1.1.4 Steifigkeit und Müdigkeit

Steifigkeit der Gelenke, meist morgens oder nach einer lang dauernden Ruhe-phase. Ausmaß und Dauer in Abhängigkeit von der (systemischen oder loka-len) Entzündungsaktivität. Morgendliche Müdigkeit mit Bezug auf den Bewe-gungsapparat, weniger auf die Vigilanz.

Beispiel: Morgensteifigkeit bei rheumatoider Arthritis oder Spondylitis ankylosans (Morbus Bechterew).

1.1.5 Schmerzquantifizierung

Quantifizierung auf einer *numerischen Zehnerskala* oder einer *visuellen Analogskala (VAS)* von 0 (keine Schmerzen) bis 10 (maximal vorstellbare Schmerzen). Alternativ mittels einer *verbalen Adjektivskala* (keine, leichte, mäßige, starke, unerträgliche Schmerzen).

1.1.6 Schmerzverstärkende/schmerzauslösende Faktoren

Anlaufschmerzen. Anlaufschmerzen in Gelenken der unteren Extremitäten während der ersten Schritte nach dem Aufstehen mit Verschwinden nach kurzer Zeit. Analog in Gelenken der oberen Extremitäten bei frühmorgendlichen Aktivitäten wie Ankleiden.

Beispiele: Koxarthrose, Gonarthrose, Fingerpolyarthrose.

Belastungsschmerzen.

Beispiele: Knieschmerzen beim Gehen und Treppensteigen mit Verschwinden auf Absitzen bei Gonarthrose; vorderes Knieschmerzsyndrom (Problem des femoropatellaren Gleitlagers) beim Treppabgehen.

Intermittierende Schmerzen.

Beispiel: Lumbale Rückenschmerzen, dorsal in Ober- gelegentlich bis Unterschenkel ausstrahlend; reproduzierbar auftretend nach definierter Gehstrecke; mit prompter Besserung bei Kyphosierung der LWS (Sitzen), so genannte Claudicatio spinalis bei engem Spinalkanal.

Husten-, Nies- und Pressschmerzen.

Beispiel: Schmerzen glutäal, Oberschenkelaußenseite und Unterschenkelrückseite bei lumbaler Diskushernie.

Nachtschmerzen.

Beispiel 1: Lumbale Rückenschmerzen mit Beeinträchtigung des Nachtschlafs ohne Linderung durch Lagewechsel oder Herumgehen infolge metastasierenden Prostatakarzinoms.

Beispiel 2: Lumbale Rückenschmerzen mit Beeinträchtigung des Nachtschlafs ohne Linderung durch Lagewechsel und starke Schmerzzunahme bei jeglicher Erschütterung infolge einer bakteriellen Spondylodiszitis.

1.1.7 Schmerzlindernde Mechanismen

Linderung durch wärmende Maßnahmen.

Beispiel: Schmerzlinderung durch Heizkissen bei muskulären Verspannungen nach ungewohnten körperlichen Beanspruchungen.

Linderung durch kühlende Maßnahmen.

Beispiel: Rückbildung von Gelenkschmerzen durch Eispackung, kalte Wickel im Rahmen einer infektiösen oder autoimmunen Arthritis.

1.1.8 Schlafanamnese

Schlafstörungen im Rahmen rheumatischer Erkrankungen sind häufig und stellen ein erhebliches Problem dar. Ihre Ursachen können rein somatisch, psychisch, sozial oder medikamentös sein.

Somatogene, schmerzbedingte Schlafstörungen. Häufig bei Arthritiden, kristallbedingten Periarthropathien, Diskushernien, Knochentumoren.

Psychoreaktive Schlafstörungen. Folge von Angst vor körperlichen oder sozialen Folgen einer rheumatischen Erkrankung, oder aufgrund sozialer oder beruflicher Überlastung.

Psychogene Schlafstörungen. Typisch im Rahmen von somatoformen Schmerzstörungen.

Medikamentös bedingte Schlafstörungen. Im Rahmen einer antriebssteigernden Pharmakotherapie, beispielsweise mit abendlich eingenommenen Kortikosteroiden.

1.2 Problemorientierte klinische Untersuchung

Vorbemerkungen

1. In der Regel wird eine rheumatologische Untersuchung am weitgehend entkleideten Patienten durchgeführt (Ausnahmen: streng lokalisierte Probleme wie eine Fingerpolyarthrose). Das Schamgefühl des Patienten wird am wenigsten durch eine *klare Anweisung* verletzt.

> *Beispiel:* „Entkleiden Sie sich bitte bis auf Unterhosen und Büstenhalter."

   Ein Sichtschutz vor Drittpersonen (Vorhang, Store) ist eine Selbstverständlichkeit. Das Beobachten des Entkleidungsvorgangs durch den Arzt ist in der Regel informativ (Untersuchung des „Bewegungs"apparats). Die *körperliche Untersuchung* soll weitgehend schmerzfrei erfolgen. Provokationstests zur Beurteilung der Schmerzexazerbation sollen dem Patienten angekündigt werden.
2. Bildgebende Befunde müssen immer auf klinische Relevanz überprüft werden. Eine Vielzahl von Befunden ist klinisch stumm und bedeutungslos. Die Korrelation zwischen bildgebenden Befunden und Schmerzen ist schlecht.
3. Bei regionalen Beschwerden werden grundsätzlich auch die benachbarten Bewegungsregionen untersucht. Beispielsweise bei Schulter-Arm-Schmerzen auch die Halswirbelsäule und die distalen Gelenkregionen des Armes.

Ablauf der klinischen Untersuchung

▶ Patient zeigen lassen, wo er seine Störung empfindet.
▶ Patient einige Male rasch hin- und hergehen lassen. Dies ergibt wesentliche Informationen über muskuloskelettale und neurologische Störungen.
▶ Inspektion: Form- und Haltungsveränderungen, Auffälligkeiten der Trophik.
▶ Aktive Beweglichkeitsprüfungen mittels klinischer Globaltests.
▶ Passive Beweglichkeitsprüfungen von Regionen, welche in den klinischen Globaltests Auffälligkeiten zeigen oder in welchen der Patient Beschwerden angibt.
▶ Palpation von Regionen, welche bei der Inspektion oder den Beweglichkeitsprüfungen Auffälligkeiten zeigen.
▶ Provokationstests gemäß spezifischer klinischer Fragestellung.

▶ Ergänzende klinische Untersuchungen des Bewegungsapparats, des Nervensystems und weiterer relevanter extraskelettaler Organe gemäß spezifischer Fragestellungen.

1.2.1 Globaltests

Klinische Globaltests dienen der Erfassung von regionalen und/oder koordinativen Störungen. Auffälligkeiten des Bewegungsablaufs werden durch gezielte klinische Untersuchungen weiter analysiert.

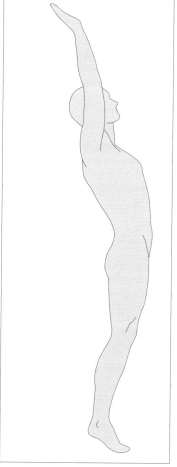

Abb. 1.**1 Strecktest.** Arme, Beine und gesamten Rücken maximal strecken (© Rheumaklinik Universitätsspital Zürich).

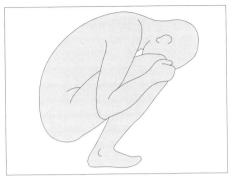

Abb. 1.**2** **Kauertest.** So tief wie möglich in die Hocke gehen, Füße flach auflegen, Kopf zwischen die Knie und Arme beugen (© Rheumaklinik Universitätsspital Zürich).

Strecktest. Aufforderung, die Arme, Beine und gesamte Wirbelsäule maximal zu strecken (Abb. 1.**1**).

Kauertest. Aufforderung, sich so tief wie möglich in die Hocke zu begeben, die Füße auf dem Boden flach aufzulegen, den Kopf nach vorne zwischen die Knie zu stecken und gleichzeitig die Arme zu beugen (Abb. 1.**2**).

Gangstörungen

Beim normalen Gang wird nicht nur auf harmonisch ablaufende Bewegungen der Beine, sondern auch des Rumpfs und der Arme geachtet. Die Bewegungsphasen der Füße werden unterteilt in die *Standbeinphase* mit den Sequenzen
- Fersenaufsetzen,
- Sohlenkontakt,
- Fersenabheben,
- Zehenabstoßen

  sowie die *Schwungbeinphase* zwischen der
- letzten und
- ersten Standbeinsequenz.

Hinkender Gang

Artikuläre Ursachen

Es resultiert ein *Schon- oder Schmerzhinken*, charakterisiert durch eine verkürzte Schrittlänge und eine verkürzte Standbeinphase. Beim Zweibeinstand wird vorwiegend das gesunde Bein belastet, der Einbeinstand ist entsprechend schmerzhaft oder unmöglich.

Ausnahme: Bei einer Störung im Hüftgelenk entsteht ein *Duchenne-Hinken*, charakterisiert durch Neigung des Oberkörpers auf die erkrankte Seite (unter Senkung der Schulter und Skoliosierung der Wirbelsäule in Richtung des erkrankten Hüftgelenks). Biomechanisch ist dies dadurch erklärt, dass der Körperschwerpunkt während der Standbeinphase möglichst direkt über das erkrankte Gelenk verlagert wird, um den Hebelarm (Distanz Schwerpunkt – Drehpunkt) zu verkleinern und das Gelenk zu entlasten.

Bei einer *Störung im Kniegelenk* kommt es gelegentlich zu einem Streckdefizit oder einer Beugekontraktur in der Standbeinphase.

Beispiel: Meniskusläsion.

Bei einem *Problem im Rückfuß* verschwindet in der Standbeinphase das Abrollen des Fußes (Sprunggelenkläsionen) oder das Aufsetzen der Ferse mit Entwicklung einer Spitzfußstellung (Fersenpathologien).

Beispiele: Arthrose des unteren Sprunggelenks, gereizter Fersensporn.

Bei Störungen im *Mittel- und Vorfußbereich* verschwindet das Vorfußabrollen mit Vermeidung des Kontakts zwischen Zehen und Boden.

Beispiele: Aktivierte Hallux-valgus-Arthrose, Marschfraktur eines Metatarsaleknochens.

Verkürzungshinken

Im Gehen wird nur der Vorfuß aufgesetzt, das Sprunggelenk steht in Plantarflexion und es resultiert eine Spitzfußstellung.

Beispiele: Strukturelle Beinverkürzung (Wachstumsdefizit, vorzeitiger Epiphysenschluss, Unfallfolgen); funktionelle Beinverkürzung (Streckdefizit im Knie- oder Hüftgelenk).

Lähmungshinken

Dieses kann zentrale, radikuläre oder peripher neurogene Ursachen haben.

Beispiele: Trendelenburg-Hinken:
Absinken der kontralateralen Beckenhälfte (anstelle des physiologischen Ansteigens) bei M.-glutaeus-Insuffizienz infolge Kompression der Nervenwurzel L4. *Steppergang* bei Fallfuß infolge Kompression der Nervenwurzel

L5 oder des N. peronaeus. Myopathisches Hinken bei Myositis oder Muskeldystrophie.

Spondylogenes Hinken

Bedingt durch Störung in der Wirbelsäule. Erkennbar an der Steifhaltung oder skoliotischen Fehlhaltung der Wirbelsäule, oder am Fehlen der physiologischen Vorwärtsbewegung der über dem Schwungbein liegenden Beckenhälfte.

Beispiel: Intervertebralgelenkblockierung.

Gangstörungen aufgrund verminderter Oberflächen- oder Tiefensensibilität

Gekennzeichnet durch Gangunsicherheit, welche sich bei geschlossenen Augen erheblich verstärkt.

Psychogenes Hinken

Der Bewegungsablauf passt zu keiner der erwähnten Hinkformen, das Hinkausmaß ist überzeichnet, das Hinkmuster sowie die Hinkseite können sich von Tag zu Tag ändern und in unbeobachteten Momenten verschwinden.

Weitere Hinkarten

Versteifungshinken.

Beispiel: Versteifung des Knie- oder Hüftgelenks.

Instabilitätshinken.

Beispiele: kongenitale Hüftluxation, Muskeldystrophie, Kniebandinstabilität.

Dermatogenes Hinken.

Beispiele: schmerzhafte Hautschwielen an Fußsohlen oder Zehen, inadäquates Schuhwerk, Zehendeformationen.

1.2.2 Gezielte klinische Tests des Bewegungsapparats

Bei Regionen mit Schmerzempfindungen oder nennenswerten Auffälligkeiten bei der Inspektion oder den Globalfunktionstests lohnt sich eine eingehendere Testung.

▨ Gezielte Beweglichkeitsprüfungen der Gelenke in 2 Schritten

▶ Prüfung der **aktiven** Beweglichkeit: Der Patient bewegt sich ohne Hilfe des Untersuchers. Einschränkungen sind Folge von Schmerzen, muskulärer Schwäche oder struktureller Behinderung (Gelenkdeformation, Sehnenverkürzung, Gelenkerguss).

▶ Prüfung der **passiven** Beweglichkeit durch den Untersucher: Bei normalem Bewegungsumfang ohne Schmerzangabe liegt die Ursache eines aktiven Bewegungsdefizits mutmaßlich *extraartikulär*: Pathologie der Sehne, des Muskels, der Nervenwurzel oder des peripheren Nerven. Bei Übereinstimmung des aktiven und passiven Beweglichkeitsdefizits ist die Ursache wahrscheinlich *artikulär*: Gelenkdeformation (Arthrose, Gelenkmaus, Dysplasie); Gelenkentzündung (rheumatoide Arthritis); Kapselpathologie (Schrumpfung bei Frozen Shoulder). Bei schmerzfreier Gelenküberstreckbarkeit liegt entweder eine *systemische Hyperlaxität* oder, im Fall eines einzelnen Gelenks, eine *Bandläsion* vor.

1.2.3 Beweglichkeitsmessung mit Neutral-0-Durchgangsmethode

Im klinischen Alltag genügt meist die approximative Schätzung des Bewegungsumfangs und eine Notierung in der Krankengeschichte in „Dritteln" (normal, eingeschränkt um ⅓, ⅔, Bewegung aufgehoben).

Im Hinblick auf Operationen oder aus versicherungsmedizinischen Gründen kann jedoch eine Beweglichkeitsmessung in Winkelgraden erforderlich sein. Diese erfolgt auf einfache Weise mit einem Goniometer. Der Patient steht oder liegt in der „anatomischen Neutral-0-Stellung" mit am Rumpf anliegenden Armen, gestreckten Beinen und nach innen gerichteten Hohlhandflächen.

Praktisches Vorgehen

▶ Gelenkachse definieren, um die sich das Gelenk dreht.

► Ebene definieren, in der die Bewegung stattfindet (Sagittal-, Frontal- oder Transversalebene).
► Drehpunkt des Goniometers auf die Drehachse legen.
► Bewegungsumfang aus der Neutral-0-Stellung heraus messen (aktiv oder passiv).
► Bewegungsumfänge vergleichen mit jenen des entsprechenden kontralateralen Gelenks.
► Bewegungsumfänge protokollieren in alphabetischer Reihenfolge nach internationalem Standard:
  – *Ext*ension – 0 – *Fl*exion,
  – *Ab*duktion – 0 – *Ad*duktion,
  – *Val*gus – 0 – *Var*us,
  – *Ev*ersion – 0 – *In*version,
  – *Au*ßenrotation – 0 – *In*nenrotation,
  – *R*otation nach *li*nks – 0 – *R*otation nach *re*chts.

Kniegelenk-Winkelmessung:

Beispiel 1: Gesunde Seite in Neutralstellung (Streckhaltung) auf der Untersuchungsliege. Aus dieser Stellung heraus kann das Knie 10° überstreckt und 140° gebeugt werden. Zwischen maximaler Extensions- und Flexionsstellung liegt die 0-Durchgangsstellung. Dokumentation gesundes Knie Extension-Flexion = 10-0-140°.
Kranke Seite mit Beugekontraktur (vollständige Streckunfähigkeit mit Streckdefizit von 30° ohne Erreichbarkeit der Neutral-0-Stellung) und erheblicher Flexionseinschränkung auf 90°. Dokumentation krankes Knie Extension-Flexion = 0-30-90°.
Beispiel 2: Kniegelenk in 15°-Beugestellung vollständig versteift. Es fehlt jegliche Beweglichkeit, die Neutral-0-Stellung kann nicht mehr erreicht werden. Protokollierung Knie Extension-Flexion = 0-15-15°.

1.2.4 Muskelkraftquantifizierung

Die Beurteilung der Muskelkraft ist bei Schmerzen deutlich erschwert, da diese nicht nur den Zustand der Muskulatur, sondern auch der beteiligten Sehnen, Gelenke, Knochen, peripheren Nerven und des Zentralnervensystems widerspiegelt. Sie ist zudem von der Tageszeit und der Kooperation abhängig.
Die folgende Gradierung erlaubt lediglich eine grobe Semiquantifizierung. Sie kann sowohl für einzelne Kennmuskeln als auch für ganze Muskelgruppen

angewendet werden. Gemäß dem internationalen Standard wird die Muskelkraft in *6 Grade* eingeteilt:
- ► M 5 = Muskelkraft normal gegen starken Widerstand.
- ► M 4 = Muskelkraft überwindet Schwerkraft und einigen Widerstand.
- ► M 3 = Muskelkraft überwindet Schwerkraft.
- ► M 2 = Bewegung nur unter Aufhebung der Schwerkraft, Überwindung der Schwerkraft nicht möglich.
- ► M 1 = keine Bewegung, nur leichte Muskelkontraktionen erkennbar.
- ► M 0 = keine Zeichen von Muskelkontraktionen.

1.2.5 Untersuchungen bei Rückenschmerzen

Inspektion der Haltung (von hinten, von vorne und von der Seite)

Es werden nur nennenswerte Abweichungen von der physiologischen Haltung festgehalten, da leichtere Haltungsvariationen meist bedeutungslos sind.
Beckenstand horizontal oder schief (Abb. 1.**3**)? Beckenschiefstand als Folge von echten oder funktionellen Beinlängendifferenzen (Unfähigkeit, Hüfte oder Knie zu strecken). Das Ausmaß der Beinlängendifferenz kann einfach und zuverlässig durch Unterlegen des verkürzten Beins bis zum Erreichen des Horizontalstands des Beckens bestimmt werden.
Krümmungen der Wirbelsäule in der Sagittalebene physiologisch, verstärkt oder vermindert (Lumballordose, Thorakalkyphose, Zervikallordose)?
Skoliose der Wirbelsäule (Abb. 1.**4**)? Krümmung in der Frontalebene. Bei kompensierter Skoliose liegt das Lot von C7 auf Rima ani; bei dekompensierter Skoliose wird die Verlagerung des Lotes (= Shift) in cm festgehalten.

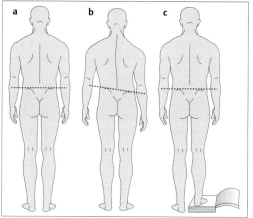

Abb.1.**3a–c Beckenstand.**
a Horizontalstand.
b Beckentiefstand rechts (beachte kompensatorische Skoliose).
c Ausgleich bis zum Erreichen des Horizontalstands der Beckenkämme durch Unterlegen von Holzplatten oder Büchern (beachte: Skoliose verschwindet) (© Rheumaklinik Universitätsspital Zürich).

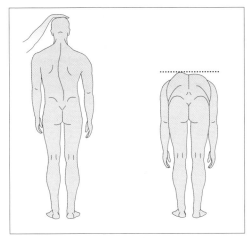

Abb. 1.**4 Skoliose der Wirbelsäule.** Durch Bücken wird die Torsionskomponente im Sinne eines Rippenbuckels sichtbar (© Rheumaklinik Universitätsspital Zürich).

Taillendreieck symmetrisch? Der Freiraum zwischen lateraler Rumpf- und medialer Armkontur ist normalerweise symmetrisch, wird aber bei einer Skoliose asymmetrisch.
Schulterstand symmetrisch?
Kopfhaltung? Bei relevanten Kyphosen oder bei Haltungsinsuffizienz wird der Kopf oft wesentlich vor der Frontalebene getragen.
Rückenmuskulatur symmetrisch?
Hautveränderungen? Psoriasis, lumbosakrale Haarbüschel oder Hautvertiefungen (Sakraldermoid, verdeckte Spina bifida).
Auffälligkeiten bei der Wirbelsäuleninspektion sind nur dann von möglicher Relevanz, wenn Beschwerden und Befunde topografisch übereinstimmen. Die meisten leichtgradigen Auffälligkeiten entsprechen Normvarianten.

Beispiele meist irrelevanter Befunde: Beinlängendifferenz bis etwa 15 mm, leichtgradige Thorakalhyperkyphose, leichtgradige Skoliose.

Beweglichkeitsprüfungen der Wirbelsäule

Gezielte Untersuchungen folgen auf die Globalfunktionstests beim Gehen, Strecken und Kauern, welche bereits blockierte Regionen erkennen lassen.

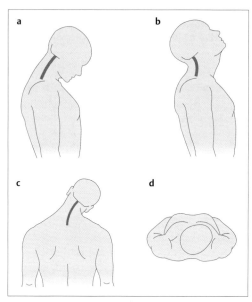

Abb. 1.**5a–d**
Beweglichkeitsprüfungen der Halswirbelsäule.
a Maximale Inklination/Flexion.
b Maximale Reklination/ Extension.
c Seitneigung nach rechts.
d Kopfrotation nach rechts (© Rheumaklinik Universitäts-spital Zürich).

Halswirbelsäule (Abb. 1.**5**):
► maximale Inklination/Flexion (Kinn auf Jugulum),
► maximale Reklination/Extension (Blick nach oben),
► Seitneigung nach rechts und links,
► Kopfrotation nach rechts und links.

Brust- und Lendenwirbelsäule mit gleichzeitiger Prüfung (Abb. 1.**6**):
► Maximale Flexion: Harmonischer Bogen? Entfaltung der Dornfortsätze? Differenzierung der Bewegung im Rücken und der Bewegung in den Hüftgelenken. Messung des Finger-Boden-Abstands.
► Maximales Aufrichten: Differenzierung zwischen Fehlhaltung (funktionelle Haltungsinsuffizienz, antalgische Haltung) und Fehlform (strukturelle Hyperkyphose, Skoliose).
► Maximale Extension: Störungen von Fazettengelenken, enger Spinalkanal.
► Seitneigung beidseits: Seitenvergleichende Beurteilung schmerz- oder strukturbedingter Bewegungseinschränkungen.
► Rotation des Rumpfes: Die Drehung des Oberkörpers bei fixiertem Becken (im Sitzen) lässt Störungen vor allem im Bereich der thorakalen Bewegungssegmente erkennen.

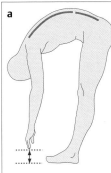

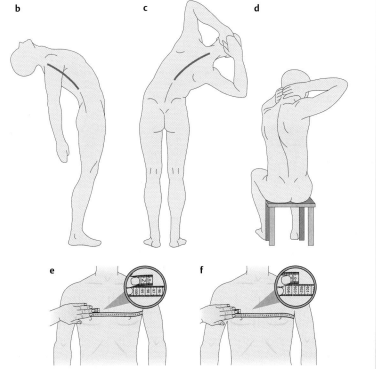

Abb. 1.**6a–f Beweglichkeitsprüfungen
der Brust- und Lendenwirbelsäule.**
a Maximale Flexion, Messung des
Finger-Boden-Abstands.
b Maximale Extension.
c Seitneigung nach rechts.
d Rotation des Rumpfes nach rechts bei fixiertem
Becken im Sitzen
(© Rheumaklinik Universitätsspital Zürich).
e Maximale Exspiration.
f Maximale Inspiration (Messung der Differenz in cm)
(© Institut für Medizinische Lehre Universität Bern).

Beweglichkeitsprüfungen der Rippen-Wirbel-Gelenke

Messung des Thoraxumfangs auf Höhe des 4. Interkostalraums beim Mann oder unmittelbar unter den Mammae bei der Frau vorerst in maximaler Exspiration und anschließend in maximaler Inspiration. Die ermittelte Atemexkursion ist alters- und geschlechtsabhängig. Bei jüngeren Menschen werden mindestens 5 cm, bei älteren mindestens 4 cm Differenz erwartet.

Palpation

Die Palpation erfolgt in entspannter Bauchlage. Sie ist dann zwingend, wenn die Inspektion oder die Beweglichkeitsprüfungen nennenswerte Auffälligkeiten erkennen lassen.

Bei anamnestischen Hinweisen auf somatoforme Rückenschmerzen gibt die Palpation Auskunft über die Schmerzschwelle bis hin zu heftigen Schmerzempfindungen bei oberflächlicher Berührung der Haut (Hyperpathie, eventuell Allodynie). Im Weiteren können folgende Zusatzinformationen gewonnen werden:

▶ Stufenbildung zwischen Dornfortsätzen als Hinweis auf Pseudospondylolisthesis,
▶ lokalisierte Klopfdolenz als Hinweis auf Diskushernie, Spondylodiszitis oder Fraktur,
▶ lokalisierter Rüttelschmerz in der Tiefe als Hinweis auf Störung eines Intervertebralgelenks, einer Bandscheibe, einer Nervenwurzel oder eines Wirbelkörpers,
▶ paravertebraler Muskelhartspann als unspezifischer Hinweis auf darunter liegende Störungen vertebraler Strukturen.

Neurostatus der unteren Extremitäten

Dieser ist bei einer Schmerzausstrahlung in die Beine obligatorisch:

▶ Muskeleigenreflexe (S1 = Achillessehnenreflex, L5 = Tibialis-posterior-Reflex, L4, L3 = Patellarsehnenreflex),
▶ Kraft der Kennmuskeln (S1 = Plantarflexion der Großzehe, L5 = Dorsalextension der Großzehe, L4, L3 = Kniestrecker),
▶ Sensibilität,
▶ Lasègue-Zeichen (direkt, gekreuzt, umgekehrt).

Zusatzuntersuchungen bei Rückenschmerzen

Die meisten akuten Rückenschmerzen klingen mit oder ohne gezielte therapeutische Maßnahmen wieder ab. Um potenziell gefährliche Ursachen nicht
zu übersehen, ist auf Warnzeichen („red flags": s. Kap. 9) zu achten.

1.2.6 Untersuchungen bei Schulterschmerzen

Der Patient sitzt auf der Untersuchungsliege, der Untersucher hat Zugang von
vorne und hinten, um zwischen skapulothorakalen und skapulohumeralen
Bewegungen zu differenzieren.

Inspektion

▶ Zustand der Schultermuskulatur, spezifische Atrophien (M. supraspinatus,
   M. infraspinatus, M. deltoideus, M. biceps brachii)?
▶ Deformation von Sternoklavikular-, Akromioklavikulargelenk?

Globaltests

Nackengriff (Abb. 1.**7a**). Aufforderung, beide Hände in den Nacken zu legen.
Globale Beurteilung von Abduktion und Außenrotation. Ausmessen der Distanz zwischen Daumen und Vertebra prominens (Dornfortsatz C7).
   Schürzengriff (Abb. 1.**7b**). Aufforderung, mit den Daumen möglichst hoch
nach oben zu gelangen. Beurteilung der Innenrotation und Extension. Aus-
messung der Distanz zwischen Daumen und Vertebra prominens.

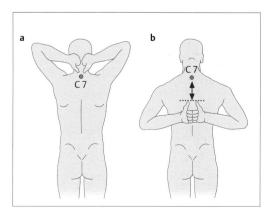

Abb. 1.**7a, b Motilitäts-
prüfung der Gelenke,
Globalfunktionstests.
a** Nackengriff.
b Schürzengriff
(© Rheumaklinik Universi-
tätsspital Zürich).

Gegenschultergriff. Aufforderung, die Hand auf die gegenüberliegende Schulter zu legen. Beurteilung der Elevation, Adduktion und Innenrotation.

Palpation

Tastung von Processus coracoideus, Tubercula minor und major, Bizepssehne, Insertion der Rotatorenmanschette und Versuch, die beklagten Schmerzen anatomisch zuzuordnen.

Untersuchung der Rotatorenmanschette

Cave: Provokationsmanöver erst am Schluss, da sie oft Schmerzen verursachen!

Außenrotationskraft aus Neutralstellung der Schulter (hängender Oberarm und angewinkelter Unterarm, Abb. 1.**8a**). Aufforderung, mit dem Arm gegen die Handfläche des Untersuchers zu drücken. Widerstand des Untersuchers proximal vom Handgelenk. Beurteilung der Funktion von *M. infraspinatus* und *M. teres minor.*
Innenrotationskraft aus Neutralstellung der Schulter (Abb. 1.**8b**). Aufforderung, den Arm gegen den Widerstand des Untersuchers (proximal vom Handgelenk fixieren) gegen die Körpermitte zu drücken. Beurteilung der Funktion des *M. subscapularis.*
Lift-off-Test – Abhebetest (Abb. 1.**8c**). Aufforderung, aus der Schürzengriffstellung heraus nach hinten zu drücken. Beurteilung der Funktion des *M. subscapularis.*
Jobe-Test – Elevationskraft aus 90°-Abduktion (Abb. 1.**8d**). Aufforderung, den Arm in der Skapulaebene aus 90°-Abduktion gegen den Widerstand des Untersuchers zu elevieren. Beurteilung von Sehne, Muskelkraft und Irritationen im Bereich des *M. supraspinatus.*
Akromioklavikulartest. Die forcierte passive Adduktion in horizontaler Armposition führt zu Beschwerden im Akromioklavikulargelenk.
Impingementtests (am Schluss der Schulteruntersuchung).
▶ *Painful arc (schmerzhafter Bogen):* Patient hebt die gestreckten Arme langsam in der Schulterblattebene und beschreibt das Auftreten und Verschwinden von Schmerzen. Bei subakromialer Enge (Impingement) klagt der Patient über Schmerzen zwischen 70° und 120°.
▶ *Test nach Hawkins* (Abb. 1.**8e**): Passive Innenrotationsbewegungen in 90°-Abduktion provozieren eine Einklemmung der Strukturen zwischen Akromion und Humerus.

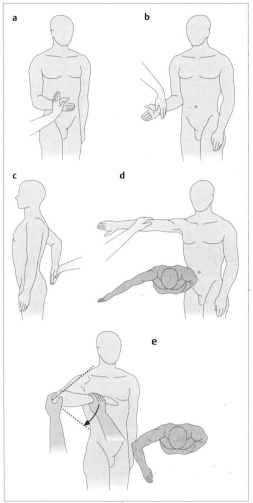

Abb. 1.**8a–e Prüfung der Rotatorenmanschette.**
a Außenrotationskraft.
b Innenrotationskraft.
c Abhebetest (Lift-off-Test).
d Elevationskraft in der Skapulaebene aus 90°-Abduktion (Jobe-Test).
e Impingementtest nach Hawkins
(© Rheumaklinik Universitätsspital Zürich).

Schulter-Arm-Schmerzen ohne klärende Befunde in den erwähnten Untersuchungen

▶ **Halswirbelsäule:** zervikale Bandscheibenpathologien? Untersuche: Muskeleigenreflexe (C6 = Bizepsreflex, C7 = Trizepsreflex); Kraft der Kennmuskeln (C6 = M. biceps und M. brachioradialis, C7 = M. triceps, M. pronator teres, C8 = kleine Handmuskeln); radikuläre Sensibilitätsstörung.

▶ **Lungen:** neoplastischer oder entzündlicher Lungenspitzenprozess?
▶ **Obere Thoraxapertur** (Thoracic-outlet-Syndrom: TOS): Einklemmungserscheinungen des Gefäß-Nerven-Strangs?

1.2.7 Untersuchungen bei Ellenbogenschmerzen

Inspektion

Muskeltrophik, Auffälligkeiten bezüglich Gelenkkontur oder Achsenstellung.

Palpation

Suche nach Gelenkerguss und Kapselschwellung (im Dreieck zwischen Epicondylus humeri lateralis, Radiusköpfchen und Olekranonspitze: Arthritis); Schwellung der Bursa olecrani (Bursitis olecrani); Druckschmerzen an Sehnenursprüngen der Handgelenk- und Fingerextensoren am Epicondylus lateralis bzw. der Handgelenkflexoren am Epicondylus medialis; Krepitation bei Flexion-Extension oder Pronation-Supination (Arthrose); Druckdolenz oder Luxierbarkeit des N. ulnaris aus dem Sulcus ulnaris.

Globaltest

▶ Griff zum Mund möglich?

Gezielte Beweglichkeitsprüfungen

▶ Flexion, Extension?
▶ Pronation, Suppination?

Provokationstests bei Verdacht auf Epikondylopathie (so genannter Tennisellbogen [radial], Golferellbogen [ulnar]):
▶ Schmerzprovokation bei Extension der Langfinger und des Handgelenks gegen Widerstand bei Epicondylopathia humeri lateralis (Abb. 1.**9**).
▶ Schmerzprovokation bei Flexion der Langfinger und des Handgelenks bei Epicondylopathia humeri medialis.

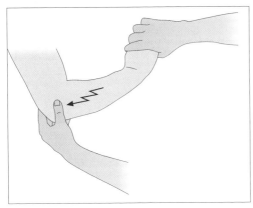

Abb.1.9 Epikondylopathietests. Aufforderung, die Hand im Handgelenk gegen den Widerstand des Untersuchers zu extendieren. Suche nach Schmerzprovokation distal des Epicondylus humeri lateralis (© Institut für Medizinische Lehre Universität Bern).

1.2.8 Untersuchungen bei Handproblemen

Inspektion

► Achsenstellung von Handgelenk und Fingern,
► Gelenkkonturen,
► Muskeltrophik (Thenar, Hypothenar, Interossei),
► Haut, Fingernägel und Behaarung,
► Durchblutung der Akren (Raynaud-Phänomen).

Globalfunktionstests

► Faustschluss,
► Faustschlusskraft,
► Fingerspreizung,
► Spitzgriff Daumen-, Zeige- und Mittelfinger (Knopf öffnen, Ergreifen eines Geldstücks).

Palpation und Provokationstests

► Suche nach Gelenkschwellungen (Abb. 1.**10**) und knöchernen Deformationen.
► Suche nach Schmerzen in den Fingergrundgelenken Gaenslen-Zeichen (Abb. 1.**11**). Sanfter lateraler Druck auf die Fingergrundgelenke (Händedruck) verursacht Schmerzen bei Fingergrundgelenkentzündungen.
► Pinch-Test (Abb. 1.**12a**): Kneifen der volaren Weichteile auf Höhe der Grundphalanxbasis zum Nachweis von Flexorsehnenscheidenentzündungen.

► Spüren von Sehnenkrepitation und Sehnenknoten in der Hohlhand (Abb. **1.12b**).

► Finkelstein-Zeichen (Abb. 1.**13**): Patient umfasst seinen Daumen mit den ipsilateralen Langfingern und abduziert das Handgelenk nach ulnar zur Suche einer Entzündung der Daumenabduktor- oder Daumenextensorsehnenscheide (Tendovaginitis de Quervain).

► Phalentest: Forcierte Volarflexion im Handgelenk provoziert Einschlafgefühl und Schmerzen im Versorgungsbereich des N. medianus bei Karpaltunnelsyndrom.

► Tinneltest: Beklopfen des Handgelenks volar führt zu lanzinierenden Schmerzen nach distal (seltener nach proximal) bei Kompression des N. medianus im Karpaltunnel.

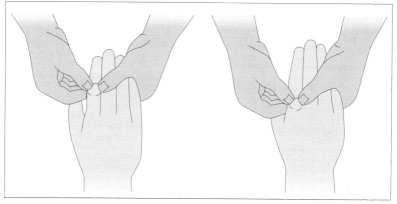

Abb. 1.**10   Palpation von Gelenkschwellungen.** Gelenkspalt und Schwellungen werden von dorsal mit den Daumen untersucht (kleine Bewegungen der Daumen senkrecht zum Gelenkspalt, leichter Druck). Differenziere Schmerzen und Schwellung (© Rheumaklinik Universitätsspital Zürich).

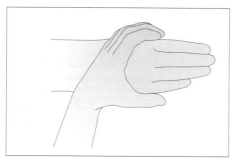

Abb. 1.**11   Gaenslen-Zeichen.** Schmerzen in den Fingergrundgelenken durch lateralen Druck (Händedruck) als Zeichen einer Entzündung (© Rheumaklinik Universitätsspital Zürich).

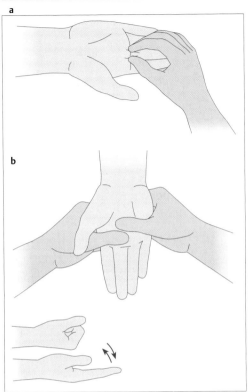

Abb. 1.**12a, b Suche nach Sehnenscheidenentzündungen der Fingerflexoren.**
a Pinch-Test: Abheben des Haut- und Unterhautgewebes auf Höhe der volaren Fingergrundgelenkfalte. Palpation einer sulzigen, schmerzhaften Schwellung bei florider Tendovaginitis.
b Suche nach Sehnenkrepitation: Gekreuztes Auflegen beider Daumen in die Hohlhand des Patienten und Aufforderung, die Finger langsam zu flektieren und zu extendieren. Palpation eines Sehnenknarrens als Ausdruck einer (trockenen) Entzündung (© Rheumaklinik Universitätsspital Zürich).

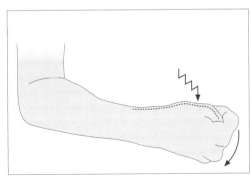

Abb. 1.**13 Finkelstein-Zeichen:** Aufforderung, den Daumen mit den Langfingern zu umfassen und das Handgelenk nach ulnar zu abduzieren. Schmerzprovokation bei Tendovaginitis oder Peritendinitis der Daumenabduktor- oder Daumenextensorensehnen (© Rheumaklinik Universitätsspital Zürich).

Gezielte Beweglichkeitsprüfungen

▶ Seitenvergleichende Beurteilung der aktiven Bewegungsumfänge der Hand-, Fingergrund-, proximalen und distalen Interphalangealgelenke und Vergleich mit der passiven Beweglichkeit.

Neurostatus der Hand

▶ Sensible und motorische Funktionen des N. medianus, N. ulnaris und N. radialis.

1.2.9 Untersuchungen bei Hüft-, Oberschenkel- und Knieproblemen

Oberschenkel-Knie-Schmerzen können ihre Ursachen im Hüft- und Kniegelenk aber auch der Lumbalwirbelsäule haben. Hüftgelenkschmerzen werden inguinal empfunden!

Inspektion im Stand

Beckenstand, Achsenabweichung der Beine. Varus- oder Valgusfehlstellung von Knie oder Rückfuß.
Muskulatur. Atrophie von Quadrizeps oder Glutaei, Verkürzung der dorsalen Oberschenkelmuskulatur.

Globaltests

Gehtest. Suche nach Schonhinken, Duchenne-Hinken, Trendelenburg-Zeichen (Abb. **1.14**).
Viererzeichen (Abb. **1.15**). Aufforderung, die Ferse auf das kontralaterale Knie aufzusetzen und das ipsilaterale Knie auf die Untersuchungsliege abzulegen zur raschen Beurteilung der kombinierten Abduktion und Außenrotation. Messung der Distanz zwischen Liege und lateralem Kondylus.

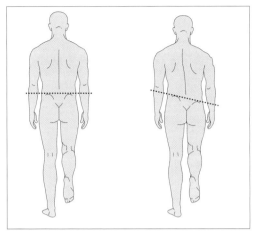

Abb. 1.14 Trendelenburg-Zeichen. Im Einbeinstand Absinken des Beckens auf die gesunde Seite infolge Insuffizienz des M. glutaeus medius auf der kranken Seite (© Rheumaklinik Universitätsspital Zürich).

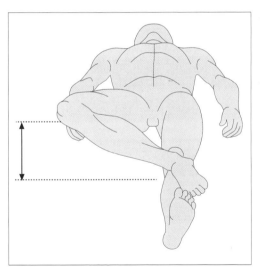

Abb. 1.15 Viererzeichen. Aufsetzen der Ferse auf das kontralaterale Knie, seitliches Ablegen des Beines auf die Untersuchungsliege. Ausmessen der Distanz zwischen Liege und lateralem Kondylus (© Rheumaklinik Universitätsspital Zürich).

Gezielte Hüftgelenkuntersuchungen

Inspektion

Spontane Flexions- und Außenrotationsstellung im Liegen als Hinweis auf eine Hüftgelenkpathologie.

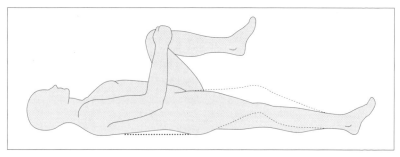

Abb. 1.**16**   **Prüfung auf Hüftextensionsdefizit in Rückenlage.** Aufforderung, das kontralaterale Knie mit beiden Händen zu umfassen und gegen die Brust zu ziehen. Dadurch Entstehung einer Beckenkippung und Aufhebung der Lendenlordose. Dadurch Demaskierung eines Hüftgelenkextensionsdefizits (gestrichelte Linie; Thomas-Handgriff) (© Rheumaklinik Universitätsspital Zürich).

Extension und Flexion. Extensionsdefizite werden häufig durch eine kompensatorische Beckenkippung und Lendenlordose maskiert. Dies kann durch den Thomas-Handgriff korrigiert werden (Abb. 1.**16**): Flexion des kontralateralen Hüftgelenks durch Umfassen und Heranziehen des flektierten Kniegelenks).
Außen- und Innenrotation. In Flexions- und Extensionsstellung.
Ab- und Adduktion. Messung des Intermalleolarabstands.

Palpation

Suche von Druckdolenzen im Bereich des Trochanter major als Hinweis auf gereizte Schleimbeutel oder Sehneninsertionen (Periarthropathia coxae). Druckdolenzen am Sitzbein als Folge von Sehnenansatzerkrankungen. Druckschmerz in der Leiste bei gereizter Gelenkkapsel (Koxitis oder aktivierte Koxarthrose).

▨ Gezielte Untersuchungen des Sakroiliakalgelenks (SIG)

Provokationstests

Hüpfen im Einbeinstand. Gibt der Patient beim Hüpfen Schmerzen auf der Standbeinseite über dem SIG an, so lohnt sich eine gezieltere Weiteruntersuchung.
Mennell-Test (Abb. 1.**17**). Fixation des Beckens durch Flexion der Hüfte der nicht betroffenen Seite (Thomas-Handgriff); Stress auf das SIG durch forcierte Extension des Hüftgelenks der betroffenen Seite.

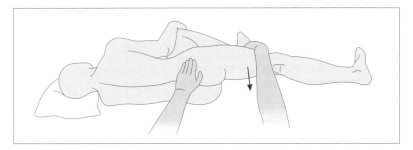

Abb. 1.17 Sakroiliakalstresstest (Mennell-Test). Seitenlage: Das unten liegende Knie wird an die Brust fixiert, darauf das kontralaterale Bein durch den Untersucher nach dorsal gezogen. Das Becken wird mit der freien Hand fixiert (© Rheumaklinik Universitätsspital Zürich).

Gezielte Kniegelenkuntersuchungen

Inspektion

▶ Verstrichene Gelenkkonturen bei Erguss und Synovialisverdickung.
▶ Vergröberte Gelenkkonturen als Hinweis auf Arthrose.
▶ M.-quadriceps-Atrophie als Folge von länger dauernder Knieschonung.

Palpation

Lokalisierte Überwärmung als Folge einer Reizung/Entzündung. Differenziere anatomisch zwischen Bursa praepatellaris und Kniegelenk!
Gelenkkapselschwellungen. Palpation parapatellar.
Ergussnachweis.
▶ *Größere Ergussmengen* (Abb. 1.**18a**): Tanzende Patella durch Ausdrücken des Recessus suprapatellaris am liegenden Knie durch eine Untersucherhand sowie intermittierenden Druck auf die Patella durch die andere Hand.
▶ *Kleine Ergussmengen:* Wölbungszeichen (Bulge-Zeichen) (Abb. 1.**18b**): Ausstreichen des Ergusses von der medialen Parapatellargrube auf die laterale Seite, daraufhin Ausstreichen des nach lateral verlagerten Ergusses nach medial mit Sichtbarwerden einer Vorwölbung im zuvor geleerten medialen parapatellären Recessus.

Krepitieren. Auflegen der Untersucherhand auf die Patella mit gleichzeitigem Beugen und Strecken. Krepitieren als Hinweis auf Unregelmäßigkeiten der Knorpeloberfläche.

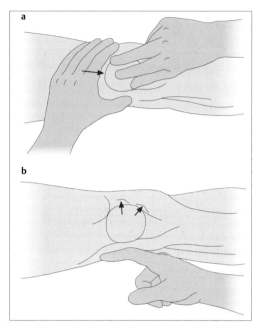

Abb. 1.**18a, b Erguss-palpation im Kniegelenk.**
a Größere Ergussmengen: Der Recessus suprapatellaris wird mit der linken Hand ausgedrückt und die Flüssigkeit unter die Patella verschoben. Es resultiert ein Federn (ein Tanzen) der Patella.
b Kleine Ergussmengen: Wölbungszeichen (Bulge-Zeichen): Ausstreichen des Ergusses entlang der lateralen Parapatellargrube resultiert in einer leichten Vorwölbung medial (vice versa) (© Rheumaklinik Universitätsspital Zürich).

Prüfung der Bandstabilität

Seitenbänder. Prüfung in Rückenlage in 20°-Knieflexion (Entspannung der hinteren Kapselanteile). Testung des medialen Seitenbands durch Umfassen des Knies auf Höhe Gelenkspalt durch eine Untersucherhand und Ausführung einer abduzierenden Aufklappbewegung durch die andere Hand. Vermehrte mediale Aufklappbarkeit bei Hyperlaxität, femorotibialem Knorpelverlust oder Bandruptur. Analoge Prüfung des lateralen Seitenbands.

Kreuzbänder. In 80°-Knieflexion in Rückenlage Umfassen des Tibiakopfs mit beiden Untersucherhänden und Ausüben einer translatorischen Bewegung nach vorne (Prüfung des vorderen Kreuzbands) und nach hinten (Prüfung des hinteren Kreuzbands). Schubladenbewegungen der Tibia von mehr als 5 mm als Hinweis auf eine Hyperlaxität oder eine Kreuzbandläsion (traumatischer oder entzündlicher Genese).

Lachman-Test. In 20–25° Knieflexion in Rückenlage Umfassen des Oberschenkels von ventral proximal des Kniegelenks durch eine Untersucherhand und Umfassen der Tibia distal des Kniegelenks durch die andere Hand.

Durch Zug nach ventral Prüfung des vorderen Kreuzbands, durch Schub nach dorsal Prüfung des hinteren Kreuzbands. Bei Bandläsion Verlust des physiologischen harten Anschlags.

1.2.10 Untersuchungen bei Fußschmerzen

Gehtest

Beobachtung des Fußabrollens und des Zehenkontakts am Boden.

Inspektion

Inspektion im Stehen von hinten. Valgus- oder Varusfehlstellung des Rückfußes.
Inspektion im Stehen von vorne. Längsgewölbe (Senk-, Platt-, Hohlfuß?), Quergewölbe (Spreizfuß?). Vorfuß: Großzehenstellung (Valgus?), Kleinzehenstellung (Dorsalluxation?), Kleinzehenform (Krallen-/Hammerzehen?).
Inspektion im Liegen. Plantare Schwielen?
Inspektion der Schuhe. Unübliche Sohlenabnutzung? Ungeeignete Innensohle? Im Verhältnis zum Vorfuß zu wenig breiter oder hoher Vorschuhbereich?

Palpation

Gaenslen-Test: Sanfter lateraler Druck (analog Händedruck, S. 24) auf die Zehengrundgelenke.

1.2.11 Gelenkpunktion – Gelenkaspiration (Arthrozentese)

Richtlinie siehe www.rheuma-net.ch.
Ziele. Eine Gelenkpunktion wird zwecks diagnostischer Unterscheidung zwischen bakteriellen, kristallbedingten, entzündlich-rheumatischen und degenerativ bedingten Ergüssen sowie Nachweis von Gelenkblutungen oder therapeutisch für eine Druckentlastung durchgeführt. Ferner dient sie der Instillation von Lokaltherapeutika (z. B. Glukokortikoide). Mit Hilfe der Ultraschalltechnik können auch technisch schwierig zu punktierende Gelenke beurteilt und gegebenenfalls gezielt angestochen werden.
Patienteninformation. Orientierung über Indikation und mögliche Komplikationen wie Blutungen, Verletzung von Strukturen im Bereich des Stichkanals, Infekt (ca. 1 : 35.000 Injektionen) und mögliche Nebenwirkungen der injizierten Medikamente (z. B. allergische Reaktionen auf Lokalanästhetika; Verschlechterung einer diabetischen Stoffwechsellage bei Verwendung von Glukokortikoiden). Information über die Notwendigkeit, bei Auftreten von Fieber, lokaler Rötung oder Schmerzzunahme sofort mit dem Arzt Kontakt aufzunehmen. Dokumentation durch einen Eintrag in die Krankengeschichte.

Markierung der Punktionsstelle, Desinfektion der Einstichstelle. Vermeide Hautläsionen (Infektrisiko)! Beachte Dauer der Desinfektion! (Bei Verwendung von Isopropanol 70% wenigstens 1 min.) Tragen einer Gesichtsmaske, Schließen von Fenstern und Türen.
No-touch-Injektionstechnik. Nach der Desinfektion wird die Haut am Ort der Injektion nicht mehr berührt und die Nadel direkt unter Sichtkontrolle eingeführt. Das Tragen von Handschuhen ist zum Schutz des Arztes empfehlenswert.

▪ Synoviauntersuchungen

Makroskopische Beurteilung

- ▶ Normale Synovia ist klar, leicht gelblich und viskös.
- ▶ Eine Trübung spricht für eine Entzündung (erhöhter Zellgehalt).
- ▶ Gelb-grüne Farbe spricht für einen Infekt, eine Rötung für eine Blutbeimengung.
- ▶ Die Viskosität wird durch Abtropfenlassen eines Tropfens Synovia aus der Aspirationsnadel geprüft. Bei normal visköser Synovia bildet sich ein Faden von mehreren cm, bevor der Tropfen abreißt. Je entzündlicher das Punktat, desto kürzer ist die Fadenlänge.

Mikroskopische Beurteilung

Zellzahl und Zelldifferenzierung (EDTA-Röhrchen)**.** Entzündliche Gelenkergüsse mit > 2000 Zellen/mm^3, Verdacht auf Infekt bei $> 95\%$ Granulozyten/mm^3.
Bakteriologische Untersuchungen (Kulturmedium)**.**
- ▶ Kultur für Bakterien; bei speziellen Fragestellungen Suche von Mykobakterien, Pilzen.
- ▶ Direktausstrich und Färbungen (Gram, Auramin).
- ▶ Polymerasekettenreaktionen (Borrelien, Chlamydien, Parvoviren etc.).

Polarisationsmikroskopische Kristallsuche (Nativröhrchen).
- ▶ Uratkristalle (Gicht),
- ▶ Kalziumpyrophosphatkristalle (Pseudogicht).

Färbetechnische Mikrokristallsuche (Nativröhrchen).
- ▶ Alizarinfärbung für Hydroxylapatitkristalle.

Tabelle 1.1 **Synovialflüssigkeit**

	Farbe	Trübung	Viskosität	Zellzahl	Leukozytenanteil	Sonstiges
Normal	Strohgelb	Klar	⇐	100	10%	
Arthrose	Strohgelb	Klar	⇐	bis 1000	10–20%	
Traumafolge	Rosa-blutig	Klar-trüb	⇐	2000	20%	Erythrozyten
RA	Gelb/grün	Trüb, flockig	⇒	5000–50.000 (je nach Aktivität)	50–75%	Rhagozyten +++
SLE	Gelb	Trüb	(⇓)	bis 10.000	25%	Rhagozyten +++
SPA	Gelb	Klar-leicht-trüb	(⇓)	> 2000	50%	
Gicht	Milchig	Trüb	⇒	oft >10.000	90%	Harnsäurenadeln intrazellulär
Pseudogicht	Gelb-milchig	Trüb	⇒	oft > 20.000	90%	Kalzium-pyrophosphatkristalle
Tbc	Graugelb	Trüb, flockig	⇒	20.000–50.000	50%	Tuberkelbazillen
Eitrige Arthritis	Purulent	Rahmig, flockig	⇒	50.000 und mehr	95%	Bakterielle Erreger, selten Pilze

2 Arthrose

R. Theiler, P. Jüni

Definition

Chronischer Gelenkabbau- und Gelenkumbauprozess mit primär fokalem Schaden des Gelenkknorpels. Im Verlauf entzündliche Veränderung der Synovialis und des periartikulären Gewebes sowie Mitbeteiligung des subchondralen Knochens. Einteilung in *primäre* und *sekundäre* sowie *mono-* und *polyartikuläre* Formen der Arthrose.

Epidemiologie

Die Arthrose ist das häufigste Gelenkleiden in der Bevölkerung mit der größten Inzidenz zwischen dem 50. und 60. Lebensjahr.

> Die Häufigkeit nimmt mit dem Alter zu, die radiologischen Veränderungen korrelieren aber nicht mit den klinischen Beschwerden.

Frauen sind häufiger betroffen als Männer (mit Ausnahme der Hüften). Folgende Risikofaktoren für die Entwicklung einer Arthrose konnten identifiziert werden:

▶ Alter,
▶ Geschlecht (f > m),
▶ genetische Disposition (v. a. Knie- und Fingerpolyarthrose),
▶ Gelenktraumatisierung (Kreuzbandläsionen, Meniskusläsionen, Presslufthammer etc.),
▶ Gelenküberlastung (infolge Bandlaxität, Deformation, Dysplasie),
▶ Übergewicht und metabolische Faktoren (Diabetes mellitus, Hämochromatose, Kristallarthropathie),
▶ Fehlstellung/Inkongruenz,
▶ entzündliche Erkrankungen (bakterielle Infekte).

Häufigkeit des Gelenkbefalls bei primärer Arthrose. In absteigender Reihenfolge:

▶ Fingerpolyarthrose (Mittel- und Endgelenke),
▶ Daumensattelgelenk (Rhizarthrose),

- Fazettengelenkarthrose der zervikalen und lumbalen Wirbelsäule,
- Knie,
- Hüfte,
- Großzehengrundgelenk,
- seltener Ellbogen und Sprunggelenk.

Klassifikation

Klinisch wird zwischen primären und sekundären Formen der Arthrose unterschieden. Pathogenetisch wirken lokalisierte und systemische Faktoren:

- Lokalisierte Faktoren:
    - Übergewicht, Verletzungen, Deformitäten.
- Systemische Faktoren:
    - hormonelle (Östrogenrezeptoren), genetische (Kollagenvarianten, Rassenunterschiede), metabolische Faktoren.

Gewebereaktionen

Normaler Gelenkknorpel besteht aus einer Mischung von:

- Chondrozyten (5%),
- Kollagen (15%, davon 90% Kollagen Typ II),
- Proteoglykanen (5%) sowie
- Wasser (bis 80%).

Die Proteoglykane binden Wasser und werden durch das netzförmige Kollagengebinde zusammengepresst (Innendruck 2–3 Atmosphären). Bei der Entwicklung einer Arthrose kommt es zu einem chronischen, oft subklinischen Entzündungsprozess mit Abbau der Proteoglykane später auch des Kollagens. Histopathologisch werden verschiedene Phasen unterschieden:

- Phase 1: Ödem und Mikroläsionen,
- Phase 2: Fissuren mit Knorpeleinrissen,
- Phase 3: Knorpelfragmentierungen sowie beginnende ossäre Reaktionen.

In den entzündlichen Abbauprozess sind Metalloproteinasen involviert. Im Rahmen von Reparationsversuchen wird fibröser Knorpel gebildet und entstehen neben der subchondralen lokalisierten Sklerose die charakteristischen (radiologisch sichtbaren) Osteophyten.

Klinik

Symptome

Der Schmerz steht im Vordergrund. Begleitsymptome fehlen. Die Lebensqualität kann allerdings wegen der Schmerzen erheblich eingeschränkt sein. Bei Gonarthrose kommt es gelegentlich zum „giving-way", einem plötzlichen Kraftverlust mit Einsinken und Sturzgefahr.

Schmerzcharakteristika.
▶ Frühtrias:
  – Anlauf(Start)-schmerz,
  – Ermüdungsschmerz,
  – Belastungsschmerz.
▶ Spättrias:
  – Dauerschmerz,
  – Nachtschmerz,
  – Muskelschmerz (lokalisiert, „gelenkzugehörig").

Klinische Stadieneinteilung.
▶ stumme Arthrose (radiologischer Befund),
▶ schmerzhafte nicht aktivierte Arthrose,
▶ aktivierte Arthrose (Erguss),
▶ dekompensierte Arthrose.

Befunde

Eventuell Verdickung der Gelenkkapsel; Ergussbildung bei aktivierter Arthrose. Endphasenschmerz (z. B. bei voller Flexion). Zunehmende Bewegungseinschränkung. Palpable, oft schmerzhafte Osteophyten. Krepitation bei Gelenkinkongruenz. Im Spätstadium Instabilität mit Achsenabweichung (z. B. Varusgonarthrose) und schmerzhaften periartikulären Sehnen, Ligamenten und Bursen als Folge der Überlastung (dekompensierte Arthrose).

Radiologische Befunde

Typische radiologische Veränderungen bei Arthrose (Abb. 2.**1** und 2.**2**) finden sich als:
▶ umschriebene Gelenkspaltverschmälerung,
▶ Osteophytenbildung,
▶ subchondrale Sklerose sowie
▶ Zystenbildung.

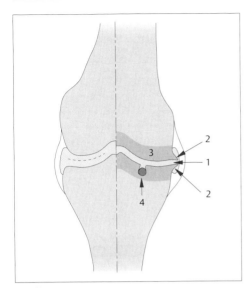

Abb. 2.**1 Radiologische Arthrosezeichen.**
1 Knorpelraumverschmälerung
2 Osteophyten
3 subchondrale Sklerose
4 Synovialzyste

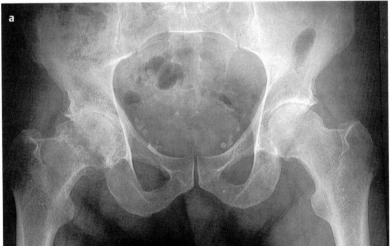

Abb. 2.**2a** Koxarthrose in der Beckenübersicht von vorn. *Links:* Leicht- bis mittelgradige Knorpelraumverschmälerung und kleine randständige Osteophyten am Femurkopf. *Rechts:* Vollständiger Knorpelraumverlust in der gewichtstragenden Zone, hochgradige Femurkopfdeformation. Subchondrale Sklerosierung des Azetabulums.

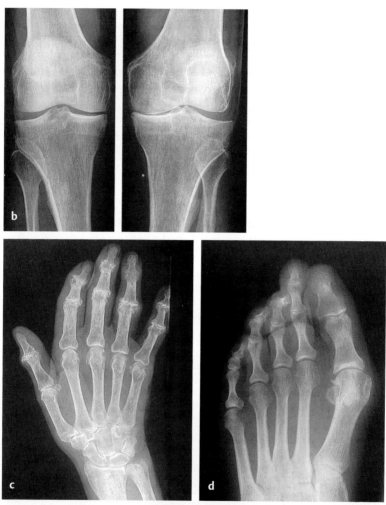

Abb. 2.**2b–d**   **Bildgebende Befunde. b** Bilaterale Gonarthrose. Weitgehender Knorpelverlust im medialen Kompartiment, subchondrale Tibiasklerose. **c** Fortgeschrittene Fingerarthrose. Beteiligung der proximalen und distalen Interphalangealgelenke sowie des Metakarpophalangealgelenks I (Rhizarthrose). Degenerative Veränderungen an den Metakarpophalangealgelenken II–V. **d** Hallux valgus mit Großzehengrundgelenkarthrose. Bei Spreizfußstellung mit Hallux valgus entsteht infolge Überlastung eine Großzehengrundgelenkarthrose. Zu erkennen sind Valgusfehlstellung, leichte Knorpelraumverschmälerung, subchondrale Sklerosierung, Osteophyten sowie Zysten.

Differenzialdiagnose

> Sekundäre Formen der Arthrose sollten möglichst früh identifiziert werden, da sich Therapie und Prognose von der primären Form unterscheiden.

Verdacht auf eine sekundäre Form besteht bei atypischen Charakteristika wie ungewöhnliche Lokalisation (Schulter oder Fingergrundgelenke) oder Auftreten in jugendlichem Alter. Ferner führen verschiedene metabolische und endokrine Erkrankungen zu Gelenkproblemen wie beispielsweise die Hämochromatose. Bei älteren Patienten mit gleichzeitigen, intermittierenden, entzündlichen Arthroseschüben in mehreren Gelenken stellt sich die Frage nach dem Vorliegen einer beginnenden autoimmunen Gelenkerkrankung (so genannte Pfropf-RA) oder einer Kristallarthropathie.

Laboruntersuchungen bei primärer Arthrose. Typischerweise normal. Abbaumarker des Knorpels wie Cartilage-oligomeric-Protein (COMP), Keratansulfat, Chondroitinsulfate etc. sind im klinischen Alltag ohne Bedeutung.

Synovialflüssigkeit. In der Regel unter 2000 Zellen pro mm^3, d.h. nicht entzündlich. Höhere Werte lassen an einen entzündlichen Prozess, vor allem bei Kristallarthritiden, denken. Bei sehr hohen Zellwerten muss an einen Infekt gedacht werden (Tab. 2.**1**).

Behandlung

Prinzipien der Behandlung

Es gibt keine Therapie, welche den Knorpelabbau aufhalten oder gar rückgängig machen könnte. Neben medikamentöser Schmerztherapie spielen Physio- und Ergotherapie eine wichtige Rolle.

Nichtmedikamentöse Behandlung der Arthrose

► Instruktion über Prognose und sekundär präventive Maßnahmen (gelenkbelastendes respektive gelenkschonendes Verhalten).
► Physiotherapie:
    – physikalische Therapie (je nach Stadium Kälte und Wärme),
    – muskelkräftigende und dehnende Übungen,
    – Bewegungsschulung; Instruktion Heimprogramm.
► Ergotherapie:
    – Hilfsmittelberatung und -anpassung.
► Ernährungsberatung vorwiegend bei Adipositas.

Systemische/pharmakologische Schmerztherapie

Analgetische Medikation mit Paracetamol. Bei entzündlichen Schüben Übergang auf eine Kombinationstherapie mit schwachen Opioiden (z. B. Tramadol) oder nichtsteroidalen Antirheumatika.

Lokalisierte Therapie

Glukokortikoidinjektionen. Bei aktivierter Arthrose können intraartikuläre kristalline Glukokortikoide, kombiniert mit Lokalanästhetika, zu einer sofortigen Beschwerdefreiheit führen.

Viskosupplementation. Verschiedene Hyaluronanpräparate (nieder- und hochmolekular) werden zur so genannten Viskosupplementation eingesetzt. Der pharmakologische Nutzen ist zurzeit unklar.

Gelenklavagen. Die arthroskopische Gelenkspülung hat einen hohen Placeboeffekt.

Topische Therapie. Die perkutane, lokale Therapie ist wirksam vor allem zur Behandlung der periartikulären Schmerzen im Rahmen von Sehnen- und Bursitiden. Dabei kommen in erster Linie topische NSAR zur Anwendung. Alternative: Capsaicinsalbe.

Operativer Gelenkersatz

Die Lebensdauer der heutigen Gelenkprothesen beträgt 15–20 Jahre (Hüft-, Kniegelenke).

Die Indikation soll aufgrund von Schmerzen und/oder einer Funktionseinschränkung, nicht aber aufgrund von radiologischen Befunden gestellt werden.

Weitere Therapien

Glukosamin und Chondroitinsulfat. Die perorale Therapie mit Glukosaminsulfat und Chondroitinsulfat hat einen günstigen Effekt auf den Arthroseschmerz und möglicherweise auch auf die Entwicklung der Arthrose („chrondroprotektive Wirkung").

Experimentelle Therapie: „cartilage repair". Lokalisierte Knorpelschäden können erfolgreich durch so genannte Mosaiktechniken behandelt werden (Knorpelknochentransplantation en bloc). Experimentelle Behandlungen mit Zellen (z. B. Chondrozyteninjektionen) sind wirkungslos.

3 Kristallablagerungskrankheiten

J.-C. Gerster, B. Moeller

3.1 Gicht

Synonym: Arthritis urica.

Definition

Bei der Gicht handelt es sich um eine Störung des Purinstoffwechsels, charakterisiert durch Hyperurikämie, rezidivierende Anfälle von Arthritiden und Ablagerung von Natriumuratkristallen in den Gelenken, im subkutanen Gewebe und manchmal in den Nieren.

Epidemiologie

90–95% der Betroffenen sind Männer. Altersgipfel: 40–45 Jahre. Die Gicht kann bei Männern bereits im 20. Lebensjahr beginnen, tritt bei Frauen wegen des urikosurischen Östrogeneffekts in der Regel erst nach der Menopause auf.

Herkunft der Harnsäure

► De-novo-Purinsynthese (Guanin, Adenin),
► Abbau von Nukleinsäuren,
► Nahrung (weniger als 10%).

Klassifikation

Primäre Gicht

Überwiegende Mehrzahl der Fälle. Bei 30% der Fälle familiäre Häufung.
Assoziierte Faktoren. Adipositas, arterielle Hypertonie, Alkoholkonsum, Diabetes mellitus, Hypertriglyzeridämie.
Ursache. Häufigste Ursache (99%) ist eine polygen determinierte renal-tubuläre Ausscheidungsstörung.

Viel seltener sind Enzymdefekte (gelegentlich partielle, sehr selten komplette Defekte der Hypoxanthin-Guanin-Phosphoribosyl-Transferase (HGPRT) mit Lesch-Nyhan-Syndrom.

Sekundäre Gicht

Aufgrund von:
- ▶ Flüssigkeitsverlust (postoperativ, körperliche Anstrengung),
- ▶ Niereninsuffizienz,
- ▶ hämatologischen Systemerkrankungen mit vermehrtem Zell-Turnover und gesteigerter Synthese von Purinnukleotiden, z. B. Leukämien und maligne Lymphome,
- ▶ nach Start der Chemotherapie im Rahmen des so genannten Tumorzerfallsyndroms kommt es häufig zu renalen, selten zu artikulären Uratmanifestationen.

Medikamentös induziert durch:
- ▶ Diuretika (Thiazide, Schleifendiuretika),
- ▶ Tuberkulostatika (Pyrazinamid, Ethambutol),
- ▶ Ciclosporin,
- ▶ niedrig dosiertes Aspirin (< 1 g/d).

Toxisch:
- ▶ Alkohol,
- ▶ Bleivergiftung.

Pathogenese und mikroskopische Befunde

Bei chronischer Akkumulation von Harnsäure kommt es zur Überschreitung des Löslichkeitsprodukts und Ablagerung von Harnsäurekristallen bevorzugt in bradytrophen Geweben. Der akute Gichtanfall wird ausgelöst durch die Phagozytose von Uratkristallen. Die Granulozyten setzen lysosomale Substanzen und chemotaktische Peptide frei, die die Entzündungsreaktion amplifizieren. Im Intervall zwischen den Anfällen persistiert häufig eine leichte Gelenkschwellung mit uratkristallhaltiger Synovialflüssigkeit (Abb. 3.1).

Synovialflüssigkeit. Die Synovialflüssigkeit ist im akuten Anfall sehr zellreich (bis 100.000/µl, vorwiegend Neutrophile), beweisend der Nachweis intrazellulärer Kristalle.

Knochen. Der Knochen kann durch den Kontakt mit gelenknahen Tophi erodiert werden, was die charakteristischen Röntgenbefunde ergibt: Erosionen

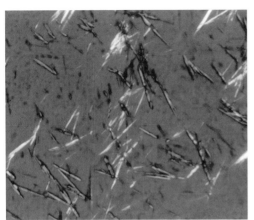

Abb. 3.**1 Uratkristalle im Polarisationsmikroskop.** Stark leuchtende (negativ doppelbrechende) spitze Nadeln.

Gicht = Uras

am Rande des subchondralen Knochens, Zysten, Knorpelzerstörungen und sekundäre Arthrose.

Tophus. Bindegewebsreaktion um ein Uratdepot, welches makroskopisch wie weißes Kreidepulver aussieht, an der Luft härtet und den Aspekt eines porösen Steins annimmt (von lat. tupha). Die Kristalle sind von Histiozyten, Fremdkörperriesenzellen, Fibroblasten und manchmal Entzündungszellen umgeben. Der subkutane, z. B. an der Ohrmuschel gelegene Tophus ist asymptomatisch.

Klinik

Akuter Gichtanfall

Der Beginn ist akut, oft während der Nacht in der ketoazidotischen Phase. Er betrifft meist nur ein einziges Gelenk, mit Vorliebe an den unteren Extremitäten.

Das Großzehengrundgelenk (Abb. 3.**2**) ist häufig, aber nicht immer befallen. Der Gichtanfall ist sehr schmerzhaft. Er geht oft mit Fieber und einer Rötung des betroffenen Gelenks einher.

Die wichtigste Differenzialdiagnose ist deshalb die infektiöse Arthritis. Selten kann die Gicht in akuter oder subakuter Form von Beginn an polyartikulär auftreten (5%).

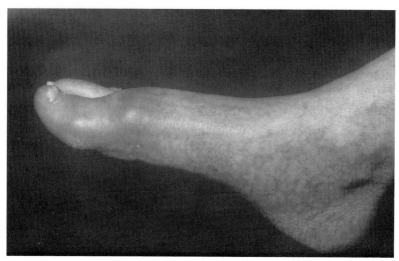

Abb. 3.**2** **Schwellung der Großzehe** bei einer akuten Gichtattacke.

Auslösende Faktoren.
► Alkohol (Laktatanstieg begünstigt renal-tubuläre Harnsäurerückresorption),
► purinreiche Mahlzeiten,
► Trauma, Infektion, Immobilisation, Operation,
► Exsikkose.

Verlauf. Ohne Behandlung dauert der akute Gichtanfall einige Tage, selten mehr als 1 Woche, verschwindet spontan und hinterlässt häufig eine Hautschuppung. Das Intervall zwischen den Anfällen ist variabel.

Chronische, nichttophöse Gicht

Das klinische Bild gleicht jenem anderer entzündlich-rheumatischer Erkrankungen mit chronischer Arthritis, mäßigem Erguss von entzündlichem oder nichtentzündlichem Aspekt, Gelenkdestruktionen und extraartikulären Manifestationen. Diese Form tritt vorwiegend bei Patienten auf, die die Therapie nicht konsequent einhalten.

Tophöse Gicht

Tophi sind Uratkristallablagerungen in Weichteilen und Knochen (Abb. 3.**3** und 3.**4**). Durch die Haut hindurch erscheinen sie weiß-gelblich. Sie finden sich hauptsächlich in den periartikulären Regionen der Hände, in den Schleimbeuteln von Friktionszonen (Olekranon, präpatellär) und an kühlen Körperteilen (Ohrmuscheln, Finger). Werden sie mit einer Nadel angestochen, tritt weißliches, breiiges Material aus, welches polarisationsmikroskopisch aus Uratkristallen besteht.

Die Anzahl der Tophi nimmt mit der Dauer der Erkrankung zu.

Diagnose

Extraartikuläre Erscheinungen

Häufig sind Entzündungen im Bereich der Apophysen, der Sehnenscheiden und der Schleimbeutel. In der Anamnese findet man in ca. 20% der Fälle Angaben über Uratnierensteine oder Uratgrieß. Vor allem bei nicht behandelter Gicht kann ein renaler Befall mit zunehmender Niereninsuffizienz auftreten (Konkremente relativ häufig, klinisch relevante Nephrokalzinose jedoch selten).

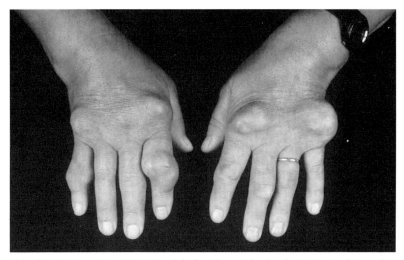

Abb. 3.**3 Knoten (Tophi) im Bereich der Finger** (die durch die Haut scheinenden weißen Flecken sind Ansammlungen von Uratkristallen).

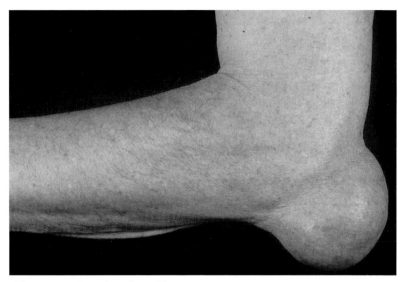

Abb. 3.**4 Tophus über dem Ellbogen.**

Radiologische Befunde

Die Weichteiltophi sind nicht röntgendicht, da sie kalziumfrei sind, können aber auf weichen Röntgenbildern dennoch sichtbar werden, wenn sie im Inneren Apatitverkalkungen enthalten. *Knochentophi* haben den Aspekt von kleinen, ausgestanzten Höhlen oder paraartikulären Knochenzysten, die sich vor allem in den Metaphysen der Metakarpal- oder Metatarsalknochen sowie in der Umgebung der Interphalangealgelenke von Fingern und Zehen finden. Ein größerer Knochentophus kann zum Kollaps des ganzen Knochens führen. Der Knochen bleibt gut mineralisiert und zeigt eine periostale Reaktion. Kleinere Gichtläsionen führen zu einer sekundären Arthrose.

Labor

Die Diagnose der Gicht gilt als gesichert, wenn im Rahmen eines Gichtschubes intrazelluläre Natriumuratkristalle polarisationsmikroskopisch nachgewiesen werden können.

Die Kristalle sehen auf dem Frischpräparat wie feine Nadeln aus (5–20 μm). Im Polarisationsmikroskop sind sie stark negativ doppelbrechend (Abb. 3.**1**).

Harnsäurekonzentration im Serum. Diese ist im Allgemeinen über 480 µmol/l (80 mg/l) erhöht. Eine Hyperurikämie kann aber ohne Gicht vorkommen, ferner schließt eine normale Serumharnsäure eine Gicht nicht aus. Es bedarf mehrerer Bestimmungen zu verschiedenen Zeitpunkten, um die Harnsäurekonzentration ohne Diät und ohne Therapie (NSAR, Harnsäuresenker) beurteilen zu können. Colchicin verändert den Harnsäurespiegel nicht.

Uratausscheidung im Urin (unter normaler Ernährung und ohne Gichtmedikamente). Die 24-h-Uratausscheidung entspricht etwa der Summe aus Zufuhr und Eigenproduktion, ist dementsprechend nahrungsabhängig und wird in der Literatur mit oberen Grenzwerten zwischen 600 mg und 1200 mg angegeben.

Die Alkalisierung des Urins erhöht die Löslichkeit (entsprechend pKa-Wert-Verschiebung des Gleichgewichts Richtung Harnsäure) und damit die Harnsäureausscheidung. Die Bestimmung der 24-h-Harnsäureausscheidungsmenge und der Harnsäureclearance (5–12 ml/min) erlaubt die Ursachen der primären Hyperurikämie (metabolisch oder renal) zu unterscheiden sowie bei Berücksichtigung der Kreatininclearance die Partialinsuffizienz (primär oder medikamentös induziert) für die Harnsäureexkretion von der renalen Insuffizienz zu unterscheiden.

Behandlung

Differenziere:
► Behandlung des akuten Gichtanfalls,
► Basisbehandlung zur Prävention weiterer Attacken.

Behandlung des akuten Gichtanfalls

► Alle NSAR sind wirksam, wenn sie in genügender Dosis gegeben werden,
► als Alternative können Glukokortikoide intraartikulär oder systemisch gegeben werden.

Colchicin wird bei Vorliegen von Kontraindikationen bezüglich NSAR oder Glukokortikoide eingesetzt; die maximale Dosis von 8 mg pro Tag ist absolut kontraindiziert bei Niereninsuffizienz.

Cave: erhebliche gastrointestinale Nebenwirkungen, Agranulozytose.

✗ Große Trinkmenge (2,5 l/Tag).

Behandlungsprinzipien der chronisch-tophösen Gicht

> Die wesentlichen Prinzipien sind die Verminderung der Hyperurikämie und der Neigung zu Kristallablagerungen.

Erhöhung der Löslichkeit der Urate. Durch Alkalisierung wird eine Verbesserung der renalen Elimination erreicht. Vermindern des Fleischkonsums, evtl. Verabreichung von Bikarbonat, Zitrat oder alkalischem Mineralwasser.

Verminderung der Zufuhr oder der Bildung von Harnsäure. Purinarme Diät (Reduktion von Fleisch und purinreichen Gemüsen, z. B. Hülsenfrüchten oder großer Spargelportionen, Vermeiden von Sardinen, Krustentieren, Innereien).

Hemmung der Harnsäuresynthese. Allopurinol hemmt die Xanthinoxidase, die das Hypoxanthin in Xanthin und dann in Harnsäure, das Endprodukt des Purinnukleotidabbaus umwandelt. Eine tägliche Dosis von 100–450 mg hält den Uratspiegel bei über 90% der Kranken im Normbereich. Die Werte steigen nach Absetzen des Medikaments wieder an. Allopurinol muss bei Niereninsuffizienz in adaptierter Dosis verwendet werden.

Cave: Agranulozytose, Hautreaktionen bis zum Lyellsyndrom.

Bei gleichzeitiger Azathioprinbehandlung muss die Azathioprindosis aufgrund der Interaktion reduziert werden. Der Einsatz von rekombinanter Urikase bleibt ausgewählten Indikationen vorbehalten.

Erhöhung der Uratausscheidung durch urikosurische Medikamente. Probenecid und Benzbromaron vermindern die tubuläre Reabsorption der Urate und erhöhen die Uratausscheidung. Urikosurika sind grundsätzlich bei Niereninsuffizienz oder Nephrolithiasis kontraindiziert, die Indikation für Benzbromaron ist aufgrund der Hepatotoxizität erheblich eingeschränkt worden. Der AT1-Blocker Losartan hat leichte urikosurische Wirkung. Bei Indikation einer AT1-Blocker-Therapie kann deshalb dieses Präparat eingesetzt werden. Vermeiden von Alkohol.

Anfallsprophylaxe. Colchicin kann zur Anfallsprophylaxe bei chronisch-tophöser Gicht und zu Beginn einer die Harnsäure senkenden Therapie in einer täglichen Dosis von 1 mg verabreicht werden (nur relative Kontraindikation bei Niereninsuffizienz).

Wichtige Anmerkungen

- Eine asymptomatische Hyperurikämie ist keine Indikation für eine Behandlung mit Allopurinol oder mit Urikosurika.
- Allopurinol und Urikosurika wirken nicht antiinflammatorisch. Sie sollen nicht während des Gichtanfalls verschrieben werden. Sie müssen einschleichend dosiert werden, denn durch zu rasche Senkung des Serumharnsäurespiegels können Gichtanfälle ausgelöst werden.
- Neben Allopurinol und Urikosurika kann Colchicin (1 mg/d) die Anfallsfrequenz senken. Die Behandlung muss bei symptomatischen Gichtpatienten u. U. lebenslang fortgeführt werden.

3.2 Pyrophosphatablagerungskrankheit = Pseudogicht

Radiologischer Begriff: Chondrokalzinose; klinisch je nach Präsentation Pyrophosphatarthropathie (chronisch) oder Pseudogicht (akute Arthritis).

Definition

Gicht = Urat
Pseudogicht = Kalziumpyrophosphat

Die Pyrophosphatablagerungskrankheit ist durch die Ablagerung von Kalziumpyrophosphatdihydrat-Kristallen in den Gelenken (hyaliner Gelenkknorpel, Menisken und anderer Faserknorpel, Synovialmembran) charakterisiert.

Kristallablagerungen können auch extraartikulär in Sehnen, Ligamenten, fibrösen Gelenkkapseln und Bandscheiben vorkommen.

Epidemiologie

Die Pyrophosphatablagerungskrankheit ist häufig. Ihre Prävalenz ist nicht geschlechts-, aber stark altersabhängig:

▶ zwischen dem 60. und 70. Lebensjahr: 6% der Bevölkerung,
▶ zwischen dem 80. und 90. Lebensjahr: 15% der Bevölkerung,
▶ über dem 90. Lebensjahre: 30–60% der Bevölkerung.

Eine Erkrankung vor dem 40. Lebensjahr ist selten.

Ätiopathogenese

Die Kalziumpyrophosphatspiegel sind in der Synovia stark erhöht. Die Pyrophosphatablagerungskrankheit ist nicht eine systemische, sondern in erster

Linie eine intra- und periartikuläre Krankheit. Vermutet wird eine Chondrozytendysfunktion.

Kalziumpyrophosphat wird durch das Enzym Nukleosid-Triphosphat-Pyrophospho-Hydrolase (NTPP) kontinuierlich produziert. Dieses befindet sich in der Zellmembran der Chondrozyten und Osteoblasten. Eine Erhöhung der NTPP kann eine der Ursachen der Krankheit sein. Ein anderer Faktor kann ein Mangel an Pyrophosphatase sein, welches das Pyrophosphat in 2 Phosphatmoleküle aufspaltet. Die Aktivität der Pyrophosphatase wird durch Magnesium erhöht und durch Kalzium und Eisen vermindert.

Ursachen

Idiopathisch (häufig). Sekundär (selten) bei:
► Hypophosphatasie (verminderte alkalische Phosphatase),
► Hyperparathyreoidismus,
► Hämochromatose,
► Hypomagnesiämie,
► Hypothyreose,
► Morbus Wilson,
► vorbestehenden Arthritiden oder Gicht,
► Trauma, z.B. Meniskusschaden,
► hereditäre Formen (sehr selten): vorwiegend dominante Vererbung; hereditäre Formen zeigen bereits ab etwa dem 20. Lebensjahr Symptome.

Klinik

Die Kalziumpyrophosphatablagerung kann asymptomatisch verlaufen und wird dann nur durch Zufall auf Röntgenbildern entdeckt (Chondrokalzinose). Verläuft sie symptomatisch, kann sie die nachfolgend beschriebenen klinischen Bilder verursachen, die bei dem gleichen Patienten einzeln, abwechselnd oder auch gleichzeitig vorkommen können:
► Pyrophosphatarthropathie,
► Pseudogicht,
► rezidivierende subakute Polyarthritis,
► destruierende Arthropathie.

Pyrophosphatarthropathie. Diese Form zeigt das Bild einer gewöhnlichen Polyarthrose (Abb. 3.**5**). Häufigste Form (50% der Patienten mit Pyrophosphatablagerungskrankheit).

Pseudogicht. Akute Mono- oder Oligoarthritis wie bei der Gicht; am häufigsten am Knie, gefolgt vom Handgelenk (Abb. 3.**6**) und der Hüfte. Die Großzehe

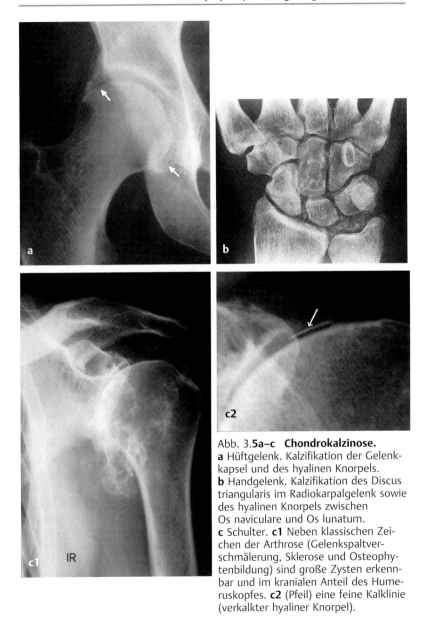

Abb. 3.**5a–c Chondrokalzinose.**
a Hüftgelenk. Kalzifikation der Gelenkkapsel und des hyalinen Knorpels.
b Handgelenk. Kalzifikation des Discus
triangularis im Radiokarpalgelenk sowie
des hyalinen Knorpels zwischen
Os naviculare und Os lunatum.
c Schulter. **c1** Neben klassischen Zeichen der Arthrose (Gelenkspaltverschmälerung, Sklerose und Osteophytenbildung) sind große Zysten erkennbar und im kranialen Anteil des Humeruskopfes. **c2** (Pfeil) eine feine Kalklinie
(verkalkter hyaliner Knorpel).

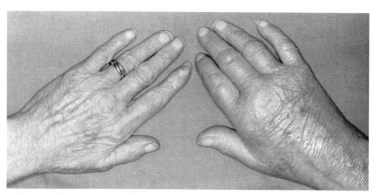

Abb. 3.6 **Akute Handschwellung** während einer Pseudogichtattacke.

wird dagegen meist verschont. Anfallsdauer wenige Tage bis einige Wochen. Wie bei der Gicht können Anfälle durch andere Krankheiten, Operationen (insbesondere Entfernung eines Adenoms der Nebenschilddrüse) oder Gelenktraumen ausgelöst werden. Die sehr ähnlich verlaufende akute infektiöse bakterielle Arthritis muss durch eine Gelenkpunktion und eine Kulturuntersuchung ausgeschlossen werden. Beim alten Menschen kann der Anfall die Halswirbelsäule betreffen und das entzündliche Bild einer „Pseudomeningitis" bewirken (zur Unterscheidung suche auch die schmerzhafte Kopfrotation!). Die Pseudogichtanfälle sind häufig von Fieber und beim sehr alten Menschen gelegentlich von einer schweren Dehydratation begleitet.

Rezidivierende subakute Polyarthritis. Die Schübe dauern einige Wochen bis Monate. Diese Form kommt bei etwa 5% der Betroffenen vor und kann leicht mit der rheumatoiden Arthritis verwechselt werden. Die Blutsenkungsreaktion ist ebenfalls beschleunigt bzw. das CRP erhöht. Der Rheumafaktortest kann, entsprechend der Altersklasse, zufällig positiv ausfallen, was die Diagnostik erschwert.

Destruierende Arthropathie. Gelenkzerstörung, die relativ schnell (in einigen Monaten) abläuft und so ausgeprägt sein kann, dass sie an eine neurogene Arthropathie erinnert. Am häufigsten sind die Knie befallen, gefolgt von den Hüftgelenken, Schultern, Hand-, Sprung- und Fußwurzelgelenken.

Die Kalziumpyrophosphatkristalle können sich auch außerhalb der Extremitätengelenke ablagern:

▶ In der Symphysis pubis (klassische Lokalisation).
▶ In der Wirbelsäule: Kalzifikation des Anulus fibrosus. Die Pyrophosphatablagerungskrankheit kann sich durch heftigste Rückenschmerzattacken,

speziell zervikal, äußern. Wenn die Pyrophosphatablagerungskrankheit der Wirbelsäule erosiv ist, können die radiologischen Läsionen an eine bakterielle Spondylodiszitis erinnern.

► In den Sehnen und Bändern (z. B. Achillessehne, Rotatorenmanschette der Schulter).

Pathologische Anatomie

Intraartikuläre Kalzifikationen bestehen mehrheitlich aus Kalziumpyrophosphat, ausnahmsweise aus Apatit (basische Kalziumphosphatsalze). Im Knorpel lagern sich die Kalziumpyrophosphatkristalle in der extrazellulären Matrix um die Chondrozyten und konfluieren zu Haufen in der mittleren Schicht und an der Oberfläche. Gelegentlich sind diese Depots mit degenerativen Knorpelläsionen assoziiert, z. B. Zellproliferationen und Fissuren. Die Einlagerung in die Synovialmembran scheint die Folge der Phagozytose von Kristallen durch synoviale Phagozyten zu sein. Begleitet wird diese durch chronische Entzündungszeichen.

Im entzündlichen Schub induzieren die aus dem Knorpel oder der Synovialmembran losgelösten Kalziumpyrophosphatkristalle nach der Phagozytose, analog zur Gicht, eine entzündliche Reaktion mit zellulären und humoralen Phänomenen. Die Leukozytenzahl in der Synovialflüssigkeit kann wie bei der Gicht und bei der bakteriellen Arthritis exzessiv erhöht sein. Die Synovia wird dadurch oft trüb und gelegentlich hämorrhagisch.

Radiologische Befunde

Die Pyrophosphatablagerungserkrankung ist durch das Vorhandensein und die typische Lokalisation von röntgendichten Kristalldepots charakterisiert:

► dünne, getüpfelte Linie entlang der Oberfläche des hyalinen Knorpels, parallel zur subchondralen Knochenplatte, aber von ihr durch einen freien Raum getrennt (Abb. 3.**5a**),
► Meniskusverkalkungen,
► Verkalkung des Discus articularis (triangularis) carpi (Abb. 3.**5b**);
► blätterteigartige Verkalkung des Anulus fibrosus der Bandscheiben,
► lineare Verkalkung median in der Symphyse,
► punktförmige Kalkherde in der Synovialis,
► feine, lineare Sehnen- und Bänderverkalkungen periartikulär. In abnehmender Häufigkeit finden sich solche Verkalkungen in den Knien, den Handgelenken, den Schultern, den Hüftgelenken und der Symphysis pubis.

In der Praxis genügen oft 5 Röntgenbilder, um eine Pyrophosphatablagerungskrankheit zu finden:

► beide Knie a.–p.,
► beide Handgelenke d.–p.,
► Becken a.–p.

Falls auf diesen Aufnahmen keine Kalzifikationen gefunden werden, lohnt es sich, Röntgenbilder der Schultern durchzuführen. Für eine sichere Diagnose werden typische radiologische Veränderungen in mindestens 2 Gelenken verlangt.

Labor

Routinelaboruntersuchungen helfen bei der Diagnose der idiopathischen (primären) Pyrophosphatablagerungserkrankung nicht (Normalwerte für Kalzium, anorganisches Phosphat, alkalische Phosphatase). Dagegen können sie bei der sekundären Pyrophosphatablagerungserkrankung nützlich sein.

Während entzündlicher Schübe ist die Blutsenkungsgeschwindigkeit beschleunigt und es kann eine CRP-Erhöhung und Leukozytose bestehen. Die Diagnose der Pseudogicht wird durch den Nachweis von intrazellulären Kalziumpyrophosphatkristallen in der Gelenkflüssigkeit gesichert (im Polarisationsmikroskop positiv doppelbrechende, plump geformte Kristalle).

Behandlung

Immer zuerst eine intraartikuläre Infektion ausschließen (Färbung und Kultur).

Im Anfall Behandlung mit NSAR, ggf. Colchicin oder intraartikuläre Injektion eines Glukokortikoids.

Bei *chronischen entzündlichen Verlaufsformen* niedrig dosiert systemische Kortikosteroide (5–7,5 mg Prednison/d), Colchicin 1mg/d und gegebenenfalls Versuch mit Antimalariapräparaten oder niedrig dosiertem Methotrexat.

Bei *sekundären Formen* Behandlung der Grunderkrankung, wobei dies den Verlauf einer bereits ausgeprägten Pyrophosphatablagerungskrankheit in der Regel nicht mehr ändert.

3.3 Hydroxyapatitkrankheit (Apatitose)

Definition

Rezidivierende, vorwiegend periartikuläre Entzündungsschübe verbunden mit röntgendichten kapsulären und periartikulären Hydroxyapatitablagerungen.

Klinik

Rezidivierende Anfälle von akuten Periarthritiden, evtl. Bursitiden, selten Arthritiden. Bevorzugte Lokalisation: Schulter (Periarthritis humeroscapularis calcarea), Hüfte (Periarthritis coxae), Hände und manchmal Ellbogen. Entzündliche Schübe von Periarthritis können von Fieber, erhöhten Akutphasenproteinen und Leukozytose begleitet sein.

Außer der periartikulär verkalkenden Form gibt es Fälle, in denen man im Verlauf von destruktiven Arthropathien Hydroxyapatitkristalle in der Synovialflüssigkeit findet, speziell bei schwerer Arthrose. Die Kristalle stammen dann meist aus dem darunter liegenden, eröffneten Knochen.

Pathologische Anatomie

Die Krankheit ist charakterisiert durch Ablagerungen von Mikrokristallen aus Hydroxyapatit in den Insertionszonen der Sehnen (Enthesen), in den Gelenkkapseln, gewissen Ligamenten, aber praktisch nie primär im Gelenk selbst. Von dort können sie in das umgehende Gewebe, wie Bursen und ausnahmsweise Gelenkhöhlen, einbrechen und zu mehr oder weniger starken entzündlichen Reaktionen führen. Viele Apatitablagerungen lösen sich spontan wieder auf.

Faktoren, die zur Entstehung solcher Ablagerungen beitragen, sind Sehnendegenerationen, speziell in der Supraspinatussehne der Schulter. Apatitablagerungen finden sich gehäuft bei Diabetikern, bei chronisch Niereninsuffizienten in Hämodialyse oder bei Patienten, welche an einer Konnektivitis, zum Beispiel der Dermatomyositis oder der Systemsklerose (CREST-Syndrom), leiden. Auch periartikuläre Injektionen von mikrokristallinen Depotkortikosteroiden können Apatitablagerungen begünstigen.

Radiologische Befunde

Meist rundlich-ovaläre, homogene, gut abgrenzbare Verkalkungen (Abb. 3.**7**) in Sehnen in der Umgebung von Gelenken und manchmal im vorderen Anteil

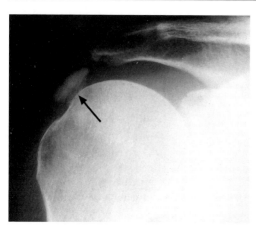

Abb. 3.7 Homogene kalkdichte Apatitablagerung bei Periarthropathia humeroscapularis calcarea.

der Bandscheiben. Verkalkungen müssen von Ossifikationen unterschieden werden. Die Mehrzahl konventionell radiologisch sichtbarer Apatitablagerungen sind klinisch asymptomatisch.

Hydroxyapatitkristalle sind weder im Lichtmikroskop noch im polarisierten Licht sichtbar, sie müssen daher durch Alizarinrotfärbung nachgewiesen werden (braunrote Haufen [Durchmesser 0,5–10 μm] von kalziumhaltigen Kristallen). Elektronenmikroskopisch haben sie ein charakteristisches Aussehen (feine Nadeln von 0,1–0,2 μm Länge).

Behandlung

Ein akuter Anfall einer kalzifizierenden Periarthritis sollte durch Ruhigstellung, lokale Anwendung von Kälte, NSAR oder Glukokortikoide (evtl. mittels periartikulärer Injektionen) behandelt werden. Bei assoziierten metabolischen Erkrankungen muss die Behandlung der Grunderkrankung (Diabetes, Niereninsuffizienz) optimiert werden. In therapierefraktären Situationen kann ultraschallgezielt ein so genanntes Needling durchgeführt werden (gezielte mechanische Reizung, eventuell Depot von Glukokortikoiden).

4 Rheumatoide Arthritis (RA)

A. Forster, P. M. Villiger

Synonyme: Chronische Polyarthritis (CP), primär chronische Polyarthritis (PCP).

Definition

Systemische Autoimmunerkrankung mit symmetrischem Befall von Gelenken, Sehnenscheiden und Schleimbeuteln. Krankheitstypische Rheumaknoten und Autoantikörper. Im Verlauf gelegentlich Befall von Tränen- und Speicheldrüsen (Sicca-Syndrom), von Pleura, Perikard, Lungeninterstitium, Sklera und Gefäßen.

Epidemiologie

Prävalenz 0,5–1,0%. Frauen 3-mal häufiger betroffen als Männer. Beginn am häufigsten in der 4. und 5. Lebensdekade.

Ätiologie, Pathogenese und Histopathologie

Ätiologie

Genetische Faktoren. Familiäre Häufung:
- ▸ monozygote Zwillinge: Konkordanzrate 15%,
- ▸ dizygote Zwillinge: Konkordanzrate 4%.

Höhere Inzidenz bei Trägern des „shared epitope" (bestimmte Sequenz von 5 Aminosäuren) auf dem HLA-DRβ1-Molekül. Träger der Allele DRβ1*0401 und DRβ1*0404 haben ein über 30fach erhöhtes Erkrankungsrisiko.
Umgebungsfaktoren. Höhere Inzidenz bei Zigarettenrauchern.
Hormonelle Faktoren. Tiefere Inzidenz während Schwangerschaft und evtl. bei Östrogenanwendung (Kontrazeption, postmenopausale Ersatztherapie). Spontane Krankheitsremission während der Schwangerschaft. Höhere Inzidenz während Stillperiode.

Pathogenese

Die HLA-Assoziation lässt annehmen, dass T-Lymphozyten eine wichtige initiale Rolle spielen. Die Tatsache, dass Antikörper gegen zyklische citrullinierte Peptide (CCP) bereits vor klinischen Symptomen im Serum nachweisbar sind, belegt einen frühen Einbezug von B-Lymphozyten. Letzterer wird ferner durch das Auftreten des so genannten Rheumafaktors illustriert, ein Antikörper, welcher gegen die Fc-Portion von Immunglobulinen gerichtet ist. Als Folge der Immunreaktionen kommt es unter anderem zur Aktivierung von Monozyten/Makrophagen, zur Sekretion von Zytokinen wie dem Tumornekrosefaktor (TNF-alpha) und dem Interleukin-1 (IL-1), zur Rekrutierung von Entzündungszellen ins Gelenkkompartiment, zur Aktivierung von ortsständigen Zellen und schließlich zur Destruktion der Gelenke (Abb. 4.1).

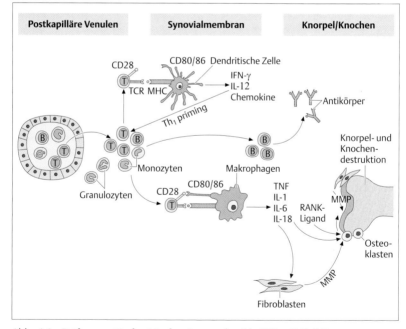

Abb. 4.1 **Pathogenetische Mechanismen** der RA. TCR = T-Zell-Rezeptor; MHC = Haupthistokompatibilitätskomplex; IFN = Interferon; IL = Interleukin; TNF = Tumornekrosefaktor; MMP = Major Metalloproteinasen.

Histopathologie

Charakteristische, aber nicht spezifische Veränderungen:
▶ Ödem und Hyperämie,
▶ Bildung von Gelenkerguss mit hohem Anteil an Granulozyten,
▶ Hyperplasie der synovialen Deckzellschicht,
▶ Infiltration des darunter liegenden Gewebes mit Lymphozyten, Plasmazellen und Makrophagen (Granulozyten nur spärlich),
▶ Gefäßproliferation.

Krankheitstypische (pathognomonische) Veränderungen. Bildung eines so genannten Pannus (von Makrophagen und Fibroblasten dominiertes Gewebe), welcher ein invasiv-destruktives Verhalten zeigt und Knorpel und Knochen zerstört. Die Knochenerosionen beginnen typischerweise an den Gelenkrändern, wo der gelenkbildende Knochen nicht von Knorpel überzogen ist.

Klinik im Prodromalstadium

Oft gehen den klinisch fassbaren Gelenkschwellungen während längerer Zeit *Polyarthralgien* (besonders nachts und morgens), *Myalgien* und eine *Morgensteifigkeit* voraus. Als Ausdruck der systemischen Entzündungsreaktion treten unspezifische *Allgemeinsymptome* auf (Müdigkeit, Abgeschlagenheit, Inappetenz, Gewichtverlust).

Klinik im Stadium der akuten Arthritis

Manifeste Polyarthritis

Schmerzhafte Schwellungen mehrerer Gelenke, Morgensteifigkeit, Abnahme der Muskelkraft, begleitet von Allgemeinsymptomen.
Inspektion. Spindelförmige Auftreibung der Fingermittelgelenke, Konturverwischung (z. B. von Hand- und Kniegelenken), evtl. Muskelatrophie (Interosseusatrophie).
Palpation. Druckdolenz (Gaenslen-Zeichen), weiche („sulzige") Kapselverdickung, lokalisierte Überwärmung, Ergussbildung in großen Gelenken.
Funktionsprüfung. Schmerzprovokation in Endstellung (z. B. Volarflexionsschmerz des Handgelenks), Verminderung des Bewegungsumfangs (z. B. Streckdefizit Ellbogen, Knie) und der Kraft (Greifkraft).
Befallsmuster. Symmetrischer Befall *mehrerer kleiner Gelenke* (vor allem Fingermittel-, Fingergrund-, Hand- und Zehengrundgelenke).

Zudem Befall der *mittelgroßen und großen Extremitätengelenke* und der Kiefergelenke (Schmerzen vor dem Ohr, beeinträchtigte Mundöffnung).
Wirbelsäule häufig zervikal betroffen (Schmerzen und Steifigkeit des Nackens; beachte: BWS und LWS ausgespart).
Bei älteren Patienten oft *polymyalgisches Syndrom* mit Schmerzen des Nackens, Schulter- und Beckengürtels, weil initial nur proximale Gelenke und Schleimbeutel entzündet (Intervertebralgelenke, Schultern und Hüften) sind. Verwechslungsgefahr mit Polymyalgia rheumatica.
Erstmanifestation der Entzündung gelegentlich als akute, symmetrische Tendovaginitis, sehr selten in Form einer Pleuritis oder einer Episkleritis.
Mit den heutigen *Basistherapeutika* ist die vollständige Suppression der artikulären Entzündungsaktivität in vielen Fällen möglich. Die oben beschriebene Gelenkdestruktion kann oft vermieden werden.

> Das Stadium der akuten Arthritis ist reversibel.

Die Krankheitsaktivität ("disease activity") kann mittels Disease Activity Score (DAS) quantifiziert werden. Dieser Score errechnet sich aus der Anzahl schmerzhafter und der Anzahl geschwollener Gelenke, der BSR und einer globalen Einschätzung durch den Patienten und den Arzt.

Klinik im Stadium des Gelenkschadens

> Ohne Basistherapie treten typischerweise innerhalb von Monaten Gelenkschäden auf, welche über die Zeit in eine so genannte Sekundärarthrose münden. Damit kommen Schmerzen mechanischen Charakters zu entzündungsbedingten Gelenksymptomen hinzu.

Klinische Zeichen. Gelenkinstabilität, Achsenabweichungen und Gelenksubluxation (infolge von Knochen-/Knorpelverlust, Band- und Kapselzerstörung), Muskelatrophie.
Typische Deformationen/Komplikationen:

▸ *Ulnardeviation* und volare Subluxation der Langfinger in den Grundgelenken (Abb. 4.**2**).
▸ *Schwanenhalsdeformität:* Überstreckung der Fingermittelgelenke mit Beugung der Endgelenke (Abb. 4.**2**).
▸ *Knopflochdeformität:* Starke Beugung der Fingermittelgelenke mit Überstreckung der Endgelenke.
▸ *Z-Deformität* (90/90-Deformität) des Daumens.

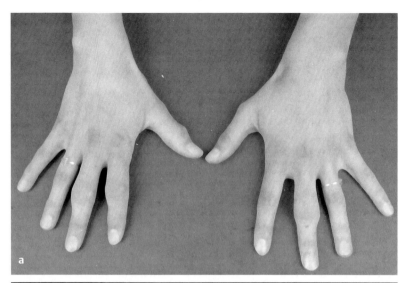

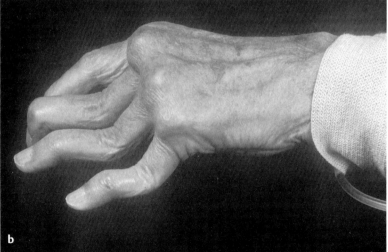

Abb. 4.**2a, b** **Befunde der akuten Arthritis und des etablierten Gelenk-schadens. a** Floride Arthritis mit spindelförmiger Schwellung der proximalen Interphalangealgelenke und verstrichenen Konturen über den Handgelenken. **b** Volare Subluxation und ulnare Deviation der Phalangen Höhe Fingergrund-gelenke; Interosseusatrophie. Schwanenhalsdeformitäten der Langfinger.

▶ *Caput-ulnae-Syndrom:* Subluxation des Ulnakopfes nach dorsal infolge Zerstörung der Bandstrukturen. Gefahr der Ruptur der Sehne des Extensor carpi ulnaris.

▶ *Bajonettfehlstellung* des Handgelenks: Subluxation des Karpus nach volar.

▶ *Knicksenkfuß.*

▶ *Dreiecksfuß:* Spreizfuß mit Hallux valgus.

▶ *Rückenmarkkompression:* Zerstörung der Ligamente der Halswirbeläule führt zu Instabilität. Translatorische Instabilität atlantoaxial mit potenzieller Kompression des Myelon durch den Dens axis oder Migration des Dens Richtung Hirnstamm.

Das Stadium des Gelenkschadens ist irreversibel.

Der Krankheitsschaden („*disease damage*") wird anhand konventioneller Röntgenaufnahmen erhoben. Es werden sowohl Knorpelraumverschmälerung („joint space narrowing") wie auch erosive Veränderungen („erosions") quantifiziert (s. u.).

Extraartikuläre Manifestationen

Tendovaginitis. Tendosynovitiden der Fingerflexoren und -extensoren behindern den Faustschluss und die Fingerstreckung. Neben der Arthritis des Handgelenks sind sie häufig Ursache eines Karpaltunnelsyndroms (Kompression des N. medianus).
Klinische Zeichen: schnellender Finger, Pinch-Zeichen bei florider Entzündung, respektive Krepitation nach abgeklungener Entzündung.

Bursitis. Häufig an Druckstellen, z. B. am Ellbogen und an den Füßen.

Rheumaknoten. Derbe, schmerzlose, meist subkutan gelegene Knoten unterschiedlicher Größe als krankheitsspezifischer Befund in etwa 25% der Fälle. Histologie: Zentrale fibrinoide Nekrose, von palisadenartig angeordneten Epitheloidzellen umgeben. Entstehen über druckexponierten oder bewegungsbelasteten Stellen (Olekranon, Finger, Füße, Pleura, Perikard).

Sicca-Syndrom. Xerophthalmie und Xerostomie bei entzündlichem Befall der Tränen- und Speicheldrüsen.

Pleuritis, Perikarditis. Radiologisch oft kleine Ergussmengen, klinisch selten relevant.

Fibrosierende Alveolitis. Mittels Feinschicht-CT in 20% nachweisbar; meist nur diskret und gering progredient. Gelegentlich schwere Verläufe mit respiratorischer Insuffizienz.

Cave: Methotrexat-Nebenwirkung.

Neurokompression.
▶ *Periphere Nerven:* Kompression durch Gelenk- und Sehnenscheidenschwellungen, z. B. Karpaltunnelsyndrom (N. medianus), Tarsaltunnelsyndrom (N. tibialis posterior).
▶ *Zervikales Rückenmark:* Kompression durch segmentale Instabilität (s. o.). Symptome der zervikalen Myelopathie sind eine Spastik, Gangataxie und Parästhesien der Füße (Muskeleigenreflexe als Verlaufsparameter!). Eine Tetraparese kann sich sehr rasch entwickeln!

Episkleritis und Skleritis. Oft Erstmanifestation einer systemischen rheumatoiden Vaskulitis.

> Die Skleritis ist aufgrund einer möglichen Perforation des Augapfels (Scleromalacia perforans) gefährlich.

Kutane Vaskulitis.
▶ Punktförmige hämorrhagische Nekroseherde im Nagelfalzbereich: Als isolierte Befunde harmlos; wichtig: Verlaufsbeobachtung.
▶ Größere Hautnekroseherde und -ulzera am Fuß und Unterschenkel.

> Größere Hautnekroseherde und -ulzera sind sehr gefährlich, sofortige Therapie notwendig.

Mononeuritis multiplex. Vaskulitis der Vasa nervorum multipler Nervenäste: sehr gefährlich.

> Vaskulitische Hautnekroseherde und die Mononeuritis multiplex sind Notfälle, die eine sofortige Immunosuppression (hochdosiert Steroide, Cyclophosphamid) verlangen!

Felty-Syndrom. Gehäuft bei seropositiver, erosiv-destruktiver, nodulärer RA. Trias von:
▶ Leukopenie,
▶ Splenomegalie und
▶ therapierefraktären Ulzera.

Spätkomplikationen, Begleiterkrankungen

Arteriosklerose.
▶ Beschleunigte Entwicklung der Arteriosklerose, wahrscheinlich besonders bei hoher und persistierender humoraler Entzündungsaktivität.

▶ Vaskuläre Ereignisse (Myokardinfarkte, zerebrovaskuläre Insulte) bei Patienten mit RA im Vergleich zur Normalbevölkerung 3- bis 4-mal häufiger. RA ist ein unabhängiger vaskulärer Risikofaktor (vergleichbar mit Diabetes mellitus).

▶ Wichtigste Ursache für die verkürzte Lebenserwartung bei RA.

Osteoporose.

▶ Hohes Risiko nach längerer Glukokortikoidtherapie in mittlerer oder hoher Dosierung.

▶ Auch ohne Glukokortikoidtherapie erhöhtes Risiko infolge der systemischen Entzündungsaktivität.

> Arteriosklerose und Osteoporose sind die wichtigsten Begleiterkrankungen der RA; prophylaktische Maßnahmen sind möglichst früh zu treffen.

Differenzialdiagnose

▶ *Konnektivitiden:* systemischer Lupus erythematodes (SLE), Mischkollagenose, Sjögren-Syndrom, Systemsklerose und Dermatomyositis/Polymyositis.

▶ Auch *Overlap-Syndrome* möglich, z. B. RA und SLE („Rhupus").

▶ *Seronegative Spondarthropathien:* Psoriasisarthritis, Spondylitis ankylosans, reaktive Arthritis, enteropathische Arthritis.

▶ *Polymyalgia rheumatica* und *Riesenzellarteriitis.*

▶ *Andere Vaskulitiden*, z. B. ANCA-assoziierte Vaskulitiden.

▶ *Virale Infekte:* z. B. Parvovirus-B19, HIV, HBV und HCV.

▶ *Bakterielle Infekte:* Lyme-Arthritis (Borrelia burgdorferi), Morbus Whipple (Tropheryma whipplei), septische Arthritis.

▶ *Kristallarthritiden:* Pyrophosphatablagerungserkrankung (pseudorheumatoide Form) und Gicht.

▶ *Malignome:* paraneoplastische Arthritis.

Radiologische Befunde

Konventionelle Röntgenaufnahmen:

▶ gelenknahe Osteopenie,

▶ Erosionen nahe der Kapselinsertion (Knochen nicht von Knorpel überzogen; meist irreversibel),

▶ Knorpelraumverschmälerung (immer irreversibel, Abb. 4.**3**),

▶ Fehlstellungen und Subluxationen,

▶ knöcherne Reaktionen, z. B. randständige Osteophyten.

Zur Therapiekontrolle sind regelmäßige (6–12-monatliche) radiologische Verlaufskontrollen (in einer Ebene) sinnvoll. Auch bei klinisch guter Suppression der artikulären Entzündungsaktivität muss ein Fortschreiten des erosiv-destruktiven Prozesses ausgeschlossen werden. Zumindest während der ersten Krankheitsjahre lohnt es sich, etwa jährlich Röntgenaufnahmen der Hände, Füße und allenfalls weiterer stark betroffener Gelenkregionen durchzuführen.

Bei Halswirbelsäulenbefall lässt sich eine atlantoaxiale Instabilität am einfachsten mit einer HWS-Seitenaufnahme in maximaler Inklination/Flexion erfassen (Abb. 4.**4**).

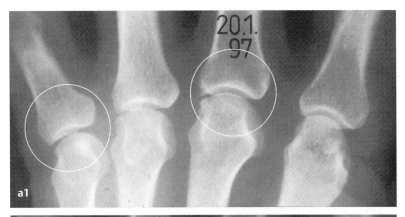

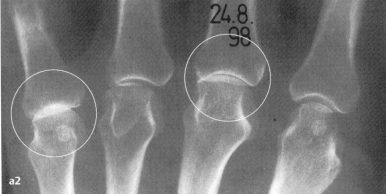

Abb. 4.**3a Typische radiologische Befunde bei rheumatoider Arthritis.** Knorpelraumverschmälerung („joint space narrowing") über einen Zeitraum von 1½ Jahren (*oben* 20.01.1997, *unten* 24.08.1998).

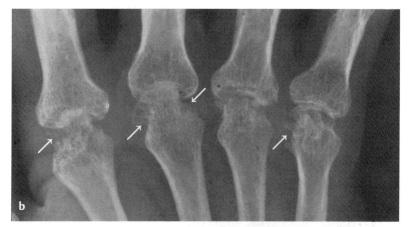

b

Abb. 4.3b Typische radiologische Befunde bei rheumatoider Arthritis.
Bildung von Erosionen (Pfeile).

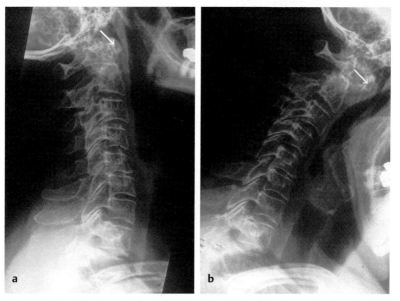

a

b

Abb. 4.4a, b Atlantoaxiale Instabilität. Die seitliche Röntgenaufnahme der HWS
zeigt eine Instabilität Höhe C1/C2: Abgleiten von C1 gegenüber C2 nach vorn bei
Flexion führt zu Einengung des Spinalkanals.
a Reklination/Extension, **b** Inklination/Flexion.

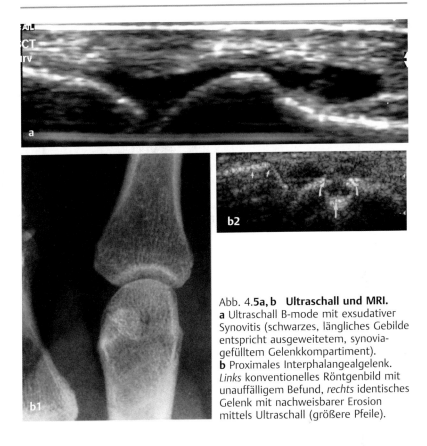

Abb. 4.5a, b   Ultraschall und MRI.
a Ultraschall B-mode mit exsudativer Synovitis (schwarzes, längliches Gebilde entspricht ausgeweitetem, synoviagefülltem Gelenkkompartiment).
b Proximales Interphalangealgelenk. *Links* konventionelles Röntgenbild mit unauffälligem Befund, *rechts* identisches Gelenk mit nachweisbarer Erosion mittels Ultraschall (größere Pfeile).

Ultraschall und MRI. Die Arthrosonographie ist gut geeignet, entzündliche synoviale Schwellungen und Ergüsse zu objektivieren (Abb. 4.5a). Mittels Ultraschall und MRI werden anhaltende Entzündungsaktivität und frühe Erosionen besser erfasst als durch die klinische Untersuchung und das konventionelle Röntgenbild (Abb. 4.5b).

Labor

Blut

Blutsenkungsgeschwindigkeit (BSR) und C-reaktives Protein (CRP). Eine humorale Entzündungsaktivität besteht häufig und sie ist oft proportional zur artikulären Entzündungsaktivität.

> Beachte: Normale Entzündungsparameter schließen eine aktive Arthritis nicht aus!

Anderseits kann bei medikamentös gut supprimierter artikulärer Aktivität durchaus eine hohe systemische Entzündungsaktivität persistieren.

Weitere Entzündungsparameter. Anämie, Thrombozytose, Dysproteinämie (Serumproteinelektrophorese), erniedrigtes Serumeisen und erhöhtes Ferritin.

Anti-CCP-Antikörper. Autoantikörper, die gegen zyklische citrullinierte Peptide (CCP) gerichtet sind. Diese sind unter anderem im Protein Fillagrin von reifen Epithelzellen der Mundmukosa enthalten. Durch Deimination der Aminosäure Arginin entsteht Citrullin.

Vorkommen:

► Normalpersonen mit Anti-CCP-Antikörpern haben ein hohes Risiko, eine RA zu entwickeln.

► RA: Im Verlauf ca. 70% positiv. Anti-CCP-Antikörper sind prognostisch ungünstig.

► Konnektivitiden (selten).

► Psoriasisarthritis und andere seronegative Spondarthropathien (sehr selten).

> Anti-CCP-Antikörper sind spezifisch für eine RA.

Rheumafaktor (RF). Autoantikörper, die gegen die Fc-Portion eigener Immunglobuline gerichtet sind. Bei Vorhandensein des RF wird von einer seropositiven RA gesprochen.

Vorkommen:

► Normalbevölkerung: 3–5% positiv, meist niedrigtitrig. Mehr als 10% der über 70-Jährigen positiv. Gesunde mit hochtitrigem RF haben erhöhtes Risiko eine RA zu entwickeln.

► RA: Im Verlauf 75% positiv, oft hochtitrig. RF prognostisch ungünstig.

► Konnektivitiden, z.B. Sjögren-Syndrom (80%) und Mischkollagenose.

► Kryptogene fibrosierende Alveolitis.

► Chronische virale Infekte, z.B. mit HIV, HBV und HCV (obligat bei Kryoglobulinämie).

► Chronische bakterielle Infekte, z. B. bakterielle Endokarditis und Tuberkulose.
► Neoplasien, insbesondere Lymphome.

Der Rheumafaktor ist nicht spezifisch für eine RA, hat aber prognostische Bedeutung.

Das gemeinsame Vorhandensein von Anti-CCP-Antikörpern und RF ist hochspezifisch für eine RA (gilt auch bei atypischem klinischem Bild).

Das Fehlen von Anti-CCP-Antikörpern und von RF schließt eine RA keinesfalls aus!

Antinukleäre Antikörper. In etwa 20% der Fälle positiv, meist nur mit niedrigem Titer.

Synovialflüssigkeit

► Gelb, leicht trüb, verminderte Viskosität.
► Zellzahl erhöht (> 2000/µl). Poly- und mononukleäre Leukozyten. (Im Gegensatz zur bakteriellen Arthritis liegt der Anteil polynukleärer Leukozyten unter 95%.)
► Keine Mikroorganismen nachweisbar.
► Keine Kristalle im Polarisationsmikroskop nachweisbar.

Verlauf und Prognose

Variabilität des Verlaufs

► Chronischer Verlauf am häufigsten, oft überlagert von Schüben.
► Schubweiser Verlauf mit dazwischen liegenden inaktiven Perioden.
► Anhaltende Vollremission nach erstem Schub sehr selten.

Schübe können durch akute Infekte (z. B. Pneumonie oder Harnwegsinfekt) getriggert werden.

Bei einem Schub ist ein auslösender Infekt auszuschließen.

Ungünstige prognostische Faktoren

- Anti-CCP-Antikörper,
- RF,
- große Anzahl geschwollener und druckdolenter Gelenke,
- hohe humorale Entzündungsaktivität (BSR, CRP),
- starke funktionelle Behinderung (Körperpflege, Ankleiden, Fortbewegung, Berufstätigkeit usw.),
- frühes Auftreten von Gelenkschäden (erosiv-destruktive Veränderungen an Händen, Füßen und anderen Befallsregionen),
- schleichender Krankheitsbeginn,
- Frauen,
- Zigarettenraucher,
- Vorhandensein des „shared epitope" (HLA-DRB1 Subtypen; gilt nicht für alle untersuchten Populationen).

> Wichtigste Kriterien zur Beurteilung des Verlaufes/Behandlungserfolgs:
> - Anzahl geschwollener und druckdolenter Gelenke,
> - humorale Entzündungsaktivität,
> - funktionelle Behinderung,
> - radiologischer Gelenkschaden (fehlend oder unverändert).

In der Schweiz werden RA Patienten im Rahmen des Swiss Clinical Quality Management (SCQM) Programms überwacht (www.scqm.ch).

Behandlung

Grundsätzliches

> Die medikamentöse Therapie verfolgt zwei Hauptziele:
> - Suppression der Krankheitsaktivität („disease activity"),
> - Vermeidung von Gelenkschäden („disease damage").

Mit den heutigen basistherapeutischen Möglichkeiten ist das Erreichen einer Vollremission realistisch.

> Die Basismedikation soll jährlich von einem internistischen Rheumatologen überprüft werden. Der Verlauf soll mit Hilfe des SCQM monitorisiert werden. Aktualisierte Richtlinien betreffend Einsatz und Überwachung von Basismedikamenten unter www.rheuma-net.ch.

Patienteninformation

Der Patient soll zum Experten seiner Krankheit werden. Eine ausführliche Aufklärung über die Krankheit und deren potenzielle Folgen ist unabdingbar. In diesem Kontext haben auch Physiotherapie und Ergotherapie wichtige Aufgaben.

Nichtsteroidale Antirheumatika (NSAR)

Nur symptomatische Wirkung. Keine Beeinflussung des Krankheitsverlaufs, das heißt keine Verhinderung von Schäden.

Analgetika

Zusatz oder Alternative zu NSAR, vor allem bei Schmerzen, die durch Sekundärarthrose bedingt sind, oder bei residuellen Schmerzen trotz adäquater Immunosuppression.

Glukokortikoide

Hauptindikationen:
► Überbrückende Anwendung bis zur Wirkung der Basismedikamente.
► Niedrig dosierte Langzeittherapie (z. B. Prednison ≤ 7,5 mg/d). Sinnvoll, falls mit Basismedikamenten keine vollständige Suppression der Krankheitsaktivität erreicht wird.
► Intraartikuläre Injektionen in kristalliner Form, wenn der Befall einzelner Gelenke im Vordergrund steht: zur Unterbrechung einer starken artikulären Entzündung oder bei residueller Krankheitsaktivität trotz adäquater Immunosuppression.

Basismedikamente

Indikation bei jeder aktiven RA gegeben!

Je früher mit der adäquaten Basistherapie begonnen wird, desto besser ist die Prognose!

▶ *Methotrexat:* (Falsäure derivat ; Zytostatikum)
- Am häufigsten verwendetes, kostengünstiges Basismedikament mit sehr guter Wirkung: Therapeutikum der Wahl bei mäßiger bis hoher Krankheitsaktivität. **Cave:** Wird 1×/Woche verordnet!
- Komedikation von Folsäure zur Verminderung von Nebenwirkungen.

▶ *Leflunomid:*
- Alternative zu Methotrexat mit ähnlicher Wirksamkeit,
- Kombination mit Methotrexat möglich.

▶ *Sulfasalazin:*
- Bei milden Formen oder in Kombination mit anderen Basismedikamenten.
- Während Schwangerschaft möglich.

▶ *Antimalarika (z. B. Hydroxychloroquin):*
- Bei milden Formen oder in Kombination mit anderen Basismedikamenten.

▶ *Goldsalze (z. B. Aurothiomalat):*
- Ausweichpräparat (z. B. bei Kontraindikation für Immunsuppressiva).

▶ *TNF-Hemmer:*
- Bei ungenügender Wirksamkeit der genannten Basismedikamente.
- Gute Kontrolle der artikulären und humoralen Entzündung.
- Rasches Ansprechen, Allgemeinsymptome verschwinden oft schlagartig.
- Ausgezeichnete antierosive Wirkung.
- Gute Verträglichkeit; Risiko für typische und atypische Infekte deutlich erhöht (v. a. Tbc).
- Hohe Kosten.
- Idealerweise kombiniert mit Methotrexat.

Radiosynoviorthese

Zerstörung der oberflächlichen Zellschichten durch Injektion von radioaktiven Materialien (^{90}Yttrium, ^{186}Rhenium oder ^{169}Erbium).

Gut geeignet bei Mono- oder Oligoarthritis, respektive bei persistierender Arthritis einzelner Gelenke trotz adäquater Basismedikation, wenn vorangehende intraartikuläre Steroidinjektionen wirksam waren und der synoviale Pannus nicht allzu dick ist.

Cave: Geringe Penetrationstiefe des Radiopharmakons.

Physiotherapie

Siehe Kap. 12.

Ergotherapie

Siehe Kap. 12.

Sozialdienst

Siehe Kap. 12.

Orthopädische Schuh- und Einlagenversorgung

Bei Arthritiden der Fuß- und Zehengrundgelenke sind Schuheinlagen oder Anpassungen von großer Bedeutung. Es geht dabei sowohl um Schmerzverminderung wie auch um Prävention von Druckulzera, welche gefährliche Eintrittspforten für Infekte darstellen.

Orthopädische Chirurgie und Handchirurgie

Während der Stellenwert der Synovektomie an Bedeutung verloren hat, können wiederherstellende Maßnahmen (Gelenkendoprothesen, Stellungskorrekturen, Arthrodesen) bei fortgeschrittenen Gelenkzerstörungen äußerst wertvoll sein.

Biologische Basistherapien:

- *Etanercept (Enbrel®)* — *Fusionsprotein aus 2 löslichen TNF-Rezeptoren - und IgG1*
- *Infliximab (Remicade®)* — *Ak gegen TNFα*
- *Adalimumab (Humira®)* — *Ak gegen TNFα*
- *Rituximab (MabThera®)* — *Ak gegen CD20 auf B-Zellen*

5 Konnektivitiden („Kollagenosen") und Vaskulitiden

S. D. Gadola, P. M. Villiger

5.1 Systemischer Lupus erythematodes (SLE)

Definition

Der SLE ist der Prototyp einer systemischen entzündlichen Autoimmunerkrankung. Charakteristisch sind die chronische schubweise verlaufende Entzündung des Gefäßbindegewebes und die Autoantikörper gegen Zellkern-
bestandteile.

Epidemiologie

- ▶ Prävalenz je nach Region 17–48/100.000; Inzidenz 1–10/100.000.
- ▶ Frauen häufiger befallen als Männer (9 : 1).
- ▶ Altersgipfel zwischen 15–45 Jahren.
- ▶ Auslösende Faktoren: UV-Licht, Medikamente, Hormone.

Ätiologie und Pathogenese

Genetische und exogene Faktoren spielen eine Rolle. Autoreaktive T-Zellen
und Antikörper können direkt via zytotoxischer Gewebeschädigung, respektive Komplementaktivierung, zum Gewebeschaden führen. Immunkomplexe
initiieren via Komplement die Entzündungskaskade. Mangelzustände von
Komplementfaktoren (C4, C1q), Gendefekte des Komplementrezeptors (CR1)
auf Erythrozyten sowie Mutationen von immunkomplexbindenden Fc-Rezep-
toren sind mit verminderter Clearance von Immunkomplexen aus der Zirkula-
tion und mit dem Auftreten eines SLE assoziiert.

Bei Kaukasiern besteht eine Assoziation der Histokompatibilitätsantigene
HLA-DR3 und HLA-DQW2 mit anti-Ro/SS-A, resp. anti-La/SS-B.

Symptome und klinische Befunde

Klinisches Bild und Verlauf zeigen eine große Variabilität. Beginn häufig oligo-
symptomatisch; die ACR-Kriterien, welche als Klassifikationskriterien zur
Anwendung kommen (s. o.) werden manchmal erst Jahre nach Krankheits-

beginn und Diagnosestellung erfüllt. Beschwerden/Befunde folgender Organsysteme können in Kombination oder sequenziell vorkommen: Allgemeinsymptome, muskuloskelettale, mukokutane, hämatologische, renale, neurologische, kardiale, pulmonale und vaskulitische.

Allgemeinsymptome

- ► Chronische Müdigkeit,
- ► Inappetenz,
- ► Fieber,
- ► Gewichtsabnahme.

Gelenke und Muskeln

Erstmanifestation in 50% der Fälle; Gelenkverteilungsmuster wie bei rheumatoider Arthritis (RA), Arthritis meist weniger exsudativ, häufig klinisch nur Arthralgien. Durch Zerstörung des bindegewebigen Halteapparats der Gelenke können Fehlstellungen der Gelenke auftreten wie bei RA (so genannte Jaccoud-Arthropathie). Radiologisch gelenknahe Osteoporose, typischerweise nicht erosiv.

Myalgien ohne Erhöhung der Muskelenzyme sind häufig, ebenso das (sekundäre) Fibromyalgiesyndrom; Begleitmyositiden treten selten auf.

Haut- und Schleimhäute

Erstmanifestation in 25% der Fälle.

Photosensitivität. Erythem nach Exposition mit UVB- oder UVA-Licht; in 60% der Lupus-Patienten, v. a. bei positiven Ro/SS-A-Autoantikörpern.

Cave: Verschiedene Medikamente (Tetrazykline, Antidepressiva, Antimalarika, MTX usw.) und psoralenhaltige Nahrungsmittel (Zitronen, Limonen, Sellerie) können Photosensitivität auslösen.

Schmetterlingserythem. Erythematöse, teils flach erhabene, typischerweise durch Sonnenlicht ausgelöste Läsion im Mittelgesicht mit charakteristischer Aussparung der Nasolabialfalte (Abb. 5.**1**); assoziiert mit Anti-dsDNA-AK; erhöhtes Risiko für renale Beteiligung. Differenzialdiagnose: Rosazea, periorale Dermatitis, seborrhoische Dermatitis, Kontaktekzem.

Schleimhautulzera (in 30%). Schmerzlose oder schmerzhafte Ulzera in Mund, Nase und Vagina. Diskoide Läsionen (Atrophie und Pigmentstörungen) vor allem über dem harten Gaumen.

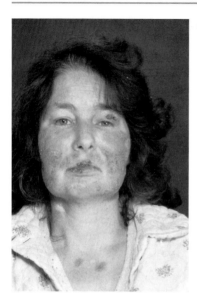

Abb. 5.**1 Schmetterlingsexanthem** des SLE (siehe Aussparung der Nasolabialfalte).

Weitere Hautmanifestationen bei SLE.
► Raynaud-Syndrom,
► nicht vernarbende Alopezie,
► leukozytoklastische Vaskulitis
► Livedo racemosa (syn.: Livedo reticularis); assoziiert mit Gerinnungsstörung (Antiphospholipidsyndrom; APS).

Lokalisierte Formen von kutanem Lupus.
► *Subakuter kutaner Lupus (SCLE):* Annuläre, polyzyklische, papuläre schuppende Läsionen an Stamm und Extremitäten, seltener im Gesicht oder an der Kopfhaut; Abheilung ohne Vernarbung, evtl. mit Hypo- oder Hyperpigmentierung. Assoziation mit Ro/SS-A-Antikörpern in 60–70%. Es besteht in der Regel eine deutliche Photosensitivität. Übergang in SLE möglich (50–60%).
► *Diskoider oder chronischer kutaner Lupus (DLE):* Schuppende, erythematöse oder livide, erhabene Läsionen mit follikulärer Hyperkeratose und unregelmäßiger sekundärer Atrophisierung und Verlust der Hautanhangsgebilde. Vernarbung möglich. Übergang in SLE vor allem bei generalisiertem DLE möglich (5–10%).

Niere

Charakteristische Formen der *Glomerulonephritis* (GN), ferner tubulointer-stitielle und vaskuläre Veränderungen.

Glomerulonephritiden sind häufiger bei dsDNA-Antikörper-positiven Patienten und werden nach lichtmikroskopischen Kriterien in 6 Klassen einge-teilt. Häufigstes Erstsymptom ist die *Proteinurie*, prognostisch ungünstig ist ferner das Auftreten einer arteriellen Hypertonie. Der Nachweis von glomeru-lären Erythrozyten und/oder Erythrozytenzylindern im Urin weist auf eine aktive proliferative Glomerulonephritis hin und muss rasch einer immuno-suppressiven Behandlung zugeführt werden.

Vaskuläre Nierenbeteiligung bei SLE. Eine thrombotische Mikroangiopathie ist nicht selten. Tritt oft in Assoziation mit deutlicher arterieller Hypertonie auf. Seltener tritt eine Nierenvenenthrombose auf, welche typischerweise mit einem nephrotischen Syndrom einhergeht und oft Ausdruck eines Anti-phospholipidsyndroms (APS) ist.

Nervensystem

Vielfalt von zentralnervösen, neuropsychologischen und psychiatrischen Manifestationen: z.B. Hemisyndrom, depressive Verstimmung, Grand-mal-Anfall, Migräne. Einen akuten Notfall stellt die transverse Myelitis dar, welche ohne rasche Behandlung zu einem irreversiblen Querschnittssyndrom führen kann. Die einseitige Optikusneuritis kann unbemerkt über Wochen bis zur vollständigen Erblindung des Auges fortschreiten. Weitere Manifestationen am Auge sind: retinale Vaskulitis, eine Uveitis oder Cotton-wool-Herde.

Herz-Kreislauf und Gefäße

▶ Perikarditis im Rahmen der Serositis,
▶ Endokarditis Libman-Sacks mit Klappenvitien,
▶ selten Vaskulitis,
▶ venöse und arterielle Thromben, typischerweise bei Vorliegen eines APS.

Hämatologie

▶ Hämolytische, autoantikörperbedingte Anämie,
▶ chronische Entzündungsanämie,
▶ Leukopenie mit isolierter Lymphopenie oder kombiniert mit einer Granulo-zytopenie,
▶ Thrombopenie (v.a. bei APS).

Lunge, Pleura

▸ Pleuritis sicca oder exsudativa, oft rezidivierend,
▸ Lungenembolien, besonders beim APS,
▸ interstitielle Pneumopathien (selten),
▸ pulmonale Hypertonie (selten).

Lymphatische Organe

▸ Lymphadenopathie,
▸ Splenomegalie.

Schwangerschaft, Familienplanung

Der Einfluss von Krankheit und Medikation auf Konzeption und Schwangerschaft erfordert Spezialkenntnisse. Siehe www.muetterberatung.ch. Das Vorhandensein von Antiphospholipidantikörpern erhöht das Risiko für Spontanaborte, Früh- oder Totgeburten. Mütterliche Anti-SS-A-/Ro-Antikörper können transplazentar zu einer Schädigung im Sinne eines totalen AV-Blockes führen.

Labor

▸ Typische Konstellation von BSR (stark erhöht) und CRP (kaum erhöht). Deutlich erhöhtes CRP bei Serositiden und bei exsudativer Polyarthritis; grundsätzlich muss aber bei stark erhöhtem CRP ein Infekt gesucht und ausgeschlossen werden. Eiweißelektrophorese mit polyklonaler Gammopathie.
▸ ANA: Geeigneter Screeningtest. In 97% positiv. Anti-dsDNA, Sm als diagnostische Autoantikörper.

Cave: Unterschiedliche Laborverfahren. ELISA erfasst niedrigaffine (nicht sicher diagnostische) Antikörper, Immunfluoreszenz mit Crithidia lucileae erfasst spezifische und hochaffine (d. h. diagnostische) ds-DNA-AK.

▸ Komplement C3 und C4: aktive immunkomplexassoziierte Entzündungsreaktion führt zu Komplementverbrauch. Der hereditäre C4-Mangel ist assoziiert mit SLE.
▸ Urinsediment, 24-h-Proteinurie und Kreatininclearance: Bei SLE gilt es, den renalen Befall frühzeitig zu erkennen. Einziges Organ, welches bis zum präterminalen Fuktionsverlust klinisch stumm bleiben kann. Patient soll Urin mit Stix kontrollieren und Blutdruck selbst messen.

Tabelle 5.1 **Die wichtigsten Antikörper beim SLE**

Autoantikörper	Prävalenz [%]	Klinische Bedeutung/Bemerkungen
ANA (antinukleäre Antikörper)	97	Hohe Sensitivität, geringe Spezifität; Untersuchung mit Immunfluoreszenz ergibt typische Muster: homogen, fleckig
Anti-native (doppelsträngige) DNA	40	Hohe Spezifität, korreliert mit SLE-Aktivität, Glomerulonephritis
Anti-Sm	30	Hohe Spezifität, Nephritis; gehäuft bei Afroamerikanern
Anti-Histon bei medikamentösem SLE	90	Medikamentös induzierter SLE (meist ohne Anti-dsDNA-AK) und bei idiopathischem SLE
Anti-SS-A/Ro	30	Photosensitivität; subakuter kutaner Lupus; neonataler Lupus; Überlappung mit Sjögren-Syndrom
Anti-SS-B/La	15	Oft zusammen mit Anti-SS-A; Sjögren-Syndrom
Anti-Cardiolipin, beta2-Glykoprotein1-AK	30–50	Antiphospholipidantikörpersyndrom (APS)

▶ aPTT, Anti-Cardiolipin-Antikörper: Bei allen Patienten mit Verdacht auf APS (Tab. 5.**1**).

Diagnose

Die 1982 revidierten ACR-Kriterien (Anhang) dienen der Klassifizierung einer Konnektivitis als SLE im Rahmen von Studien, sie können für den Kliniker aber auch eine diagnostische Hilfe sein.

Spezialformen des SLE

Medikamentös induzierter SLE. Sehr selten Nierenbefall, reversibel nach Absetzen des auslösenden Medikaments (Hydralazin, Procainamid, D-Penicillamin, Chlorpromazin, Chinidin, Sulfasalazin u.a.).

Neonatales Lupussyndrom. Kongenitaler, kompletter und persistierender AV-Block oder Hautläsionen, die kurz nach der Geburt auftreten und während der ersten 6–8 Monate wieder verschwinden. Folge der transplazentaren Passage mütterlicher Anti-SS-A/Ro-und/oder Anti-SS-B/La-Antikörper.

Differenzialdiagnose: Unterscheidungsmerkmal

- ANA-positive rheumatoide Arthritis: erosive Polyarthritis,
- chronische Hepatitis B und C: positive Hepatitisserologie,
- bakterielle Infektionen, vor allem infektiöse Endokarditis: relativ hohes CRP,
- idiopathische thrombozytopenische Purpura: Laborbefunde; ANA-negativ,
- primäres Antiphospholipid-Ak-Syndrom: fehlender entzündlicher viszeraler Organbefall.

Therapie

Allgemeine Therapierichtlinien

Therapie richtet sich nach Organbefall und Aktivität der Erkrankung.

Cave: Keine Behandlung von Autoantikörpern.

Bei einer Photosensitivität müssen Sonnenexposition und Photosensitizer (s. o.) vermieden werden.

Medikamentenwahl

Analgetika. Bei Arthralgien sind einfache Analgetika (Paracetamol) gelegentlich ausreichend.
NSAR. Bei Arthritiden, Myalgien, Serositiden.
Topische Glukokortikoide. Bei subakuten und chronischen Formen des Hautbefalls.
Systemische Glukokortikoide. Prednison peroral in hoher Dosierung oder intravenöse Methylprednisolonpulsbehandlung bei schwerem Organbefall zur Induktion einer Remission: GN, transverse Myelitis, schwere Vaskulitis, Optikusneuropathie und schwere hämatologische Manifestationen.
Immunosuppressive respektive immunmodulatorische Medikamente. Werden eingesetzt zur Induktion einer Remission oder als remissionserhaltende Maßnahme. Eine Organbeteiligung erfordert immer den Einsatz eines Basismedikaments.

Chloroquinderivate. Basismedikamente der ersten Wahl bei Haut- und muskuloskelettalem Befall.

Cyclophosphamid. ZNS-Befall, Optikusneuropathie, GN/WHO Klasse III/IV, schwere Haut-und/oder pulmonale Vaskulitis.

Mycophenolat-Mofetil. GN, v. a. als remissionserhaltende Therapie.

Methotrexat. Polyarthritis bei ungenügendem Effekt von Choroquinderivaten, eventuell Polyserositiden.

Azathioprin. Remissionserhaltende Therapie bei GN, hämatologischen Manifestationen, Serositiden, Myositis.

Rezidivprävention. Der SLE hat eine ausgesprochene Rezidivneigung nach Absetzen von remissionserhaltenden Medikamenten. In einer stabilen Phase wird deshalb empfohlen, auf Azathioprin oder Chloroquinderivate zu wechseln.

Prognose

Die Prognose hängt vom Organbefall (Nieren, ZNS) und der zeitgerechten Medikation ab. Die 10-Jahres-Überlebensrate beim SLE beträgt heute über 80%. Die wichtigsten Todesursachen sind Nieren-, ZNS- und Gastrointestinalbefall (Perforationen) sowie Vaskulitiden, Infektionen und sekundäre degenerative Gefäßkrankheiten.

5.2 Antiphospholipidsyndrom (APS)

Definition
Neigung zur Thrombose

Thrombophilie mit arteriellen und/oder venösen Gefäßverschlüssen, welche assoziiert mit einer Konnektivitis (typischerweise mit SLE) oder als eigenständige Krankheit (so genanntes primäres APS) auftritt.

Manifestationen

Thrombozytopenie, venöse und arterielle Thromben, Aborte, Migräne.

Laborbefunde

Antikardiolipinantikörper, Antiphosphatidylserinantikörper, Beta-2-glycoprotein1-Antikörper, verlängerte aPTT, positiver Mischversuch, falsch positiver VDRL-Test.

Therapie

Antikoagulation mit Kumarinderivaten.

5.3 Primäres Sjögren-Syndrom

Definition

Das primäre Sjögren-Syndrom (SS) ist durch eine autoimmune, lymphoplasmozytäre, sekundär destruktive Entzündung exokriner Drüsen, insbesondere der Speichel- und Tränendrüsen, charakterisiert. Typisch ist die Kombination von Xerostomie und Xerophtalmie mit Nachweis von Autoantikörpern gegen Ro/SS-A und La/SS-B. Eine sich im Krankheitsverlauf entwickelnde breitbasige polyklonale Hypergammaglobulinämie ist Ausdruck der chronischen B-Zell-Stimulation. Extraglanduläre entzündliche Manifestationen wie eine nicht-erosive Polyarthritis, Serositis, leukozytoklastische Hautvaskulitis und Polyneuropathie können ebenfalls beim primären Sjögren-Syndrom vorkommen. (Als sekundäres Sjögren-Syndrom wird das Auftreten der typischen Sicca-Symptome im Rahmen von anderen Konnektivitiden oder bei rheumatoider Arthritis genannt. Besser bedient man sich hier des Begriffes Sicca-Syndrom.)

Epidemiologie

Zweithäufigste Autoimmunerkrankung nach der rheumatoiden Arthritis. Altersgipfel zwischen 40. und 60. Lebensjahr. Geschlechtsverteilung Frauen : Männer = 9 : 1.

Klinik

Glanduläre/exokrine Symptome/Befunde

► *Xerophthalmie:* Augenbrennen, Fremdkörpergefühl, trockene Keratokonjunktivitis.
► *Xerostomie:* Mundtrockenheit, erschwertes Kauen und Schlucken; Karies, Parodontitis, Glossitis, Candida-Infekte.
► Ein- oder beidseitige *Vergrößerung der Speicheldrüsen* (v. a. beim primären SS, Abb. 5.**2**).
► Luftwege: trockene Tracheobronchitis, interstitielle Pneumonitis.
► Gastrointestinaltrakt: Dysphagie, Obstipation, exokrine Pankreasinsuffizienz (selten).

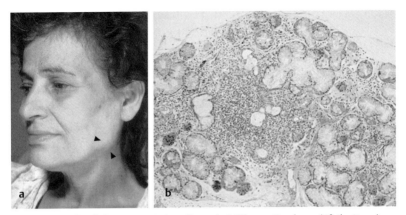

Abb. 5.**2 a** **Glandula-parotis-Schwellung** bei Sjögren-Syndrom (Pfeilspitzen).
b Histologischer Befund. Das Drüsengewebe ist durchsetzt von rundzelligen Infiltraten.

▶ Dyspareunie wegen vaginaler Trockenheit.
▶ Interstitielle Nephritis mit tubulärer Funktionsstörung: distal-tubuläre (hyperchlorämische) Azidose in bis zu 25%, meist milde Form.

Cave: Hypokaliämische Paralyse mit respiratorischem Arrest!

Extraglanduläre Manifestationen

▶ Müdigkeit, Fieber,
▶ Polyarthralgien, nichterosive Arthritis (28%),
▶ Myalgien, Begleitmyositis,
▶ Raynaud-Syndrom,
▶ Zytopenien,
▶ monoklonale Gammopathie unklarer Signifikanz (MGUS), Entwicklung von B-Zelllymphomen,
▶ Hypothyreose,
▶ leukozytoklastische Vaskulitis,
▶ Serositiden.

Differenzialdiagnose

Glandula-parotis-Schwellung. Primärer Glandula-parotis-Tumor, Lymphom, virale Sialadenitis (HIV, HCV), Sialolithiasis, Sialadenose bei chronischem Alkoholabusus (v. a. Bier), Sarkoidose, Tuberkulose.

Speichelmangel und Xerostomie. Medikamentös (Anticholinergika, verschiedene psychotrope Medikamente, Diuretika usw.), Alter, Stress; nach Neckdissection und Bestrahlungstherapie.

Xerophtalmie/Fremdkörpergefühl. Medikamentös, Blepharitis, Diabetes mellitus, Hypogonadismus.

Labor

- BSR deutlich erhöht; CRP normal; polyklonale Hypergammaglobulinämie in der Serumeiweißelektrophorese.
- *Autoantikörper:* Anti-SS-A/Ro und Anti-SS-B/La (SS steht für Sjögren-Syndrom); Rheumafaktoren (häufig hohe Titer); ANA (90%).

Zusatzuntersuchungen:
- Objektivierung der Xerophtalmie mittels Schirmer-Test: Tränenausbreitung auf einem während 5 min im unteren Lidsack platzierten Lakmuspapierstreifen. Pathologisch falls < 5 mm nach 5 min. Eine Keratokonjunktivitis sicca kann durch Färbung der Kornea mit Bengalrosa sichtbar gemacht werden.
- Objektivierung des Speichelmangels mittels Saxon-Test: Speichelproduktion während 2 min < 2,75 g ist pathologisch.
- Magnetresonanztomographie der Speicheldrüsen (v. a. bei Verdacht auf Lymphom).
- Lippenbiopsie: entzündliche Veränderungen in den kleinen Speicheldrüsen.

Diagnose

Gemäß europäischer Sjögren-Studiengruppe kann die Diagnose bei Vorliegen von 4–6 Kriterien gestellt werden (Tab. 5.**2**).

Behandlung

Symptomatische Therapie. Benetzung der trockenen Schleimhäute. Wichtig sind eine genügende Flüssigkeitszufuhr, balaststoffhaltige Kost, ausreichende Luftbefeuchtung. Absetzen von siccafördernden Medikamenten wie Anticholinergika, Antihistaminika, Diuretika.

Lokale symptomatische Therapie.
- Xerophthalmie: künstliche Tränen (sooft wie nötig !).
- Xerostomie: Kaugummi ohne Zucker, getrocknete Früchte (Apfelsäure stimuliert Speichelfluss), künstlicher Speichelspray. Medikamentöse Spei-

Tabelle 5.2	**Kriterien der europäischen Sjögren-Studiengruppe**
Augensymptome	Mindestens 3 Monate lang täglich trockene Augen *oder* Fremdkörpergefühl *oder* Tränenersatz > 3-mal/d
Augenbefunde	Schirmer < 5 mm/5 min *oder* Bengalrosa-Score ≥ 4 (nach Bijsterveld)
Orale Symptome	Mindestens 3 Monate lang täglich trockener Mund *oder* Parotisschwellung *oder* häufiges Trinken beim Essen notwendig
Histopathologie (Lippenbiopsie)	≥ 1 Focus à ≥ 50 Lymphozyten/4 mm² (Greenspan-Skala)
Speicheldrüsen	Pathologisches Szintigramm/Sialographie *oder* unstimulierter Speichelfluss < 1,5 ml/15 min
Auto-Antikörper	Ro/SS-A+ *oder* /LaSS-B+ *oder* RF+ *oder* ANA+

chelstimulanzien: Bromhexine (Bisolvon), Gammalinolsäure. Muscarin-Rezeptor-Agonisten: Pilocarpin (Salagen), Cevimeline (Evoxac; kontraindiziert bei Engwinkelglaukom, Asthma und Iritis!). Begleitmaßnahmen: sorgfältige Zahnpflege, dentalhygienische Behandlung, frühzeitige Behandlung von Infekten (z. B. Kandidose).

Systemische Behandlung. Nur selten ist eine immunosuppressive Behandlung mit Glukokortikoiden und/oder Immunsuppressiva indiziert (Arthritis, Serositis, Vaskulitis, pulmonale Beteiligung).

Prognose

Die Prognose des Sjögren-Syndroms ist gut, außer bei Entwicklung eines malignen Lymphoms (relatives Risiko 40fach erhöht bei der primären Form im Vergleich zur Normalbevölkerung).

5.4 Systemsklerose (Sklerodermie)

Definition

Unter dem Begriff „Sklerodermie" wird eine Gruppe von Krankheitsbildern zusammengefasst, denen eine krankhafte Verdickung der Haut gemeinsam ist („skleroderma"; altgriechisch: dicke Haut).

Der systemischen Sklerose (SSc) liegen einerseits entzündliche und andererseits fibrosierende Veränderungen zugrunde. Histologisch findet sich eine entzündliche Vermehrung der extrazellulären Matrix in der Haut und in verschiedenen inneren Organen, sowie eine Vaskulopathie charakterisiert durch ausgeprägte, gefäßverengende Intimaproliferation. Je nach Ausdehnung des Hautbefalls werden eine diffuse und eine limitierte Form der SSc unterschieden. Krankheitstypische Autoantikörper sind mit definierten Organmanifestationen assoziiert. Das CREST-Syndrom (Calcinosis, Raynaud, Esophageale Dysmotilität, Sklerodaktylie und Teleangiektasien) beschreibt eine Form der limitierten SSc.

Lokalisierte Hautsklerosen (wie z. B. Morphea, Coup de sabre) sind strikt von der SSc zu unterscheiden. Höchst selten entwickelt sich daraus eine systemische Form.

Epidemiologie

Inzidenz 1:100.000/Jahr. Auftreten zwischen 35–65 Jahre. Frauen : Männer = 3:1.

Klinik

Tabelle 5.**3** zeigt die klinischen Manifestationen der systemischen Sklerose.

Diagnose

Es wird zwischen den beiden Varianten „limitierte" und „diffuse" SSc unterschieden. Während bei limitierter SSc die sklerodermen Hautveränderungen definitionsgemäß nur distal der Ellbogen auftreten, ist bei der diffusen SSc der ganze Körper betroffen. Gesichts- und Mundbefall sind bei beiden Formen identisch. Bei beiden Formen finden sich ein stark ausgeprägtes Raynaud-Phänomen und pathognomonische Veränderungen der Nagelfalzkapillaren (Riesenkapillaren und avaskuläre Felder; s. u.).

Weitere typische Veränderungen sind Teleangiektasien, verstärkte Hautpigmentierungen, eine Ösophagusdysmotilität und (milde) Polyarthralgien/

Tabelle 5.3 **Klinische Manifestation der systemischen Sklerose (SSc)**

Klinik	Limitierte SSc	Diffuse SSc
Raynaud-Phänomen	Monate bis Jahre vorbestehend	Kurz vor oder mit Beginn der Sklerodermie
Haut	Sklerodermie distal der Ellbogen	Gesamte Haut betroffen
Allgemein-symptome	Keine	Gelegentlich starke Allgemeinsymptome
Lunge	Pulmonale Hypertonie nach Jahren	Interstitielle Pneumopathie
Gelenke		Sehnenknarren Palma Manus
Magen-Darm-Trakt		Bakterielle Überwucherung des atonen Darmes; Malabsorptionssyndrom
Herz		Reizleitungsstörung infolge Fibrose; Myokarditis mit Myokardfibrose
Autoantikörper	Anti-Zentromer	Anti-Topoisomerase-1 (Scl-70); Anti-RNA-Polymerase III

-arthritiden typischerweise der kleinen Gelenke. Beide Varianten sind ANA-positiv, unterscheiden sich aber durch variantentypische weitere Autoantikörper (s. u.). Das Ausmaß der radiologischen Veränderungen wie Akroosteolyse, Kalzinose und Demineralisation findet sich häufiger bei der diffusen SSc, qualitativ sind die Veränderungen aber identisch bei beiden Formen. Einige typische Unterschiede zwischen limitierter und diffuser SSc sind in Tab. 5.**3** aufgelistet.

Ein wichtiger Unterschied der beiden Formen besteht in der Kinetik des Krankheitsverlaufs. Während die limitierte Variante über Jahre unverändert bestehen kann, führt die diffuse Form oft über wenige Monate bereits zu viszeraler Beteiligung und zu irreversiblen Schäden, falls nicht frühzeitig medikamentös interveniert wird. Die limitierte Form hat eine Tendenz, nach Jahren schleichend und klinisch unerkannt in eine pulmonal-arterielle Hypertonie zu münden. Gefürchtet ist bei der SSc die renale Krise, charakterisiert durch rasch abnehmende Nierenfunktion, arterielle Hypertonie und eine schlechte Prognose.

Labor. BSR und CRP oft normal; Urin auf Eiweiß untersuchen; bei Darmatonie Malabsorptionsparameter messen.

Ösophagus (dynamische Untersuchung). Ösophageale Dysfunktion.

Echokardiographie. Zeichen der pulmonal-arteriellen Hypertonie suchen.

Lungenfunktion (mit CO-Diffusionskapazität). Restriktive Ventilationsstörung, je nach Lungenbefall verminderte CO-Diffusionskapazität (pulmonalarterielle Hypertonie) und/oder FVC (Lungenfibrose).

HR-CT. Differenziere interstitielle Fibrose und milchglasartige Veränderungen („ground glass appearance") bei Alveolitis!

Bronchoalveoläre Lavage. Bei aktiver Pneumopathie typischerweise neutrophile oder eosinophile Alveolitis.

Behandlung

Im Gegensatz zum SLE gibt es kein Immunosuppressivum, welches den Verlauf der Krankheit modifiziert. Die Wahl des Basismedikaments richtet sich daher nach den betroffenen Organen.

Schweres Raynaud-Syndrom. Versuch mit Kalziumkanalblockern, eventuell nitrathaltige Salbe, Prostazyklin-Infusionen.

Aktive Alveolitis. Methylprednisolon und Cyclophosphamid-Pulstherapie.

Cave: Unter Methylprednisolon erhöhtes Risiko einer renalen Krise.

Prävention und Behandlung der renalen Krise. Ziel: diastolischer Druck < 90 mmHg. ACE-Hemmer. Verzicht auf Steroidtherapie, wenn kein akut-entzündlicher Organbefall vorliegt.

Akrale Nekroseherde (so genannte Rattenbissnekrosen, Abb. 5.3).

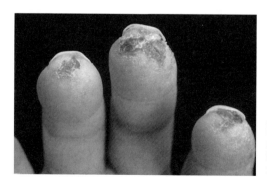

Abb. 5.**3 Akrale „Rattenbiss"-Läsionen.** Digitale Ischämie infolge Gefäßinfarkten bei systemischer Sklerose.

Pulmonal-arterielle Hypertonie. Prostazyklin, Endothelinrezeptorantagonisten, Phosphodiesteraseinhibitoren.

Schwere pulmonal-arterielle Hypertonie mit Hypoxie. Heim-Sauerstoffbehandlung.

Intestinale Motilitätsstörungen. Balaststoffhaltige Kost, gute Hydration, Antibiotika bei Diarrhö durch bakterielle Überwucherung des Darmes, Nährstoff-/Vitamin-Supplementation bei Malabsorption.

5.5 Dermato- und Polymyositiden

Definition

Heterogene Gruppe von autoimmunen (Haut-) und Muskelerkrankungen mit sehr unterschiedlicher Prognose. Wie bei Systemsklerose gibt es Zusammenhänge zwischen Autoantikörpern im Serum und Varianten der Polymyositis.

Epidemiologie

Inzidenz 2–20 pro 1 Million Einwohner.

Klinik

Muskulatur

Schmerzen und/oder Schwäche, in der Regel symmetrisch und proximal betont (außer „inclusion body myositis").

Cave: Schleichend zunehmende Schwäche mit minimem Leidensdruck und Verzögerung der Diagnosestellung.

Haut

► Gottron-Papeln: lilafarbene, umschriebene Veränderungen über den Streckseiten der Fingergrundgelenke (bei Dermatomyositis) häufig mit zentraler Hautatrophie.
► Kalzinose (v. a. bei Kindern, Abb. 5.**4**).
► Heliotroper Rash: lilafarbene bis purpurne Verfärbung der Augenoberlider mit Ödem (bei Dermatomyositis).
► V-Zeichen: Erythem in V-Distribution über Brust und Schulterblatt.
► Hypertrophie der Kutikula.
► „Mechanics hands", Verschiebeschmerz des Nagelhäutchens.

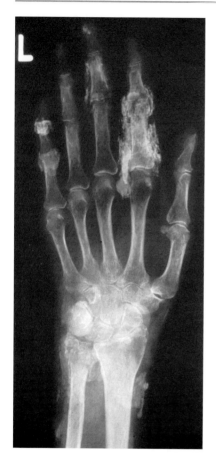

Abb. 5.**4**   **Weichteilverkalkungen** bei Dermatomyositis.

Gelenke

Arthralgien; in der Regel anerosive, chronische, symmetrische Polyarthritis der kleinen Gelenke.

Interstitielle Pneumopathie

Häufig beim Antisynthetasesyndrom.

Herz

► Myokarditis,
► Rhythmusstörungen,
► Perikarditis,

Neoplasie

Das relative Risiko, ein Malignom zu entwickeln, ist bei Erwachsenen mit Dermatomyositis um das 3fache, bei PM um das 1,4fache erhöht. Jedes Malignom kommt in Frage; bei Frauen sind Ovarialkarzinome, bei beiden Geschlechtern Non-Hodgkin-Lymphome gehäuft.

Diagnose und Labor

► *Labor:* BSR und CRP oft normal. Bei Myositis (meist) folgende Enzyme erhöht: CK, LDH, ASAT, ALAT.
► Bei V. a. Herzmuskelbeteiligung Troponin. CK-Erhöhung in der Regel zwischen 1000–10.000 U/l.
► *Antikörper:* ANA in 80% positiv, tRNA-Synthetasen (Jo-1), assoziiert mit Raynaud-Syndrom, Arthritis, Fieber, Pneumopathie; gegen „signal-recognition particle" (SRP), assoziiert mit akutem Beginn im Herbst, v. a. Frauen, schlechte Prognose; gegen mitochondriales Antigen-2 (Mi-2) assoziiert mit Hautbeteiligung (V-Zeichen) und sehr guter Prognose.
► *MRI:* wichtiger Baustein der Diagnosestellung, Differenzierung Krankheitsaktivität und Krankheitsschaden, Bestimmung der optimalen Biopsieentnahmestellung.
► *Muskelbiopsie:*
  – Polymyositis: entzündliche Infiltrate und nekrotische Fasern innerhalb der Faszikel. Immunhistochemisch CD8$^+$-T-Zellinfiltrat und deutliche HLA Klasse I-Expression.
  – Dermatomyositis (Abb. 5.**5**): perivaskuläre und perifaszikuläre Infiltrate und Atrophie. Immunhistochemie: CD4$^+$-T-Zellen, B-Zellen.
  – „Inclusion body myositis" (IBM): Entzündliches CD8$^+$-Infiltrat innerhalb der Faszikel, eosinophile zytoplasmatische Einschlusskörperchen und Vakuolen mit randständigen basophilen Granula. Elektronenmikroskopie: tubuläre Filamente mit Beta-Amyloid-Protein.
► *Hautbiopsie bei DM:* entzündliches Infiltrat im dermoepidermalen Übergang.
► *Elektromyogramm (EMG):* Typisch sind verminderte Amplitude, kurze polyphasische Potenziale, spontane Fibrillationspotenziale und verkürzte repe-

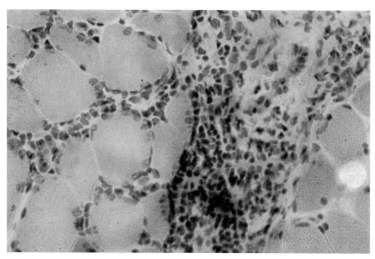

Abb. 5.**5 Muskelbiopsie** bei Dermatomyositis. Perivaskuläre und perimysiale Infiltrate mononukleärer Entzündungszellen.

titive hochfrequente Potenziale. (Bei eindeutiger Diagnose aus MRI und Histologie kann auf ein EMG verzichtet werden.)

Differenzialdiagnose

► Kongenitale Myopathien, z. B. Muskeldystrophien (Duchenne/Becker).
► Medikamente: Zidovudin*, Penicillamin*, Statine, Gembibrozil, Hydroxychloroquin, Colchicine u.a.
► Noxen: Alkohol, Kokain.
► Infektionen: HIV*, Parasiten (Trichinen*, Toxoplasmen* u.a.), Borrelien*, Coxsackie*, Treponemen*.
► Metabolisch: Hypokaliämie, Hyponatriämie, Hyperkalzämie, Glykogenspeicherkrankheit (McArdle), Karnitindefizienz.
► Endokrin: Hyper-/Hypothyreose, Hyperparathyreoidismus, Cushing-Syndrom.
► Myalgiesyndrome: Polymyalgia rheumatica, Fibromyalgiesyndrom.
► Neuromuskulär: amyotrophe Lateralsklerose, Myasthenia gravis, Lambert-Eaton-Syndrom.
► Sarkoidose*.
► Rhabdomyolyse.

* Histologisch finden sich entzündliche Infiltrate.

Behandlung der Dermatomyositis und Polymyositis

Kortikosteroide. Hochdosierte Monotherapie (z. B. Prednison 1–1,5 mg/kgKG/d). Remission in 25–68%, Rezidive nach Dosisreduktion in 6–43%. Oft lange Behandlungsdauer (Monate–Jahre).

Azathioprin, MTX (Methotrexat) oder Cyclosporin A. Können mit mäßigem Erfolg zur Steroideinsparung eingesetzt werden.

Cyclophosphamid. Pulse ($1g/m^2$) zur Behandlung der interstitiellen Pneumonitis.

IVIG. Bei Dermatomyositis erwiesener therapeutischer Nutzen, manchmal mit dramatischer Verbesserung. Für die Anwendung bei Polymyositis existiert keine klare Evidenz. In einigen Fällen guter Nutzen.

Behandlung der IBM. Kortikosteroide, MTX und Azathioprin wie bei Dermato-/Polymyositis, aber oft nur geringer Erfolg.

Prognose

Abhängig vom Subtyp. Die durchschnittliche 5-Jahres-Überlebensrate beträgt heute ca. 80% (aber bei Anti-SRP-Syndrom nur 30%).

5.6 Mischkonnektivitis (MCTD; ehemals Sharp-Syndrom); Overlapsyndrom und undifferenzierte Konnektivitis

Definitionen

Als Mischkonnektivitis bezeichnet man die Kombination von Symptomen eines SLE, einer Systemsklerose und einer Polymyositis bei hochtitrig positiven Antikörpern gegen ribonukleäre Proteine (Anti-U1-RNP). Im Verlauf oft Entwicklung einer klassischen Konnektivitis.

Häufige klinische Befunde

► Raynaud-Phänomen,
► Polyarthralgien und Polyarthritis (erosiver Verlauf möglich),
► Myositis,
► Pleura und Lungen: Pleuritis, interstitielle Pneumopathie, pulmonal-arterielle Hypertonie,
► Perikarditis, Myokarditis,
► Haut: Sklerodaktylie, Madonnenfinger, Teleangiektasien, diffuse Fingerödeme („Wurstfinger", Abb. 5.**6**).

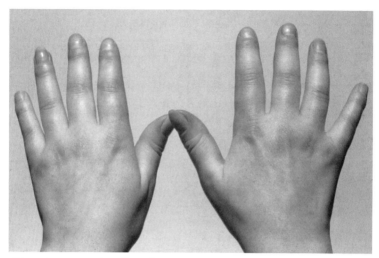

Abb. 5.**6** **Fingerschwellung** bei MCTD.

Labor

Entzündungszeichen. Hypergammaglobulinämie.
Autoantikörper. ANA und anti-U1-RNP-Autoantikörper (hochtitrig).

Behandlung

Richtet sich nach betroffenen Organen, entspricht den oben erwähnten Behandlungen.

5.6.1 Overlap-Syndrom

Vorliegen von zwei oder mehr definierten Konnektivitiden.

5.6.2 Undifferenzierte Konnektivitis („undefined connective tissue disease", UCTD)

Vorliegen von Symptomen und Befunden einer Konnektivitis aber ohne mögliche Zuteilung zu einer definierten Form.

5.7 Systemische Vaskulitiden

Definition

Die systemischen Vaskulitiden (SV) sind eine heterogene Krankheitsgruppe meist unklarer Ätiologie mit dem gemeinsamen Merkmal einer Entzündung von Blutgefäßen (Arterien, Kapillaren, Venen). Die Einteilung erfolgt nach Ursache (primäre SV/sekundäre SV) und dem Kaliber der betroffenen Gefäße (klein-mittel-groß). Kleingefäßvaskulitiden werden weiter eingeteilt in ANCA-positive und ANCA-negative Vaskulitiden (Tab. 5.**4**). Definitionen der Vaskulitiden nach Chapel-Hill siehe Anhang S. 249.

Tabelle 5.4   Klassifikation der systemischen Vaskulitiden und besondere Merkmale

Gefäßkaliber	Vaskulitis	Besondere Merkmale
Große Arterien	Riesenzellenarteriitis	Kau-Claudicatio, Polymyalgie
	Takayasu-Arteriitis	Junge Frauen, „pulse-less disease"
Mittelgroße und kleine Arterien	Panarteriitis nodosa (essenziell; Hepatitis-B-assoziiert)	Mikroaneurysmen, Infarkte
	Rheumatoide Vaskulitis	Langjährige rheumatoide Arthritis, Mononeuritis multiplex, Hautulkus, Skleritis
	Morbus Kawasaki	Kinder, Koronariitis, Konjunktivitis
Klein (Arteriolen, Venolen, Kapillaren)	**ANCA-negative Vaskulitiden:** • Purpura Schönlein-Henoch • Kryoglobulinämie (essenziell; HCV) • Kutane leukozytoklastische Angiitis (isoliert) • Hypersensitivitätsvaskulitis	• Junges Alter, IgA-Ablagerungen • Komplementverbrauch (C4), hoher RF • Palpable Purpura • Evtl. eruierbare Noxe
Kleine und große Gefäße (Arterien und Venen)	**ANCA-assoziierte Vaskulitiden:** • Morbus Wegener • Mikroskopische Polyangiitis • Churg-Strauss-Syndrom	• Granulome und Vaskulitis • Pulmorenales Syndrom • Asthma, Eosinophilie
Große und kleine Gefäße (Arterien und Venen)	• Morbus Behçet	• Aneurysmen, Thromben, mukukutane Befunde

5.7.1 Vaskulitiden großer Gefäße

Riesenzellenarteriitis (RZA)

Synonym: Arteriitis temporalis Horton, Arteriitis cranialis.

Definition

Die RZA ist eine granulomatöse Großgefäßvaskulitis mit häufiger Beteiligung der Aorta und extrakranieller Abschnitte der A. carotis, welche typischerweise bei älteren Menschen, sehr selten vor dem 50. Lebensjahr, auftritt. In 50% ist die RZA mit einer Polymyalgia rheumatica (PMR) assoziiert, bei welcher charakteristischerweise heftige symmetrische Myalgien im Nacken-Schulter- und/oder Beckengürtelbereich bestehen. Umgekehrt tritt eine RZA bei ca. 15% der PMR-Patienten im Verlauf hinzu. Typisch für beide Erkrankungen ist eine deutliche Erhöhung der Akutphasereaktion.

Epidemiologie

Ab 50 J. auftretend. Ca 20 auf 100.000 Einwohner (Frauen > Männer). Altersabhängige Zunahme der Inzidenz.

Klinik der RZA

▶ Temporale Kopfschmerzen: häufigstes Symptom.
▶ Ischämie-Symptome: Sehstörungen bis Erblindung, flüchtige Amaurose, Diplopie (durch Verschluss der A. ophthalmica und Aa. ciliares posteriores), Claudicatio der Kau-, Schlund-, Zungenmuskeln.
▶ Fieber, Nachtschweiß, ausgeprägtes Krankheitsgefühl (evtl. Depression), Gewichtsverlust.
▶ Empfindliche Kopfhaut beim Kämmen oder Haarewaschen.
▶ PMR (in 50%).

Klinik der PMR

▶ Symmetrische muskuläre Schmerzen im Schulter- und Beckengürtelbereich, über Nacht auftretend.
▶ Ausgeprägtes Krankheitsgefühl: Abgeschlagenheit, Müdigkeit, depressive Verstimmung.

Diagnose und Labor

► *BSG:* oft > 100 mm/h. CRP erhöht. Urinsediment und Kreatinin normal.
► *Hämatologie:* Thrombozytose (oft ausgeprägt); normochrom-normozytäre Anämie.
► *Leberenzyme:* leichte Erhöhung der alkalischen Phosphatase und der Transaminasen (bei RZA).
► *Klinische Untersuchung:* Druckdolenz der Temporalarterien, vergleichende arterielle Blutdruckmessung beidseits und Auskultation der Aortenabgangsgefäße (*Aa. subclaviae, axillares, carotides*).
► *Sonographie der extrakraniellen Arterien (inkl. Aa. temporales):* pathologisches Strömungsmuster, entzündlicher Hof um Arterienlumen (so genannter Halo, Abb. 5.**7**), entzündliche Wandverdickung.
► *Biopsie der A. temporalis:* bis 2 Wochen nach Beginn einer Steroidtherapie; 5 cm langes Stück entnehmen, Dünnschnitte verschiedener Abschnitte untersuchen. Typisch sind die durchbrochene Membrana elastica interna sowie ein riesenzellhaltiges Entzündungsinfiltrat. Bei hohem klinischen Verdacht: beide Seiten biopsieren.

Cave: *Ramus posterior für Biopsie, Ramus anterior stellt* eine wichtige Verbindung zwischen der A. carotis externa und der A. ophthalmica dar!

Differenzialdiagnose

► Rheumatoide Arthritis, Late-onset-rheumatoid Arthritis (LORA) und andere entzündliche Arthritiden,
► Endokarditis (Blutkulturen),
► Pyrophosphat-dihydrat-Ablagerungskrankheit (Chondrokalzinose; Pseudogicht),
► paraneoplastisches Syndrom,
► Panarteriitis nodosa: kann A. temporalis befallen; andere systemische Vaskulitiden,
► Polymyositis (Muskelenzymerhöhung, kaum Akutphasenreaktion),
► Hypo- und Hyperthyreose (keine BSR-Erhöhung),
► Fibromyalgie (keine BSR-Erhöhung).

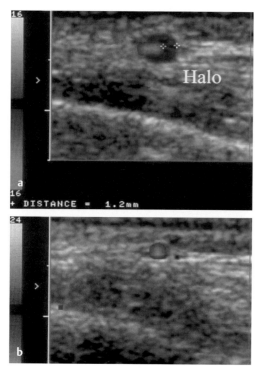

Abb. 5.**7a, b Sonographie. a** Die Entzündung der Arterienwand führt zu einem dunklen Ring (so genannter Halo). **b** Unter adäquater Therapie mit Glukokortikoiden bildet sich dieser Halo zurück.

Behandlung der PMR

Die PMR-Symptomatik spricht bei einigen Patienten bereits auf 10–15 mg Prednison innerhalb von 24 h dramatisch an, was die Diagnose stützt (aber kein Diagnosebeweis!).

Reduktion der Glukokortikoide nach Normalisierung der Akutphasenreaktion und nach Erreichen der Beschwerdefreiheit. Oft gelingt das Ausschleichen nur unter mg-weiser Reduktion in Intervallen von Monaten.

Behandlung der RZA

Beginn mit 1 mg/kgKG Prednison bis zur Normalisierung von BSR und Beschwerdefreiheit; danach exponenzielle Dosisreduktion über einen Zeitraum von etwa 1 Jahr (Abb. 5.**8**). Regelmäßige BSR-Kontrollen. Zur Glukokortikoideinsparung kann Methotrexat eingesetzt werden. In therapierefraktären Fällen können TNF-α-Hemmer* eingesetzt werden.

Cave: Osteoporoseprophylaxe mit Kalzium, Vitamin D und Bisphosphonaten.

*Beachte: In der Schweiz ist eine Kostengutsprache einzuholen, in Deutschland sind die Richtlinien der DGRh (www.dgrh.de) einzuhalten.

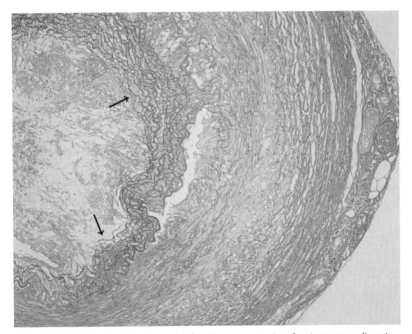

Abb. 5.**8** **Histologie.** Arterienwand des Ramus posterior der A. temporalis mit Aufsplitterung der Lamina elastica (Pfeile).

Takayasu-Arteriits

Granulomatöse Entzündung der Aorta und ihrer Hauptäste. Diese sehr seltene Großgefäßvaskulitis befällt Frauen vor dem 40. Lebensjahr. Die Erkrankung ist in Asien deutlich häufiger als in Europa. Wichtigste klinische Merkmale: Seitendifferenz des arteriellen Blutdruckes und Vorliegen einer Aorteninsuffizienz.

5.7.2 Vaskulitiden mittelgroßer Gefäße

Panarteriitis nodosa (PAN)

Definition

Die Panarteriitis nodosa ist eine nekrotisierende Vaskulitis, bei welcher kleine und (vorwiegend) mittelgroße Arterien segmental betroffen sind.

Typische Komplikationen sind Aneurysmenbildung mit Ruptur- und Blutungsgefahr und Gefäßverschlüsse mit Infarkt.

Epidemiologie

Sehr selten, Männer häufiger betroffen als Frauen (2 : 1).

Pathogenese

Meist unklar. Regional in bis zu 30% der Fälle durch Hepatitis-B-Virus Infekt ausgelöst.

Klinik

Siehe hierzu Tab. 5.**5**.

Diagnose

Histologie. Segmentale, transmurale Wandinfarkte (fibrinoide Nekrose) mit Aneurysmenbildung und Thrombosierung. Entzündung bestehend aus Neutrophilen und Lymphozyten.

Angiographie. Digitale Subtraktionsangiographie der Abdominalgefäße (Nieren- und Mesenterialgefäße).

Tabelle 5.5 **Klinische Zeichen einer Panarteriitis nodosa**	
	Klinische Zeichen
Allgemein-symptome	Fieber, Nachtschweiß, Gewichtsverlust
Haut	Palpable Knoten (nodosa), Hautulzera, netzförmige, livide Verfärbung, periunguale Infarkte
Nieren	Arterielle Hypertonie, Hämaturie, Niereninfarkte, akutes Nierenversagen
Nervensystem	Parästhesien und motorische Ausfälle (Mononeuritis multiplex)
Magen-Darm-Trakt	Kolikartige Abdominalschmerzen, Darmnekrose
Muskulatur und Gelenke	Arthralgien, nichterosive Arthritiden, Myalgien
Herz	Myokarditis, Myokardinfarkt zufolge Koronariitis
Übrige	Kopfschmerzen (durch renale Hypertonie), Hodenschmerzen (sehr typisch)

MR-Angiographie. Sensitiv, der Angiographie (vorderhand) unterlegen. Ausmaß von Stenosen wird oft überschätzt.

Labor

Starke Akutphasenreaktion (BSG- und CRP-Erhöhung, Leukozytose mit Neutrophilie, Thrombozytose); HBe-Ag suchen; evtl. Komplementverbrauch. Kreatininclearance und Urin auf Proteinurie und Hämaturie prüfen.

Differenzialdiagnose

Trombangiitis obliterans (Morbus Buerger), andere Vaskulitiden mittelgroßer Gefäße, Purpura Schönlein-Henoch, Endokarditis.

Therapie

Idiopathische PAN

Bei Organbedrohung. Glukokortikoide und Cyclophosphamid (wie bei Wegener-Granulomatose).
Leichtere Fälle und Remissionserhaltung. Azathioprin oder Methotrexat in Kombination mit Kortikosteroiden.

HBV-assoziierte PAN

Bei Organbedrohung. Wie idiopathische PAN, jedoch ohne Cyclophosphamid.
Leichtere Fälle. Kurzzeitbehandlung mit Kortikosteroiden.
Antivirale Therapie. Diese erfolgt nach Remissionsinduktion: Pegyliertes Interferon-alpha 2b und Lamivudin, plus Plasmapherese (Elimination der Immunkomplexe) bereits in der Induktionsbehandlung.

Prognose

Sehr unterschiedliche Verläufe. Symptomatik kann bei gewissen (seltenen) Patienten durch niedrig dosierte Steroide über Jahre verschleiert werden.

Cave: Bei jeder Vaskulitis genaue Klassifikation anstreben!

Bei intestinalem, renalem oder kardialem Befall ungünstige Prognose. 5-Jahres-Überleben ca. 70–80%.

Rheumatoide Vaskulitis

Siehe Kap. 4.

Morbus Kawasaki

Definition

Seltene, im Kindesalter auftretende Arteriitis großer, mittelgroßer und kleiner Arterien, häufig in Verbindung mit einem mukokutanen Lymphknotensyndrom.

Epidemiologie

Altersgipfel: 9–12 Monate (50% der Fälle vor dem 2. Lebensjahr), sehr selten nach dem 11. Lebensjahr.

Labor und Klinik

Labor. Starke systemische Entzündungsreaktion (Thrombozytose, BSR und CRP).

Klinik.

- *Mukokutanes Lymphknotensyndrom* (Kriterien):
  - Konjunktivitis,
  - Erdbeer-Zunge, Lacklippen (und Fissuren),
  - häufig juckendes Exanthem über Rumpf und Extremitäten,
  - schmerzhaftes ödematöses Hand- und Fußerythem mit sekundärer Desquamation,
  - zervikale Lymphadenopathie,
  - Fieber, häufig > 40°C, > 5 Tage.
- *Kardial:* Myokarditis, Perikarditis, Koronararteriitis, Aneurysmata der Koronarien.
- *Gelenke:* transiente nichterosive Polyarthritis kleiner Gelenke an Händen und Füßen.
- *Auge:* akute anteriore Uveitis.
- *Gastrointestinal:* Gallenblasenhydrops (Ikterus und Abdominalschmerzen), Erbrechen und Durchfall.
- *Varia:* aseptische Meningitis, Pneumonitis, erhöhte Transaminasen, sterile Leukozyturie.

Diagnose

Bei Vorhandensein von mindestens 5 Kriterien des mukokutanen Lymphknotensyndroms oder 4 Kriterien plus echokardiographischem Nachweis von Koronaraneurysmen.

Differenzialdiagnose

Streptokokkeninfektion (Scharlach).

Behandlung

Hochdosierte intravenöse Immunglobuline (IVIG) so rasch als möglich!

Begleitend Acetylsalicylsäure. Kortikosteroide nur, falls IVIG nicht genügend wirksam.

Prognose

Bei raschem Therapiebeginn mit IVIG ist die Prognose gut.

5.7.3 Vaskulitiden kleiner Gefäße (ANCA-negativ)

Purpura Schönlein-Henoch

Definition

Vor allem im Kindesalter auftretende IgA-Immunkomplex-assoziierte Vaskulitis mit obligatem Auftreten einer palpablen Purpura sowie häufigem Auftreten von Angina abdominalis (Darmvaskulitis), Arthralgien und Glomerulonephritis. Die Purpura Schönlein-Henoch tritt familiär gehäuft in Assoziation mit einer IgA-Nephropathie auf.

Epidemiologie

Häufigste Vaskulitis im Kindesalter, Inzidenz = 1/10.000 Kinder/Jahr; Knaben > Mädchen (1,5 : 1); 90% erkranken vor dem 10. Lebensjahr; Häufung im Herbst und Frühling; Infektassoziation in 33–66%.

Klinik

- ► *Haut (100%):* palpable Purpura.
- ► *Gelenke (75%):* vor allem Sprung- und Kniegelenke, Arthralgien und nichterosive Arthritis.
- ► *Niere (20-80%):* Glomerulonephritis. Der Nierenbefall kann verzögert auftreten. Von leichter Hämaturie/Proteinurie bis zu nephritisch/nephrotischem Syndrom. Das Auftreten eines chronischen Nierenversagens korreliert mit dem Schweregrad der initialen Nierenmanifestation und extrarenalen Risikofaktoren (höheres Alter, abdominale Symptome und persistierende oder rezidivierende Purpura).

Cave: Auch minimale Urinbefunde bei Erstmanifestation schließen die Entwicklung eines späteren chronischen Nierenversagens nicht aus.

▶ *Abdomen:* Koliken, Nausea, Erbrechen; Cholezystitis und Hydrops der Gallenblase; Pankreatitis; Intussusception und Darminfarkt, pseudomembranöse Kolitis.

Diagnose

Bei histologisch gesicherter leukozytoklastischer Vaskulitis vor dem 20. Lebensjahr mit Purpura und Angina abdominalis ist die Purpura Schönlein-Henoch die wahrscheinlichste Diagnose. Immunhistochemisch lassen sich Ablagerungen von IgA und Komplement nachweisen.

Differenzialdiagnose

SLE, isolierte Hypersensitivitätsangiitis, Panarteriitis nodosa und andere Vaskulitiden.

Therapie

Aufgrund der Seltenheit der Erkrankung gibt es keine guten kontrollierten Studien. Kortikosteroide in Kombination mit Cyclophosphamid oder Azathioprin nur bei Niereninsuffizienz oder nachgewiesener proliferativer extrakapillärer Glomerulonephritis; Prednison-Monotherapie bei Angina abdominalis.

Prognose

Bei Kindern tritt in > 1% eine persistierende Nephropathie, aber nur in < 1% ein terminales Nierenversagen auf.

Kryoglobulinämische Vaskulitis

Definition

Immunkomplexvaskulitis mit Nachweis von Kryoglobulinen im Plasma. In > 90% liegt eine Kryoglobulinämie Typ II (Tab. 5.**6**) vor, welche meist durch eine chronische Hepatitis-C-Virusinfektion verursacht ist.

Klinik

▶ *Haut (80%):* palpable Purpura, Raynaud-Syndrom, Nekrose, Ulzera, Livedo reticularis, Petechien.

Tabelle 5.6 **Klassifikation der Kryoglobuline**		
Typ	**Zusammensetzung**	**Ursachen**
I	Monoklonales IgM *oder* monoklonales IgG	• Lymphoproliferative Erkrankungen
II	Monoklonales IgM *oder* IgG mit Rheumafaktor-Aktivität und polyklonales IgG	• Hepatitis C (70–100%) • Hepatitis B (< 5%) • Lymphoproliferative Erkrankungen • Sjögren-Syndrom • Essenzielle Kryoglobulinämie
III	Polyklonales IgM und polyklonales IgG	• Konnektivitiden

► *Nerven:* periphere Neuropathie (Mononeuritis multiplex, rasch auftretende Polyneuropathie).
► *Gelenke:* Arthralgien, nichterosive Arthritis.
► *Niere:* Glomerulonephritis und Nierenversagen.
► *Gastrointestinal:* erhöhte Transaminasen.

Diagnose

Kryoglobulinnachweis. Blutentnahme in vorgewärmtes Serumröhrchen, welches sofort nach Abnahme bei 37°C für 2 h inkubiert wird, gefolgt von Abzentrifugation bei 37°C. Nach Lagerung während 24–72 h bei 4°C präzipitieren die Kryoglobuline. Bestimmung des „Kryokrits" und ggf. Nachweis von Hepatitis-C-RNA in den Kryoglobulinen.
Hepatitisnachweis. Transaminasen können bei HCV-assoziierter Kryoglobulinämie normal sein! Bei serologischem Nachweis von HCV erfolgt der RNA-Nachweis mit Genotyp-Bestimmung.
Bei negativem Virusnachweis. Diagnose essenzielle kryoglobulinämische Vaskulitis erst nach Ausschluss einer Konnektivitis und einer lymphoproliferativen Ekrankung.

Therapie

Essenzielle kryoglobulinämische Vaskulitis

Bei Organbedrohung. Kortikosteroide und Cyclophosphamid; und ggf. Plasmapherese zur Remissionsinduktion.

Leichtere Fälle und Remissionserhaltung. Methotrexat oder Azathioprin in Kombination mit Kortikosteroiden; bei Therapieresistenz Einsatz von monoklonalen CD20-Antikörpern (Rituximab; Mabthera).

HCV- und HBV-assoziierte kryoglobulinämische Vaskulitis

Bei Organbedrohung. Wie essenzielle KV außer Cyclophosphamid sowie pegyliertes Interferon-alpha und Ribavirin.

5.7.4 Vaskulitiden kleiner Gefäße (ANCA-positiv)

ANCA-assoziierte Vaskulitiden sind unbehandelt letale systemische Kleingefäßvaskulitiden, bei welchen sich im Serum in hohem Prozentsatz Autoantikörper gegen Proteinase 3 (PR3) oder Myeloperoxidase (MPO) – beides zytoplasmatische Proteine neutrophiler Granulozyten – nachweisen lassen. Im Gegensatz zu anderen Kleingefäßvaskulitiden lassen sich bei ANCA-assoziierten Vaskulitiden in den Läsionen keine Immunkomplexe nachweisen (= pauciimmun). Zu dieser Krankheitsgruppe zählen der Morbus Wegener, die mikroskopische Polyangiitis und das Churg-Strauss-Syndrom.

Morbus Wegener

Synonym: Wegener-Granulomatose

Definition

Der Morbus Wegener ist charakterisiert durch einen zweiteiligen Krankheitsverlauf mit granulomatöser Initialphase einerseits und vaskulitischer Generalisationsphase andererseits. Während der granulomatösen Initialphase (syn.: lokoregionärer Morbus Wegener), welche den gesamten Luftwegstrakt und die Orbitae mit einbeziehen kann, werden ANCA mit Spezifität gegen Proteinase 3 (PR3) in 40–50% der Patienten nachgewiesen. Als Generalisationsphase bezeichnet man das zusätzliche Auftreten einer pauci-immunen systemischen Kleingefäßvaskulitis, wobei PR3-ANCA in > 98% nachweisbar werden. Die hohe Letalität der unbehandelten generalisierten Wegener-Granulomatose ist hauptsächlich durch das Auftreten einer rapid progressiven Glomerulonephritis (RPGN) bedingt.

Epidemiologie

Geschätzte Inzidenz 1–5/100.000 Einwohner. Beide Geschlechter gleich häufig betroffen. Altersgipfel: 40.–50. Lebensjahr.

Klinik

▶ *Initialphase (lokoregionäre Wegener-Granulomatose):*
  – *Obere Luftwege/Kopf:* Sinusitis, Rhinitis mit harten Krusten und Nasenbluten, Schwellung des Nasenrückens, entzündliche Destruktion des elastischen Nasenknorpels führt zu Sattelnase (äußere Nase immer intakt!, Abb. 5.**9**), Entzündung und Perforation des Nasenseptums, seröse und eitrige Otitis, Mastoiditis, Dakryozystitis, Gingivahyperplasie (Biopsie zeigt Granulome!); Xerophthalmie; retroorbitales Granulom mit Proptose und/oder Doppelbildern (Augenmotilität prüfen!).
  – *Untere Luftwege:* subglottische Stenose, entzündliche Bronchialstenosen, Granulome der Lunge.
  – *Urogenital:* Prostatitis, Penisulzeration.
▶ *Generalisationsphase:*
  – *B-Symptome:* Fieber, Nachtschweiß, Gewichtsverlust.
  – *Muskeln/Gelenke:* schwere Myalgien, wandernde Arthralgien, seltener (nichterosive) Arthritiden.

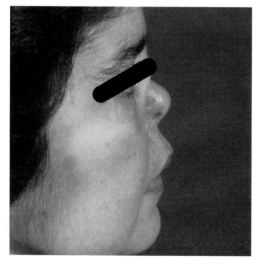

Abb. 5.**9 Bildung einer Sattelnase** bei Wegener-Granulomatose.

- *Augen:* Episkleritis, Skleritis mit Skleromalazie, Randkeratitis, Zentralvenenthrombose.
- *ZNS:* Subarachnoidalblutung, zerebrovaskuläre Insulte, Hirnnervenkernbefall.
- *PNS:* Mononeuritis multiplex, Polyneuropathie.
- *Haut:* Purpura, Livedo reticularis, akrale Nekrosen, Pyoderma gangraenosum.
- *Niere:* fokal-segmentale nekrotisierende extrakapilläre Glomerulonephritis mit progredientem Nierenversagen.
- *Lungen:* alveoläre Hämorrhagie, Pleuritis.
- *Herz:* Perikarditis, Koronariitis, Valvulitis, Pankarditis.
- *Gastrointestinaltrakt:* Kolitis.

Diagnose und Labor

Die Diagnose stützt sich auf Klinik, Histologie und das Vorhandensein spezifischer ANCA. Abklärung und Monitoring bei der Wegener-Granulomatose (WG) erfolgen interdisziplinär (Koordination durch behandelnden Rheumatologen).

Biopsie. Die klassische histologische Trias bestehend aus Granulom, geographischer Nekrose und Vaskulitis gelingt bei endonasaler Gewebeentnahme nur in 1 von 4 Biopsien; meist zeigt die Biopsie nur eine schwere granulierende Entzündung. Höhere Trefferquoten bei Biopsie von Lungenrundherden, Gingivahyperplasie und granulomatösen Hautveränderungen. Falls eine Purpura biopsiert wird, unbedingt Immunfluoreszenz anfordern (bei Wegener-Granulomatose findet sich eine „pauci-immune" Vaskulitis)

Autoantikörper. Typisch und spezifisch für Wegener-Granulomatose sind cANCA mit Spezifität gegen Proteinase 3 (PR3-ANCA); pANCA mit Spezifität gegen Myeloperoxidase (MPO-ANCA) kommen in ca. 20% bei generalisierter Wegener-Granulomatose vor. Bei wiederholt negativen ANCA muss die Verdachtsdiagnose „aktive *generalisierte* Wegener-Granulomatose" kritisch hinterfragt werden, während ANCA in der *Initialphase* nur in ca. 50% positiv sind. Der ANCA-Titer kann nach erfolgreicher Therapie unter die Norm absinken. Ein erstmals positiver cANCA oder ein Anstieg des ANCA-Titers > 2 Stufen, kann die Generalisation oder das drohende Rezidiv anzeigen.

Übrige Labortests. Urinsediment mikroskopisch; 24-h-Urinuntersuchung auf Proteinurie und Kreatininclearance. Bei aktiver Wegener-Granulomatose: mäßige Leukozytose, Neutrophilie, Thrombozytose, BSR/CRP erhöht. Kein Komplementverbrauch.

Übrige Untersuchungen. Bei Diagnosestellung und bei Übergang in eine neue Krankheitsphase (Initialphase – Generalisation) sollten Krankheitsausdehnung und -aktivität interdisziplinär bestimmt werden: MRI Hirn/Nebenhöhlen mit Orbitae, HRCT-Lungen (Granulome, Milchglas), HNO-ärztliche Untersuchung mit Audiogramm, ENG (bei V. a. Nervenbeteiligung, EKG und Echokardiographie (stumme Perikarditis?), Sonographie der Nieren, Spaltlampenuntersuchung (auch bei äußerlich normalem Auge!).

Differenzialdiagnose

Andere Kleingefäßvaskulitiden, andere granulomatöse Erkrankungen (Immundefekte, chronische Infektionen, Sarkoidose, Arzneimittelreaktionen, lymphomatoide Granulomatose usw.), Goodpasture's-Syndrom (Basalmembran-Antikörper), Kokainabusus, Endokarditis, letales Mittelliniengranulom.

Behandlung

Initialphase. Bei milder Symptomatik Cotrimoxazol (Bactrim) und niedrig dosiert Prednison (5–10 mg/d). Bei aggressivem Verlauf (z. B. drohende Sattelnase, drohender Gehörverlust) Methotrexat 0,2–0,3 mg/kg KG und vorübergehend höher dosiert Prednison.

Cave: Bactrim und MTX in Kombination sind stark myelosuppressiv.

Generalisierte Wegener-Granulomatose.

▶ *Remissionsinduktion:* Die akute *generalisierte* Wegener-Granulomatose wird mit Cyclophosphamid und Glukokortikoiden behandelt. Bei schwerem Schub (z. B. ZNS-Eintrübung, RPGN) werden die Glukokortikoide i.v. in Bolusform verabreicht und eine Plasmapherese durchgeführt. Die Cyclophosphamidtherapie erfolgt in diesen Fällen per oral (2–3 mg/kgKG) als Einmaldosis am Morgen. (Therapieparameter: Die Leukozytenzahl sollte in einen Bereich um 3000–4000 Lc/ul gesenkt werden.) Alternativ kann die monatliche Cyclophosphamid-Bolusbehandlung (0,75 g/m² Körperoberfläche) zum Zuge kommen (weniger myelotoxisch). In den meisten Fällen kann Cyclophosphamid nach 3–6 Monaten, bei Erreichen einer stabilen Remission, durch ein remissionserhaltendes Medikament ersetzt werden.

▶ *Maßnahmen vor/während Endoxanbehandlung:*
  – Hormoneller Gonadenschutz bei Patienten im reproduktionsfähigen Alter (Gonadotropine bei Frauen, Spermaasservierung bei Männern).
  – Regelmäßige Blutbildkontrollen (Gefahr der Agranulozytose).
  – Ausreichender Blasenschutz gegen toxische Cyclophosphamid-Metaboliten, zur Prophylaxe gegen hämorrhagische Zystitis und Blasenkarzinom: gute Hydrierung, Uromitexan (Mesna) (s. Verabreichungsschema

eines Zentrumspitals), Cyclophosphamid nie am Abend verabreichen (erhöhte Blasentoxizität wegen Verbleib der toxischen Metabolite in der Nacht!).

- Kumulativdosis monitorisieren (Malignome wie Lymphome, Hautneoplasien und Urothel-Karzinome bei Kumulativdosis > 50 g).

▶ *Remissionserhaltung:* Methotrexat oder Azathioprin. Ein generalisiertes Rezidiv ist trotzdem jederzeit möglich.

▶ *Ad Glukokortikoide:* sollten innerhalb der ersten 3 Monate in den Bereich der Cushing-Schwellendosis gesenkt werden.

▶ *Spezialfall Subglottisstenose:* systemische Therapie ist unzureichend, Ballondilatation/Laser und intraläsionale Injektion von Glukokortikoiden.

Mikroskopische Polyangiitis

Synonyme: Mikroskopische Polyarteriitis, MPA.

Definition

Nekrotisierende, ANCA-assoziierte Kleingefäßvaskulitis, welche öfter bei älteren Patienten auftritt und durch einen schleichenden, oft therapieresistenten Verlauf gekennzeichnet ist.

Epidemiologie

Geschätzte Prävalenz 0,2–1,0/100.000 Einwohner. Beide Geschlechter gleich häufig betroffen.

Klinik

Im Gegensatz zur Wegener-Granulomatose keine Granulome. Im Gegensatz zur Panarteriitis nodosa keine Mikroaneurysmen renaler oder mesenterialer Gefäße.

Die häufigsten Manifestationen sind die nekrotisierende extrakapilläre Glomerulonephritis, die Mono- und Polyneuritis und die alveoläre Hämorrhagie. In 13% tritt eine fibrosierende Alveolitis auf.

Weitere Symptome: Fieber, Arthralgien, Purpura.

Diagnose und Labor

Diagnostik wie bei Wegener-Granulomatose diskutiert. Spezifische ANCA werden in 90% gefunden (MPO: 50%; PR3: 40%).

Differenzialdiagnose

Andere ANCA-assoziierte und Immunkomplex-Vaskulitiden, Goodpasture's-Syndrom, SLE.

Behandlung

Behandlungsprinzipien wie bei Wegener-Granulomatose besprochen.

Churg-Strauss-Vaskulitis

Synonyme: Churg-Strauss-Syndrom.

Definition

Charakterisiert durch 3-teiligen Krankheitsverlauf:
► allergische Diathese,
► Eosinophile im Blut ($>$ 10%) und Gewebe,
► ANCA-assoziierte Kleingefäßvaskulitis.

Epidemiologie

Geschätzte Inzidenz 0,3/100.000 Einwohner. Beide Geschlechter gleich häufig betroffen. Altersgipfel: 40.–50. Lebensjahr.

Klinik

► *Allergische Diathese:* Asthma bronchiale, allergische Rhinitis, rezidivierende Sinusitiden, Polyposis nasi.
► *Eosinophilie:* im Blut $>$ 10%; im Gewebe: eosinophile Enteritis, eosinophile Pneumonie.
► *Vaskulitis:* Am häufigsten sind die Purpura und die Mononeuritis multiplex (kann rasch zur Invalidisierung führen!). Die gefährlichste Manifestation sind die Koronariitis und der Myokardbefall. Nierenbefall extrem selten.

Im vaskulitischen Stadium sind ANCA gegen MPO (60%) oder PR3 (10%) in bis zu 70% nachweisbar.

Diagnose und Labor

Bei Kombination von Asthma und vaskulitischen Symptomen bioptische Sicherung anstreben!

Wegweisende Blutuntersuchungen. ANCA (MPO, PR3), differenziertes Blutbild (Eosinophile), eosinophiles kationisches Protein (ECP).
Klinische Diagnostik. Thorax-Röntgen, evtl. HR-CT; CT-Nasennebenhöhlen; Lungenfunktion mit Diffusionskapazität; Echokardiographie (evtl. Stressecho); Elektroneurographie und sorgfältige klinisch-neurologische Untersuchung.

Differenzialdiagnose

Hypereosinophiles Syndrom, parasitäre Erkrankungen.

Behandlung

Glukokortikoide sind Medikamente der ersten Wahl zur Behandlung der asthmatischen Beschwerden und der eosinophilen Gewebeinfiltration. Azathioprin und Methotrexat können als remissionserhaltende Medikamente eingesetzt werden. Bei steroidresistentem Asthma: Interferon-alpha.
Bei Mononeuritis und Karditis: Cyclophosphamid (s. Morbus Wegener).

5.7.5 Morbus Behçet

Definition

Der Morbus Behçet ist eine chronisch-entzündliche, häufig schubweise verlaufende Systemerkrankung, charakterisiert durch eine so genannte bipolare Aphthose (orale und genitale Aphthen), durch Augenentzündungen, Hautläsionen, neurologische Symptome, eine Vaskulitis großer und kleiner Gefäße sowohl des arteriellen wie auch venösen Stromgebiets mit ausgeprägter Thrombusneigung, durch Arthritis, seltener auch gastrointestinale Entzündungen.

Epidemiologie

Die Prävalenz variiert geographisch stark, am häufigsten tritt sie im nahen und fernen Osten auf (Türkei, Israel, Japan).

Klinik

▶ Rezidivierende schmerzhafte enorale und/oder genitale *Aphthen*.
▶ *Hautläsionen* in Form von Akne, Erythemata nodosa und oberflächlicher Thrombophlebitis. Pyoderma gangraenosum und palpable Purpura können auftreten. *Pathergie-Test (entzündete Pustel > 5 mm, 1–2 Tage nach einem intrakutanen Nadelstich).*
▶ *Augenbefall* mit anteriorer (+/– Hypopyon) und/oder posteriorer Uveitis, retinaler Vaskulitis, Gefäßverschlüssen, Vitritis, Optikusneuritis bis hin zur Erblindung.
▶ *ZNS-Befall* in 2 Formen:
  – Aseptischen Meningitis oder Enzephalitis, Hirnnervenbeteiligung sowie fokaler Läsionen mit motorischen Ausfällen oder Ataxie.
  – Vaskulitis zerebraler Arterien und Venen mit ischämischem Infarkt, Dissektion, aneurysmatischer Dilatation und Subarachnoidalblutung.
▶ Befall großer und kleiner arterieller wie auch venöser *Gefäße:* Vaskulitis, Aneurysmabildung, arterielle und venöse, haftende (in der Regel nicht embolisierende!) Thromben.
▶ *Gelenke:* nichterosive, asymmetrische Oligoarthritis der großen und mittelgroßen Gelenke; Sakroiliitis besonders bei positivem HLA-B27.
▶ *Gastrointestinaltrakt:* Ulzerationen enoral, im terminalen Ileum, Zökum und Colon ascendens.
▶ *Lunge:* Lungeninfarkt, Hämorrhagie bei Aneurysmaruptur (insbesondere der A. pulmonalis).

Diagnose und Labor

Diagnose stützt sich auf die 1990 definierten internationalen Kriterien (*Lancet 1990):* Rezidivierende orale Aphthen (3-mal/Jahr) und 2 der folgenden Kriterien bei Ausschluss einer anderen Systemerkrankung: rezidivierende genitale Aphthen, entzündliche Augenläsionen (anteriore/posteriore Uveitis, Vitritis oder retinale Vaskulitis durch einen Augenarzt bestätigt), typische Hautläsionen (s. o.), einen positiven Pathergie-Test (s. o.).

Es gibt keine charakteristischen Laborbefunde. Bei Krankheitsschüben erhöhte Akutphase-Reaktion.

Gewebeproben lassen meistens eine Vaskulitis vermissen, zeigen lediglich eine unspezifische mitunter granulomatöse Entzündungsreaktion.

Differenzialdiagnose

Herpesinfektion, Morbus Crohn, medikamentös induzierte Aphthosis (z. B. durch Methotrexat).

Behandlung

Die topische wie auch systemische Therapie richtet sich nach der Art und dem Schweregrad des Organbefalls.

► *Mukokutane Läsionen:* Colchicin, topische (allenfalls intraläsionale) Gluko- kortikoide, Dapson. Bei schwereren Ulzerationen systemische Steroide, Azathioprin, Methotrexat oder Thalidomid.
► *Arthritis:* NSAR, Colchicin, Sulfasalazin, Methotrexat.
► *Augenbefall:* topische Mydriatika, topische wie auch systemische Glukokor- tikoide inklusive parabulbärer Trimacinolon-Injektionen, Cyclosporin A eventuell in Kombination mit Azathioprin, in gewissen Fällen Cyclophos- phamid, Interferon alpha.
► *ZNS-Befall:* In Schubsituationen hochdosiert Methylprednisolon, Cyclo- phosphamid.
► Bei *therapierefraktärem Befall vital gefährdeter Organe* (Auge, ZNS, Vaskuli- tis großer Gefäße bzw. bei vaskulitischen Aneurysmen): hochdosiert Meh- tylprednisolon, Cyclophosphamid, Infliximab.

Cave: Gefäßchirurgische Intervention (z. B. Stent-Implantation) bei drohender Aneurysmaruptur nur unter intensiver immunsuppressiver Therapie.

Niedrig dosierte ASS bei oberflächlicher Thrombophlebitis. Die Antikoagu- lation ist bei Phlebothrombosen im Rahmen der Behçet-Erkrankung wegen der Gefahr von Blutungen und dem geringen Risiko einer Embolisation umstritten.

6 Spondylarthropathien

P. Hasler, A. De Vere-Tyndall

Synonym: Spondyloarthritiden.

Definition

Spond(yl)arthropathien (SpA) umfassen eine Gruppe entzündlicher Erkrankungen mit Beteiligung des Achsenskeletts oder einer asymmetrischen Arthritis großer Gelenke der unteren Extremitäten, verknüpft mit jeweils krankheitstypischen Begleitkriterien. An der Wirbelsäule betroffen sind die Intervertebralgelenke (Spondylarthritis), die Wirbelkörper (Spondylitis) und die knöchernen Insertionen von Bandstrukturen (Enthesitis). Typisch und in der Regel das Erstsymptom bei Befall des Achsenskeletts ist die Sakroiliitis. Im Verlauf kann es zu Destruktionen, aber auch zu Knochenneubildung und typischerweise zur ossären Fusion (Ankylose) kommen. Der früher verwendete Terminus „seronegativ" bezog sich auf das Fehlen des Rheumafaktors. Die SpA sind in unterschiedlicher Häufigkeit mit dem MHC-I-Molekül HLA-B27, also einem immungenetischen Merkmal assoziiert. Je nach Form der SpA kommt es zum charakteristischen Befall peripherer Gelenke.

Zur Familie der SpA gehören:
► ankylosierende Spondylitis (Morbus Bechterew),
► reaktive Arthritis (Reiter-Syndrom), assoziiert mit
  – urogenitalen Infektionen,
  – gastrointestinalen Infektionen,
► juvenile Spondylarthropathie,
► psoriasisassoziierte Arthritis,
► SpA bei entzündlichen Darmerkrankungen (Morbus Crohn, Colitis ulcerosa),
► undifferenzierte Spondylarthropathien.

Seltene Sonderformen sind das SAPHO-Syndrom (Synovitis, Akne, palmoplantare Pustulose, Hyperostose, Osteitis) und die chronisch-rekurrierende multifokale Osteomyelitis (CRMO).

Typische extraskelettale Manifestationen der SpA finden sich an:
► Haut und Schleimhäuten,
► Herz,
► Magen-Darm-Trakt.

6.1 Ankylosierende Spondylitis

Synonyme: Morbus Bechterew, Spondylitis ankylopoetica.

Definition

Die ankylosierende Spondylitis ist gekennzeichnet durch eine chronische Entzündung des Achsenskeletts (Sakroiliakalgelenke, Wirbelsäule), durch eine häufige Beteiligung von Schulter- und Hüftgelenken, durch Enthesitiden und durch extraskelettale Organbeteiligung:
► Augen (Konjunktivitis, Iridozyklitis),
► Ileitis terminalis (oft asymptomatisch),
► Aortenklappe, Reizleitungssystem.

Epidemiologie

Prävalenz deutlich unter 1% der Bevölkerung; Männer 5-mal häufiger betroffen als Frauen; bei Frauen weniger ausgeprägte klinische und radiologische Zeichen, deshalb wird deren Anteil unterschätzt; familiäre Häufung, HLA-B27 bei über 90% der Patienten nachweisbar.

Beginn: ab später Adoleszenz, bis etwa zum 40. Lebensjahr.

Ätiologie

Unbekannt. Infekte mögliche Auslöser. Genetische Prädisposition im Zusammenhang mit dem MHC-Klasse-I-Antigen-HLA-B27.

Symptome/Klinische Befunde

Im Anfangsstadium

Anfangssymptome oft vage und uncharakteristisch. Häufig Lumbalgien, mit alternierender einseitiger oder beidseitiger Ausstrahlung in die Glutäalgegend und den dorsalen Oberschenkel. Ferner:
► Nachtschmerz, gestörter Schlaf,
► morgendliche Rückensteifigkeit,
► Besserung durch Bewegung,
► ähnliche Schmerzen auch zervikal, ventral parasternal (bei Synchondritis oder Arthritis der Sternoklavikular- und Sternokostalgelenke).

Allgemeinsymptome sind häufig:
► Müdigkeit,
► Gewichtsverlust,
► subfebrile Temperaturen.

Seltener sind:
► Beginn mit Arthritis einzelner peripherer Gelenke (meist größere Gelenke der unteren Extremitäten),
► Fersenschmerzen bei Enthesitis der Plantarfaszie oder der Achillessehne am Kalkaneus,
► Symphysitis,
► Konjunktivitis, Iridozyklitis.

Klinische Befunde sind:
► verminderte Beweglichkeit des Rückens, besonders morgens,
► verminderte Atemexkursion des Thorax (Befall der Kostotransversalgelenke),
► Schmerzprovokation durch Stress eines oder beider Sakroiliakalgelenke (Mennell-Handgriff).

Bei etablierter Erkrankung

► Lumbale, thorakale, nuchale Rückenschmerzen,
► Zeichen der Koxitis und der Omarthritis,
► Verlust der axialen Beweglichkeit ausgehend vom thorakolumbalen Übergang, nach kranial und nach kaudal wandernd,
► Aufhebung der Lendenlordose,
► Hyperkyphose der Brustwirbelsäule (Abb. 6.**1**),
► verminderte Thoraxexpansion mit Bauchatmung und vorgewölbtem Abdomen.

Begleiterscheinungen, Komplikationen

► Erhöhte Frakturgefahr wegen axialer Osteoporose und fehlender Elastizität der Wirbelsäule durch ossäre Ankylose,
► sterile Spondylodiszitiden,
► apikale Lungenfibrose (selten),
► intersitielle Nephritis,
► Amyloidose (selten),
► Aortenklappeninsuffizienz.

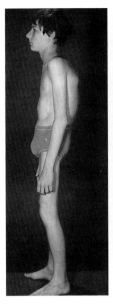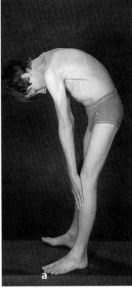

Abb. 6.**1a, b**
Spondylitis ankylosans.
a 22-jähriger Mann mit
weitgehend eingesteifter
Wirbelsäule, großbogiger
Hyperkyphose, Kopfpro-
traktion und (kompen-
satorisch) leicht flektierten
Kniegelenken.
b Der Finger-Boden-Abstand
(FBA) bei Flexion dient als
grobes Maß der Einschrän-
kung von Wirbelsäulen- und
Hüftbeweglichkeit.

Pathologische Anatomie

Chronische sterile Entzündung der Insertionen der Gelenk-Kapseln, vornehm-
lich der Gelenke mit Faserknorpel, der Ligamente und der Sehnen (Tab. 6.1).
Folge sind Fibrose, Knorpeldestruktion, Knochenerosionen und herdförmige
Knochenneubildungen (sekundäre Ossifikation).

Tabelle 6.**1** **Veränderungen in spezifischen Geweben**

Synchondrosen	• Entzündliche Resorption, Erosionen, knöcherne Ankylose des Gelenks (besonders Sakroiliakalgelenke und Symphyse) • Verknöcherung der äußeren Bandscheibenzonen (Anuli fibrosi) • Aseptische Spondylitis, Wirbelkörpererosionen
Ligamente	• Verknöcherung, bei den Insertionen beginnend
Synovialis	• Chronische fibrosierende Entzündung
Knochen	• Periostverdickung • Osteoporose im Inneren

Radiologische Befunde

Sakroiliakalgelenke (SIG). Konventionelle Aufnahmen (Becken a.–p.) erfassen Spätstadien der SIG-Arthritis (Abb. 6.2). Charakteristisch sind: Unschärfe des Gelenkspaltes, unterschiedliche Weite des Gelenkspaltes (Perlschnurbild), erosive Veränderungen neben Sklerose der angrenzenden Knochen (so genanntes buntes Bild). Nach vollständiger Ankylose bilden sich die erwähnten Veränderungen zurück, der Gelenkspalt ist allenfalls als Schatten erkennbar.

Die Methode der Wahl zum Nachweis oder Ausschluss einer frühen Sakroiliitis ist die Kernspintomographie. Sie zeigt Knochenödem, Hyperämie, Ergussbildung und Erosionen im Frühstadium.

Wirbelsäule. Verknöcherungen des Anulus fibrosus der Disci intervertebrales führen zu den pathognomonischen Syndesmophyten (sog. Bambusstab). Charakteristische Veränderungen der Wirbelkörper umfassen Sklerosierungen der Ecken (sog. glänzende Ecken) und ein Verlust der Konkavität ventral (Entwicklung von sog. Kastenwirbel). Falls der Entzündungsprozess fortschreitet, kann es zu ventralen Ausbuchtung, zu sog. Tonnenwirbeln, kommen.

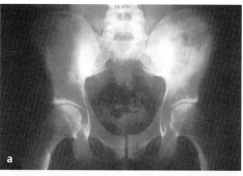
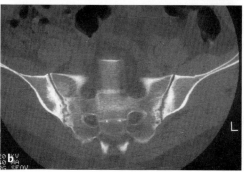

Abb. 6.**2a, b Bildgebende Darstellung typischer Veränderungen der Spondylitis ankylosans.**
a Konventionelle Röntgenaufnahme des Beckens mit typisch veränderten SI-Gelenken: starke Sklerosierung und Unschärfe des Gelenkspaltes, Verschmälerung des Hüftgelenkspaltes beidseits als Ausdruck erlittener Koxitiden und Unschärfe sowie Sklerosierung der Symphyse.
b CT des SI-Gelenks mit Sklerosierung, Bildung von Erosionen und Knochenbrücken.

Labor

Kein spezifischer Labortest. HLA-B27 nur dann sinnvoll, wenn die Wahrscheinlichkeit der Diagnose auf etwa 50% geschätzt wird („pretest-likelyhood").

> Beachte: Ungefähr 7% der Bevölkerung ist HLA-B27 positiv.

BSR oder CRP oft, aber nicht immer erhöht bei entzündlicher Krankheitsaktivität. Ausnahmsweise Anämie.

Behandlung

► Aktive Physiotherapie unerlässlich:
  – zur Verhinderung von ungünstigen Haltungen,
  – zur Verzögerung der Ankylose (Versteifung) von Wirbelsäule und Gelenken,
  – Atemübungen mobilisieren Rippen-Wirbel-Gelenke des Thorax.

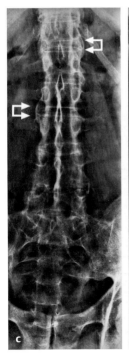 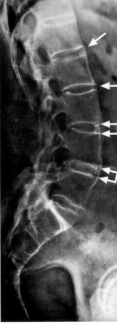

Abb. 6.**2c** **Bildgebende Darstellung typischer Veränderungen der Spondylitis ankylosans.** c Verknöcherung des Anulus fibrosus der Bandscheiben. *Einfacher Pfeil:* Syndesmophyt im Frühstadium. *Doppelter Pfeil:* Syndesmophyt im fortgeschrittenen Stadium.

- ▶ NSAR gegen die vorwiegend nächtlichen Schmerzen, deshalb bevorzugt abendliche Einnahme von Retardpräparaten.
- ▶ Systemische Behandlung mit Kortikosteroiden nicht indiziert.
- ▶ Krankheitsmodifizierende Langzeit-(Basis-)therapie mit Sulfasalazin oder Methotrexat nur bei peripherem Gelenkbefall wirksam.
- ▶ TNF-α-Blockade bei therapieresistentem Wirbelsäulenbefall, Sakroiliitis und peripherem Gelenkbefall.
- ▶ Bei Osteopenie und Osteoporose entsprechende Prophylaxe, respektive Therapie.
- ▶ Geeignete sportliche Betätigung (Schwimmen, Jogging bei noch mobiler Wirbelsäule u.a.) als Teil des Lebensstils.
- ▶ Ergonomische Beratung des Patienten zu Hause und am Arbeitsplatz.

Prognose

Nach mehrjähriger Krankheitsdauer nimmt die Häufigkeit entzündlicher Schübe oft ab. Die ossäre Versteifung der Wirbelsäule ist irreversibel. Indikator für schweren Verlauf sind Erosionen großer Gelenke, vor allem der Hüftgelenke.

Für körperlich nicht belastende Tätigkeiten bleiben 90% der Patienten arbeitsfähig.

6.2 Psoriasisassoziierte Arthritis (PsA)

Synonym: Arthritis psoriatica.

> Die Diagnose einer psoriasisassoziierten Arthritis setzt im Prinzip eine Psoriasis bei der befallenen Person oder direkten Verwandten voraus, es gibt aber auch Fälle von PsA sine psoriase im Fall sehr typischer Arthritisformen.

Klinische Formen

Die Psoriasis assoziierte Arthritis kann folgende Formen annehmen:
- ▶ Asymmetrische Oligoarthritis (häufigste Form):
  - – Entzündung von 1–4 Gelenken, wobei jedes Extremitätengelenk befallen werden kann,
  - – oft einzelne Gelenke der Extremitäten, z.B. eines oder mehrerer Finger oder Zehen,

- „Strahlbefall" unter Schwellung aller Weichteile (Daktylitis, „Wurst-finger", „Wurstzehe"), z. T. schwerst destruierend-mutilierende Form (sog. Mutilansform).
► Symmetrische Polyarthritis:
  - ähnlich der rheumatoiden Arthritis oder
  - distale Interphalangealgelenke befallen,
  - Rheumafaktor negativ („seronegativ"),
  - nie Rheumaknoten.
► Axiale Formen (Spondylitis psoriatica):
  - ähnlich der ankylosierenden Spondylitis, jedoch Tendenz zu Asym-metrie,
  - bilaterale Sakroiliakalarthritis,
  - Bandscheibenüberbrückende Syndesmophyten seltener, oft atypische Form („Parasyndesmophyten" mit bogiger Ausprägung).
► Gemischte periphere und axiale Formen:
  - Mischbild von Spondylitis und peripherer Arthritis.

Haut und Nägel

► Meist Psoriasis vor Arthritis, seltener simultanes Auftreten oder Arthritis vor Psoriasis,
► „Psoriasisarthropathie sine Psoriase" – nie psoriatische Hautausschläge trotz typischem psoriatischem Gelenkbefall.
► Gezielte Suche nach psoriatischen Hautläsionen an typischen Stellen:
  - Haarboden des Kopfes,
  - retroaurikulär,
  - Streckseiten von Ellbogen und Knien,
  - Finger- und Zehennägel,
  - Nabel,
  - Gesäßspalt,
  - Skrotum,
  - Vulva,
  - Tüpfelnägel, Ölfleck, Onycholyse.
► Psoriasisformen:
  - Psoriasis inversa,
  - Psoriasis palmoplantaris,
  - Psoriasis pustulosa.

Radiologie

Im Gegensatz zur rheumatoiden Arthritis keine gelenknahe Osteoporose.

Gelegentlich Osteolyse der distalen Phalanx an der Fingerkuppe (Processus unguicularis) und lokalisierte Periostverknöcherungen („blumenkohlartig"). Typisch sind erosive Veränderungen neben Osteoproliferationen.

Labor

Weder Rheumafaktoren noch antinukleäre Antikörper. Entzündungszeichen im Blut manchmal fehlend. HLA-B27 gehäuft bei axialem Befall, HLA-DR4 bei symmetrischem Typ nachweisbar (diagnostisch nicht erforderlich).

Behandlung

NSAR

Bei ungenügender Wirkung und peripherem Befall: Sulfasalazin, Methotrexat oder andere Immunsuppressiva wie Leflunomid oder Ciclosporin (auch gegen Hautsymptome wirksam). In refraktären Fällen TNF-α-Blockade.

Eine Glukokortikoidtherapie per os ist in der Regel nicht indiziert.

6.3 Arthropathien bei chronisch-entzündlichen Darmerkrankungen

Bei der Colitis ulcerosa und der Enterocolitis regionalis (Morbus Crohn) unterscheidet man 3 Manifestationsformen:
- ▶ Erythema nodosum der Haut mit Gelenksymptomen,
- ▶ Mono- oder Oligoarthritis der unteren Extremitäten mit einem asymmetrischen Befall großer Gelenke,
- ▶ spondylitis-ankylosans-ähnlicher Befall der Wirbelsäule (meist bilaterale, oft asymptomatische SI-Arthritis).

Gelenkdestruktionen sind selten. Arthritis oft synchron, Spondylitis oft nicht synchron mit Darmentzündung. Gelegentlich geht die Arthritis schwereren Darmsymptomen voraus, weshalb die Frage nach Bauchschmerzen, Durchfall und insbesondere Abgang von Blut- und Schleim per ano bei SpA-Patienten obligat ist. Therapeutisch finden sich 2 Besonderheiten: Zum einen können NSAR einen intestinalen Entzündungsschub auslösen oder verstärken, zum anderen ist die 5-Aminosalizylsäure allein für die Arthritiden nicht wirksam. Mit anderen Worten: Sulfasalazin sollte dem Mesalazin vorgezogen werden.

Zu den reaktiven Arthritiden (s. Kap. 7.3, S. 135).

7 Mikrobielle Arthritiden

H.-U. Mellinghoff, J. von Kempis

7.1 Infektiöse Arthritis

Definition

Verschiedene Erreger können durch Infektion von Gelenken zu Arthritiden führen. Vor allem bakterielle Infekte sind gefürchtet, denn sie können innerhalb von wenigen Tagen zu schweren, irreversiblen Gelenkschäden führen.

> Die bakterielle Besiedlung von Gelenken stellt daher eine Notfallsituation dar, die Diagnose ist innerhalb von 24 h zu erzwingen.

Pathogenese

Bakterien lösen innerhalb von Stunden eine hochentzündliche Arthritis aus, meist begleitet von systemischen Zeichen der Entzündung wie hohes Fieber, Schüttelfrost und Anstieg der Akutphasenproteine. Im Gelenk wird in erster Linie durch freigesetzte proinflammatorische und katabole Mediatoren und Enzyme der Knorpel zerstört. Ferner besteht die Gefahr einer septischen Streuung.

Eine Infektion ist über 3 Mechanismen möglich:

► hämatogen als Folge einer Bakteriämie bei einem gelenkfernen Infektionsherd, z. B. bei Endokarditis (häufig),
► per continuitatem aus einer infizierten Wunde der Haut, des darunter liegenden Bindegewebes oder des Knochens, z. B. bei gelenknaher Osteomyelitis (selten),
► iatrogen als Folge intraartikulärer Injektionen (bei korrekter Technik sehr selten) oder als Folge operativer Maßnahmen (Prothesenfrühinfekte).

Erregerspektrum der infektiösen Arthritiden

► Grampositive Kokken, insbesondere Staphylococcus aureus, Streptokokken und Pneumokokken,
► gramnegative Kokken: Gonokokken, Meningokokken,

► gramnegative Stäbchen: Escherichia coli, Haemophilus influenzae, Pseudo-
   monas aeruginosa, Enterobacter cloacae, Proteus mirabilis,
► Spirochäten,
► Mykobakterien,
► Viren,
► Pilze,
► Parasiten.

Der wichtigsten Erreger der infektiösen Arthritis sind:
► *beim Erwachsenen:* Staphylococcus aureus, gefolgt von Streptokokken und
   gramnegativen Stäbchen,
► *bei Kleinkindern* (jünger als 2 Jahre): Haemophilus influenzae,
► *bei polymorbiden älteren Patienten:* gramnegative Stäbchen,
► *bei i.v.-Drogenabusus:* Pseudomonas,
► *bei immunkomprimierten Patienten:* atypische Erreger (*Mykobakterien*).

Die Prognose bezüglich Sekundärmorbidität und Mortalität ist bei gramnegativen Erregern schlechter als bei grampositiven.

Prädisponierende Faktoren der infektiösen Arthritiden

► Erkrankungen bzw. Situationen mit reduzierter Infektabwehr (z.B. Diabetes mellitus, hämatologisch-onkologische Erkrankungen, Leberzirrhose,
   HIV, intensivmedizinische Behandlung, höheres Lebensalter),
► systemische Infekte wie Endokarditis,
► vorgängige Gelenkschädigung als Folge entzündlich-rheumatischer Erkrankungen (z.B. rheumatoide Arthritis, Kristallarthritis), einer Arthrose oder
   eines Gelenktraumas,
► immunosuppressive Therapie (Chemotherapie, Immunsuppressiva inkl.
   Anti-Zytokin-Therapien [TNF-Hemmer] und Glukokortikoide bei rheuma-
   tologisch-immunologischen Erkrankungen und nach Organtransplantatio-
   nen),
► Verletzungen sowie Gelenkeingriffe (z.B. Arthroskopie, prothetischer
   Gelenkersatz),
► offene Frakturen mit Gelenkbeteiligung.

Klinik

Krankheitsgefühl, Appetitverlust und Fieber, gelegentlich verbunden mit
Schüttelfrost.

Cave: Unter TNF-Hemmern sind die Infektzeichen wesentlich milder.

Lokal kommt es zu den klassischen Entzündungszeichen wie Schmerzen, Rötung, Überwärmung, Schwellung + mit Ergussbildung und Funktionseinschränkung. Bei großen Gelenken wird allerdings die Rötung oft vermisst. Bei der klinischen Untersuchung muss sorgfältig nach einer Eintrittspforte des Erregers gesucht werden (Haut, Nasennebenhöhlen, Mittelohr, Harnwege). Begleitende Hautveränderungen sollten den Verdacht auf Meningokokken oder Gonokokken lenken.

Große Gelenke werden häufiger befallen als kleine, am häufigsten ist die Gonarthritis. Monarthritiden sind weitaus häufiger als Oligo- oder Polyarthritiden. Letztere treten bei polymorbiden, abwehrgeschwächten Patienten auf, oft mit wenig eindrücklichen Lokalbefunden.

Diagnostik

Blutuntersuchungen

Typisch ist eine starke Erhöhung des CRP. Die BSR kann bei perakuten Fällen mit einer Latenz von wenigen Tagen ansteigen. Eine Leukozytose mit Linksverschiebung, basophilen Schlieren und toxischen Granula wird bei Kindern häufiger beobachtet als bei Erwachsenen.

Synoviaanalyse

Eine Gelenkpunktion ist innerhalb von 24 h durchzuführen (Technik und Befunde s. Kap. 1, S. 31f u. Tab. 1.1). Untersucht werden: Zellzahl, Zelldifferenzierung (mono-/polynukleäre Zellen), Kristalle und Bakterien (Färbung und Kultur). Makroskopisch: trübe, grau-gelb. Mikroskopisch: Zellzahl zwischen 15.000 und 200.000/µl, polynukleäre Zellen über 95%.

> Eine niedrige Zellzahl schließt eine bakterielle Arthritis nicht aus. Bei bakterieller und mykotischer Arthritis überwiegen Granulozyten, bei mykobakterieller Arthritis Lymphozyten.

Gramfärbung und bakteriologische Kultur

Staphylokokken sind mittels Gramfärbung oft nachweisbar.

Da Bakterien im Gelenkpunktat rasch absterben, ist es von Vorteil, ein Blutkulturmedium zu beimpfen und den unverzüglichen Transport ins Labor

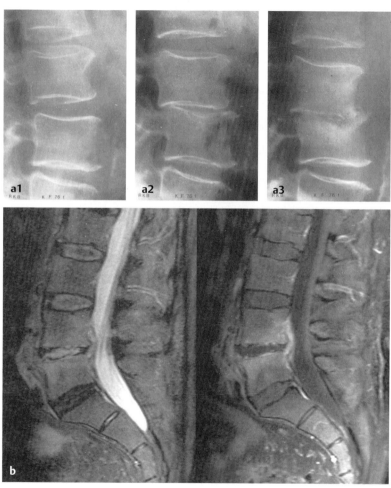

Abb. 7.1a, b   Bakterielle Spondylodiszitis. a Sequenzielle Seitenaufnahmen eines LWS-Segments zeigen das Einschmelzen von Gewebe mit Zusammensinterung und Ausbildung einer ossären Fusion (Blockwirbelbildung).
b Die sagittalen wasserbetonten und kontrastverstärkten kernspintomographischen Bilder zeigen eine Spondylodiszitis auf Höhe LWK 4/5. Typisch ist das an den betroffenen Intervertebralraum angrenzende Knochenmarködem, mit kräftiger Anreicherung nach intravenöser Kontrastmittelgabe, entsprechend entzündlichem Gewebe. Die paravertebrale Entzündungskomponente ist prävertebral und epidural ausgeprägt.

sicherzustellen. Gonokokken, Mykobakterien und Pilze erfordern spezielle Kulturmedien!

Chlamydien- und Borrelien-Infekte können mittels PCR nachgewiesen werden.

Bildgebende Verfahren

Konventionelle Röntgenaufnahmen. Konventionell-radiologische Befunde sind zwar initial wenig aussagekräftig, aber zur Verlaufsbeurteilung sehr hilfreich. Frühzeichen sind: Weichteilschwellung, Anhebung des subkutanen Fettgewebes und Ergussbildung. Im Kindesalter können Zeichen einer gelenknahen Demineralisation (Osteomyelitis) gefunden werden.

Arthrosonographie und Magnetresonanztomographie (MRI). Arthrosonographie und MRI lassen entzündliche Veränderungen früher erfassen, sie lassen aber nicht hinreichend zuverlässig zwischen infektiöser und nichtinfektiöser Genese differenzieren (Abb. **7.1**). Die Ultrasonographie ermöglicht eine zielsichere Entnahme (auch von sehr kleinen) Flüssigkeitsansammlungen oder – bei „punctio sicca" – eine kontrollierte Gelenklavage.

Behandlung

Bei Verdacht auf bakterielle Arthritis ist die Antibiotikabehandlung sofort nach Punktion zu beginnen. Nach Identifizierung des Erregers und Kenntnis der Resistenz kann die initial eingeleitete antibiotische Therapie angepasst werden. Bei Befall größerer Gelenke ist die tägliche Gelenkpunktion (inklusive Lavage) oder die arthroskopische Gelenkspülung zur Keimreduktion und Entfernung proinflammatorischer kataboler Mediatoren und Enzyme obligat. Zur Vermeidung eines Funktionsverlustes sollte rasch mit einer physiotherapeutischen Behandlung begonnen werden (initial lediglich passives Bewegen zwecks Erhaltung der physiologischen Bewegungsumfänge). Die Dauer der antibiotischen Therapie beträgt in der Regel 4–6 Wochen.

7.1.1 Spezielle Gelenkinfektionen

Gonokokkenarthritis

Diese seltene Form der infektiösen Arthritis findet sich bei gesunden, sexuell aktiven Erwachsenen. Statistisch gesehen sind Frauen häufiger betroffen als Männer. Charakteristisch ist das Arthritis-Dermatitis-Syndrom: hämorrhagische Papeln über Gelenken.

Tuberkulöse Arthritis

Die mykobakterielle Arthritis ist meist Folge einer hämatogenen Aussaat von Mycobacterium tuberculosis bei bislang nicht diagnostizierter Organtuberkulose. Eine Knochentuberkulose kann per continuitatem Gelenke infizieren.

Klinik

Häufig sind multimorbide Patienten mittleren oder höheren Alters betroffen. Die Arthritis verläuft meistens monoartikulär und befällt bevorzugt Knie- oder Hüftgelenk. Die primär synoviale Form verläuft schleichend. Eine Schwellung, Gelenkschmerzen und eine Tendosynovitis sind häufig vorhanden. Symptome und Befunde sind aber relativ milde, weshalb die Diagnose oft verzögert gestellt wird. Die primär ossäre Verlaufsform verläuft in der Regel rascher.

Eine Sonderform stellt die *tuberkulöse Spondylitis* („Pott's disease") dar. Befallen ist typischerweise die Brustwirbelsäule. In Endemiegebieten kommt die tuberkulöse Spondylitis auch bei Kindern und jungen Erwachsenen vor. In Westeuropa ist sie Folge einer reaktivierten Organtuberkulose. Die tuberkulöse Spondylitis breitet sich auf das umliegende Gewebe aus und führt zu paravertebralen oder Psoas-Abszessen.

Unter „Poncet's disease" versteht man eine seltene Sonderform der reaktiven Arthritis. Sie ist charakterisiert durch ein oligo-polyartikuläres Befallsmuster (Hände und Füße) und tritt während einer aktiven Tuberkulose auf. Das Gelenkpunktat ist steril, die Symptome bilden sich mit der antimikrobiellen Behandlung zurück.

Laboruntersuchungen

Gelenkpunktat mit mäßig erhöhter Zellzahl (bis ca. 20.000/µl), meist Dominanz polynukleärer Zellen, allerdings nicht so ausgeprägt wie bei anderen bakteriellen Arthritiden (oft nur 50%). In 20% mikroskopischer Nachweis säurefester Stäbchen, kultureller Nachweis in 80%. Erregernachweises heute mittels PCR, Kultur vor allem für Resistenzprüfung wichtig. Die diagnostisch höchste Treffsicherheit weist die histologische und mikrobiologische Untersuchung von Synovialgewebe auf. Idealerweise können verkäsende oder nicht verkäsende Granulome sowie säurefeste Stäbchen nachgewiesen werden.

Radiologische Befunde

Die „Phemister's triad" stellt die Kombination von 3 radiologischen Zeichen dar:
► zunehmende Gelenkspaltverschmälerung,
► juxtaartikuläre Osteoporose und
► peripher lokalisierte Knochenerosionen.

Typisch sind ferner Weichteilschwellungen, subchondrale Zysten, Sklerosierung der Knochen, Zeichen der Periostitis und Verkalkungen.

Behandlung

In der Regel mehrmonatige Behandlung mit Standardkombination verschiedener Antituberkulotika mit guter Prognose bei immunkompetenten Patienten. Eine Abszessbildung, insbesondere im Bereich der Wirbelsäule oder in einem endoprothetisch ersetzten Gelenk erfordert gegebenenfalls eine chirurgische Intervention.

Bruzellenarthritis

Gehäuft bei bestimmten Berufsgruppen (Tierärzte, Metzger) sowie in Ländern mit schlechten hygienischen Verhältnissen. Definitionsgemäß handelt es sich um eine Antropozoonose. Erreger: Brucella militensis und abortus (Morbus Bang).

Klinik

Nach einem Prodromalstadium mit Müdigkeit, Fieber, Kopf- und Gliederschmerzen und einem Temperaturanstieg bis 40°C kann es zu einem mono- bis polyartikulären Befall sowie zu einer Spondylitis kommen.

Laboruntersuchungen

Der Erregernachweis aus Gelenkpunktat gelingt fast nie, richtungweisend ist der kulturelle und serologische Erregernachweis aus Blutkulturen, Serum, Biopsiematerial (Lymphknoten) und Knochenmark.

Behandlung

Durch die antibiotische Therapie (Kombination von Doxycyclin und Rifampicin) über einige Wochen bis zu mehreren Monaten ist eine Ausheilung in nahezu allen Fällen möglich.

Borrelienarthritis (Lyme-Arthritis)

Die Spirochäte Borrelia burgdorferi wird durch Zecken übertragen. Sie führt zu einer Monarthritis mit eindrücklicher Ergussbildung.

Klinik

Pathognomonische Erstmanifestation ist das Erythema chronicum migrans, eine zentrifugal wandernde, zentral abblassende (migrans) Hautrötung, welche zwischen dem dritten und dreißigsten Tag nach Zeckenstich auftritt.

Erste oder lokalisierte Phase

Tage bis einige Wochen nach Zeckenstich:
► Erythema chronicum migrans,
► Fieber,
► grippeähnliche Symptome,
► Müdigkeit,
► Kopfschmerzen,
► Myalgien,
► Polyarthralgien,
► Lymphadenopathie.

Zweite oder generalisierte Phase

Wochen bis Monate nach Zeckenstich:
► andere Hautmanifestationen (z. B. flächige Erytheme, Urtikaria),
► Meningitis,
► Hirnnervenbefall,
► Radikulitis,
► Karditis mit Überleitungsstörungen (AV-Block),
► Müdigkeit, Leistungsabfall.

Dritte oder späte Phase

Monate bis Jahre nach Zeckenstich:
► Acrodermatitis chronica atrophicans (teilweise mit darunter liegenden Subluxationen),
► sklerodermieähnliche Läsionen (Morphea),
► Arthritis (60% der unbehandelten Patienten entwickeln eine Monarthritis der großen Gelenke, zumeist ist das Kniegelenk befallen), teilweise mit Enthesiopathie,
► Enzephalo- und Polyneuropathie sind sehr seltene Spätmanifestationen,
► Keratitis,
► Müdigkeit.

Laboruntersuchungen

Der kulturelle Nachweis der Borrelien gelingt selten. Der Erreger kann mittels PCR identifiziert werden, wobei Untersuchungen aus Synovialgewebe sensitiver sind als Gelenkflüssigkeit. Der serologische (Antikörper-)Nachweis dient der Bestätigung eines klinischen Verdachts. IgM-Antikörper werden in den ersten Wochen nach Infekt nachweisbar, sie sollen im Western-Blot (Immunoblot) bestätigt werden. IgG-Antikörper entwickeln sich später, sie bleiben in der Regel über Jahre nachweisbar und lassen nicht zwischen akutem Infekt und Seronarbe (früherer immunologischer Kontakt mit Erreger) differenzieren.

Behandlung

► Doxycyclin 2-mal 100 mg/d oder Amoxicillin 4-mal 500 mg/d für 30 Tage bei frühen Stadien.
► In späteren Stadien oder bei Ineffektivität: Ceftriaxon in einer Dosierung von 1-mal 2 g/d i.v. oder Penicillin G 4-mal 5 Mega/d i.v. für 14 Tage.

7.2 Virale Arthritiden

Akute und subakute Arthritiden sind in Assoziation mit mehr als zwei Dutzend Virusinfektionen beschrieben. Verdächtig für eine virale Genese sind hohes Fieber, Lymphadenopathie und Hautexantheme.

Virale Arthritiden haben eine gute Prognose, denn sie zerstören den Gelenkknorpel nicht und sind in der Regel selbstlimitierend.

Parvovirus B19

Tritt meist in Form einer akuten, schmerzhaften, symmetrischen Polyarthritis auf. Die Krankheitsdauer beträgt mehrere Wochen. Das typische Exanthem (Ringelröteln) fehlt bei Erwachsenen oft. Zur Diagnosestellung empfiehlt sich die Bestimmung der IgG- und IgM-Antikörper; ein Nachweis von Virusbestandteilen mittels PCR aus Synovia, EDTA-Blut und gegebenenfalls aus Knochenmark ist möglich.

Virushepatitis

Der Gelenkbefall bei Hepatitis-B- seltener auch bei Hepatitis-A-Virusinfektion wird meistens zu Beginn der Infektion beobachtet und wird durch Immunkomplexe verursacht. Der Gelenkbefall ist häufig symmetrisch, betrifft kleine und große Gelenke und weist migratorischen Charakter auf. Gelegentlich kommt es zu rezidivierenden Arthralgien oder Arthritiden über Jahre. Hepatitis B kann ferner eine pathogenetische Rolle bei Panarteriitis nodosa spielen (s. Kap. 5.7.2).

Bei chronischer Hepatitis-C-Infektion gibt es kein klar definiertes klinisches Bild der Arthritis. Hepatitis C assoziierte kryoglobulinämische Vaskulitiden sind beschrieben (s. Kap. 5.7.3).

Rubella

Bei einer Rötelninfektion kann es nach Manifestation der charakteristischen Hauterscheinungen zu einer Arthritis kommen, die mehrere Tage bis Wochen symptomatisch sein kann.

HIV-Infektion

Das Spektrum rheumatologischer Krankheitserscheinungen im Zusammenhang mit einer HIV-Infektion ist vielfältig:

▶ Oligo- oder Polyarthritis, häufig rezidivierend, asymmetrisch, zumeist reaktiv mit schwerem Verlauf bei Koinfektionen mit Chlamydia trachomatis.
▶ Enthesiopathien (gehäuft Achillodynien, Epicondylopathien).
▶ Myalgien, vergesellschaftet mit Muskelschwäche, ähnlich wie bei Polymyositis.

► ISG-Symptomatik mit entzündlichen Veränderungen an diesen Gelenken.
► Xerostomie und Xerophthalmie ähnlich wie bei Sjögren-Syndrom.
► Begleitsymptome an der Haut, am Gastro- und Urogenitaltrakt sowie Hautschuppungen, Diarrhö, Urethritis.

Unter antiretroviraler Therapie kann es zu einer schweren Myopathie mit Muskelschmerzen und Muskelsteifigkeit kommen. Bekannt ist auch, dass eine vorbestehende Psoriasisarthritis bei HIV-Infektion exazerbieren kann.

7.3 Reaktive Arthritiden

Definition

Reaktive Arthritiden treten nach einem Intervall von wenigen Tagen bis 4 Wochen nach einer primären, gelenkfernen Infektion im Organismus auf.

Ätiologie und Pathogenese

Der Arthritis geht oft eine Infektion mit Chlamydia trachomatis (Urethritis) oder mit Salmonellen, Shigellen, Yersinien, Campylobacter (Enteritis) voraus. Erreger-DNA kann in Frühstadien in den Gelenken nachgewiesen werden, aber die Kultur der meist obligat intrazellulären pathogenen Keime gelingt definitionsgemäß nicht (Unterschied zu infektiöser Arthritis). Pathogenetisch spielen die Kreuzreaktivität zwischen Fremd- und Autoantigenen und die verzögerte Elimination der pathogenen Keime aus der Mukosa bei Ähnlichkeit mit Autoantigenen („molecular mimikry") eine Rolle. HLA B27 und bestimmte TNF-α-Promotor-Polymorphismen werden als Persistenzmechanismen diskutiert. Aufgrund pathogenetischer und klinischer Ähnlichkeiten werden die reaktiven Arthritiden den Spondarthropathien zugerechnet.

Klinik

Meist handelt es sich um akute Mono- oder Oligoarthritiden der Sprung-, Knie- und Hüftgelenke. Gelegentlich kann der Befall des Metatarsophalangealgelenks eine Podagra imitieren. Das Ausmaß der Entzündung lässt nicht selten an eine infektiöse (bakterielle) Arthritis denken. Sämtliche extraskelettalen Begleitsymptome der Spondyloarthropathien können dabei auftreten:
► Enthesiopathien (zumeist an der Achillessehne),
► Daktylitis (häufig der Zehen),
► Sakroiliitis,

- ▶ Keratoderma blenorrhagicum (psoriasiforme Hauteffloreszenz, vor allem plantar),
- ▶ Balanitis circinata,
- ▶ Konjunktivitis, Uveitis anterior.

Klassisch ist die Reiter-Trias, bestehend aus Urethritis, Arthritis und Konjunktivitis.

Diagnose

Typische Klinik, Gelenkpunktat mit oft über 10.000 Zellen/µl, Dominanz von Granulozyten sowie Nukleophagozytosephänomene (sog. Reiter-Zellen, Monozyten mit phagozytierten Granulozytenkernen). Der direkte (Urethraabstrich, Chlamydienantigen im Urin) oder serologische Nachweis der vermuteten Erreger ist allein in Hinblick auf die Behandlung der Arthritis umstritten. Auf Stuhlkulturen kann verzichtet werden.

Behandlung

Lokale Kältetherapie, NSAR. Die systemische Applikation von Glukokortikoiden zeigt oft wenig Wirkung, hingegen können intraartikuläre Injektionen sehr nutzbringend sein. Bei chronifizierten Verläufen kommen Basistherapeutika wie Sulfasalazin oder Methotrexat zum Einsatz. Bislang konnte trotz zahlreicher Antibiotikastudien nur bei Chlamydieninfekten ein positiver Einfluss auf den Krankheitsverlauf beschrieben werden.

Prognose

Die meisten reaktiven Arthritiden sind selbstlimitierend, ca. 80% heilen nach Wochen bis einigen Monaten aus. Neben rezidivierenden Fällen kommt es in etwa 5% zur Chronifizierung unter dem Bild einer Spondylarthropathie.

7.3.1 Rheumatisches Fieber

Wenige Wochen nach einer Racheninfektion mit betahämolysierenden Streptokokken der Gruppe A kommt es zu einer akuten Entzündung folgender Organe:
- ▶ Herz,
- ▶ ZNS,
- ▶ Haut,
- ▶ Gelenke.

Epidemiologie

Die Erkrankung tritt bevorzugt im Kindesalter auf (Häufigkeitsgipfel zwischen dem 5. und 9. Lebensjahr). Mit Einführen der Penicillintherapie und verbesserter hygienischer Lebensbedingungen in den Industrieländern ist die Inzidenz deutlich zurückgegangen, könnte aber bei zunehmender Migration wieder steigen. In den Entwicklungsländern ist die Erkrankung nach wie vor sehr häufig.

Pathogenese

Pathogenetisch liegt der Erkrankung eine infektinduzierte Autoimmunreaktion zugrunde.

Es kommt u.a. zu einer Kreuzreaktion der Antikörper gegen das M-Protein der Streptokokken mit dem Tropomyosin und Myosin des Herzmuskels.

Klinik

Der Racheninfekt, der asymptomatisch verlaufen kann, geht der Erkrankung 2–4 Wochen voraus. Die für die Diagnose richtungsweisenden Befunde sind:
► migratorische Polyarthritis mit bevorzugtem Befall der großen Gelenke,
► Befall des Herzens mit Endokarditis, Myokarditis und Perikarditis,
► subkutane Knoten vor allem an den Sehen und Knochenvorsprüngen, zumeist im späteren Stadium der Erkrankung,
► Erythema marginatum (ringförmiger, nicht juckender schmerzloser Hautausschlag),
► Chorea minor (rasche, unwillkürliche, ziellose Bewegungen).

Diagnose

1984 wurden die *Jones-Kriterien* zur Diagnosestellung definiert.
Hauptkriterien:
► Polyarthritis (50–70%),
► Karditis (50%),
► subkutane Knoten (10–20%),
► Erythema marginatum (1–2%),
► Chorea minor (selten).

Nebenkriterien:
► Fieber (nahezu 100%),
► Arthralgien (sehr häufig),

► Entzündungslabor mit erhöhter BSR und CRP,
► verlängerte PQ-Zeit im EKG.

Die Diagnose kann bei Vorliegen von zwei Haupt- oder einem Haupt- und zwei Nebenkriterien gestellt werden.

Laboruntersuchungen

BSR und CRP sind in der Regel erhöht. Der Nachweis einer Streptokokkeninfektion erfolgt durch Rachenabstrich, der trotz Antikörpernachweis negativ sein kann. Die zwei wichtigsten Anti-Streptokokkenantikörper sind:
► DNase-B-Antikörper,
► Antistreptolysin-O (AST).

Nur ein deutlicher Titeranstieg ist diagnostisch verwertbar. Persistierende AST-Antikörper sind nicht mit Krankheitsaktivität zu verwechseln.

Behandlung

Nur bei nachgewiesener Streptokokkeninfektion ist die Indikation zu einer antibiotischen Therapie mit Penicillin gegeben. Zur Vermeidung von Rezidiven ist bei kardialen oder ZNS-Manifestationen eine Penicillinprophylaxe von mindestens 5 Jahren erforderlich. Zur Symptomlinderung haben sich NSAR bewährt; bei rheumatischer Karditis wird die Gabe von Glukokortikoiden empfohlen.

8 Pädiatrische Rheumatologie

M. J. Sauvain, T. Saurenmann

8.1 Juvenile idiopathische Arthritis (JIA)

Definition

Die juvenile Arthritis ist eine heterogene Gruppe von entzündlichen Erkrankungen der kindlichen Gelenke und weiterer Organe. Die einzelnen Krankheitsgruppen zeigen wesentliche Unterschiede bzgl. artikulärem und extraartikulärem Befallsmuster, Verlauf und Prognose.

Die diagnostische Klassifizierung erfolgt entsprechend den Manifestationen während der ersten 6 Monate.

Früher wurde von juveniler chronischer Arthrititis (Europa, EULAR-Kriterien) oder von juveniler rheumatoider Arthritis (Nordamerika, ACR-Kriterien) gesprochen, was häufig zu Schwierigkeiten geführt hat, da sich die 2 Definitionen nicht decken.

Die ILAR (ILAR = International League of Associations for Rheumatology) schlägt eine neue Definition vor.

Eine juvenile idiopathische Arthritis (JIA) liegt vor, wenn:

- ▶ die Arthritis vor dem 16. Altersjahr beginnt,
- ▶ sie mindestens 6 Wochen ohne Unterbrechung andauert,
- ▶ eine andere Ätiologie ausgeschlossen werden kann (s. Differenzialdiagnosen).

Klassifikation

Nach 6 Monaten Verlauf, gelegentlich früher, manchmal nur nach mehreren Monaten, ist eine genauere Einteilung der JIA in eine bestimmte Untergruppe möglich.

Man hat seit langer Zeit erkannt, dass es unter den JIA mehrere Krankheitsbilder gibt. Jedes Krankheitsbild ist durch bestimmte klinische und biologische Merkmale sowie durch seinen Verlauf gekennzeichnet. Wahrscheinlich unterscheiden sich die Untergruppen der JIA hinsichtlich der immunologischen Pathomechanismen, welche zu einer chronischen Gelenkentzündung führen.

Die Versuche diese Untergruppen zu definieren sind zahlreich, was zu verschiedenen Nomenklaturen und zu Verwirrung in der Literatur geführt hat.

ILAR. Die ILAR hat 1997 in Durban eine Einteilung mit Einschluss- und Ausschlusskriterien vorgeschlagen. Sechs Untergruppen werden definiert. Alle Fälle, die keiner bestimmten oder mehr als einer Untergruppe zugeordnet werden können, werden als *nicht klassifizierbare idiopathische juvenile Arthritis* bezeichnet:

► juvenile idiopathische Arthritis, oligoartikuläre Form,
► juvenile idiopathische Arthritis, systemische Form (= Still-Syndrom),
► juvenile idiopathische Arthritis, polyartikuläre, rheumafaktornegative Form,
► juvenile idiopathische Arthritis, polyartikuläre, rheumafaktorpositive Form,
► juvenile idiopathische Arthritis mit Enthesitis,
► juvenile Psoriasisarthritis,
► nicht klassifizierbare Form.

Differenzialdiagnose

Die Diagnose einer JIA ist eine Ausschlussdiagnose. Unter anderem sollen folgende Ursachen ausgeschlossen werden:

► infektbedingte Synovitis (septisch, bakteriell, postinfektiös-reaktiv, viral),
► Arthropathie im Rahmen eines Immundefekts, einer Gerinnungsstörung oder einer Leukämie,
► nichtentzündliche Weichteil- oder Knochenerkrankungen (z.B. Gelenkhyperlaxität, aseptische Knochennekrose).
► Konnektivitis („Kollagenosen"),

Epidemiologie

Die JIA ist relativ selten, aber doch viel häufiger als der Allgemeinbevölkerung, aber auch den Ärzten, bewusst ist. Sie tritt bei 0,1–4 von 1000 Kindern im Laufe der Kindheit auf, die Inzidenz wird je nach Untersuchung mit 1–23/100.000 Kindern pro Jahr angegeben.

Die ersten Resultate einer epidemiologischen Studie in der Schweiz zeigen eine Inzidenz um 11,2 neue JIA-Fälle pro 100.000 Kinder pro Jahr.

8.1.1 Juvenile idiopathische Arthritis, oligoartikuläre Form

ILAR-Definition

Arthritis von maximal 4 Gelenken (= oligoartikulär) innerhalb der ersten 6 Krankheitsmonate.
Ausschlusskriterien:
▶ **a)** Psoriasis oder positive Familienanamnese für Psoriasis bei Verwandten ersten Grades.
▶ **b)** Arthritis bei einem HLA-B27-positiven Jungen mit Beginn nach dem 6. Geburtstag.
▶ **c)** Spondylitis ankylosans, Sakroiliitis im Rahmen einer entzündlichen Darmerkrankung, Arthritis/Enthesitis, Reiter-Syndrom, akute Uveitis anterior oder eine Anamnese für eine dieser Erkrankungen bei Verwandten ersten Grades.
▶ **d)** IgM-Rheumafaktor positiv in 2 Bestimmungen im Abstand von mindestens 3 Monaten.
▶ **e)** Systemische Form der JIA.

Epidemiologie und Klinik

Häufigste Form der juvenilen idiopathischen Arthritis. Mädchen sind 4-mal häufiger betroffen als Jungen. Erstmanifestation typischerweise im Vorschulalter (1.–5. Lebensjahr).

Erste Befunde sind meist asymmetrische Gelenkschwellungen der großen Gelenke, oft von Knien, Sprunggelenken oder Ellenbogen (Abb. 8.**1**). Die Hüften sind selten betroffen. Schmerzen werden oft nicht angegeben. Allgemeine Krankheitszeichen fehlen oder sind mild, im Gegensatz zur polyartikulären oder systemischen Form der juvenilen idiopathischen Arthritis und zu bakteriell-septischen Arthritiden.

Chronische Iridozyklitis. Im extraartikulären Bereich ist die chronische Iridozyklitis (chronische Uveitis anterior) häufig, mehrheitlich bilateral und asymptomatisch. Diese asymptomatische Iridozyklitis ist besonders häufig bei Patienten mit positiven antinukleären Antikörpern. Aufgrund des Fehlens alarmierender Symptome sind regelmäßige augenärztliche Kontrollen mit der Spaltlampenuntersuchung unerlässlich.

Cave: Die Iridozyklitis kann vor, gleichzeitig oder nach Auftreten der Gelenksymptomatik auftreten. Sie kann beide oder nur ein Auge befallen.

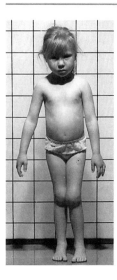

Abb. 8.**1** **Juvenile idiopathische Arthritis, oligo-artikuläre Form.** Befall der Knie und Sprunggelenke beidseits (4-jähriges Mädchen).

Das Risiko für die Entwicklung einer chronischen Iridozyklitis bei den verschiedenen Untergruppen der JIA ist in Tab. 8.**1** aufgeführt.

Augenkontrolle alle 3 Monate bei hohem Risiko, alle 6 Monate bei mittlerem Risiko und einmal jährlich bei kleinem Risiko.

Tabelle 8.**1**   **Risiko für das Auftreten einer chronischen Uveitis anterior bei JIA-Patienten. HR = Hohes Risiko. MR = Mittleres Risiko. KR = Kleines Risiko**

Risikofaktor	Alter bei Ausbruch der Krankheit	
	< 7 Jahre	> 7 Jahre
ANA positiv	HR	MR
ANA negativ	MR	MR
RF positiv	KR	KR
Systemische Form	KR	KR

Nach 5 Jahren ohne Uveitis wechselt das Risiko von hoch zu mittel resp. von mittel zu klein. Dementsprechend kann die Häufigkeit der Augenkontrollen auf halbjährlich oder jährlich reduziert werden. (Adaptiert aus: „Guidelines for Ophtalmologic Examinations in Children with Juvenile Rheumatoid Arthritis". In: Pediatrics. 1993; 92: 295–296.)

Labor

Antinukleäre Antikörper. Sie sind in 40% der Fälle niedrigtitrig positiv (als positiv gilt ein erhöhter Titer bei mindestens 2 Untersuchungen im Abstand von 3 Monaten). Die Blutsenkungsgeschwindigkeit (BSG) und das C-reaktive Protein (CRP) sind oft erhöht, schließen die Diagnose bei normalem Befund aber nicht aus. Eine Gelenkpunktion ist nur notwendig, falls sie differenzialdiagnostisch weiterhelfen kann (septische Arthritis, mechanischer Gelenkerguss).

Diagnose und Differenzialdiagnose

Die Diagnose stützt sich auf Elemente wie das Alter zu Beginn der Erkrankung, das Geschlecht, die Verteilung und den Schweregrad der Arthritis sowie das Labor (ANA, CRP, BSR). Aber es bleibt eine Ausschlussdiagnose. Bei Monoarthritis von kurzer Dauer müssen septische Arthritiden, Traumata und hämatologische Erkrankungen (Hämophilie, Leukämie und andere Neoplasien) ausgeschlossen werden. Bei Monoarthritis längerer Dauer sind diese Ursachen (mit Ausnahme der Tuberkulose und der Lyme-Arthritis) fast ausgeschlossen. Für rezidivierende, nicht sehr ausgeprägte Ergüsse muss eine mechanische Ursache in Betracht gezogen werden: diskoider Meniskus, Osteochondritis dissecans.

Verlauf und Prognose

Bei ca. einem Drittel der Patienten mit oligoartikulärer Form von JIA befällt die Arthritis im weiteren Verlauf mehr als (kumulativ!) 4 Gelenke: in der ILAR-Einteilung spricht man von „extended oligoarticular" im Gegensatz zu „persistent oligoarticular". Die Arthritis kann nach einigen Jahren abklingen oder in anderen Fällen schubweise verlaufen.

Trotzdem können in dieser Untergruppe *Spätfolgen* auftreten:
▶ Muskelatrophien (potenziell reversibel).
▶ Knöcherne Deformationen infolge von Wachstumsstörungen (irreversibel).
▶ Die Entzündung führt zu Wachstumsstimulation (v. a. in den langen Röhrenknochen und im Kleinkindesalter) oder zu vorzeitigem Epiphysenfugenverschluss (v. a. in den Händen und Füßen und in der präpubertären Phase).

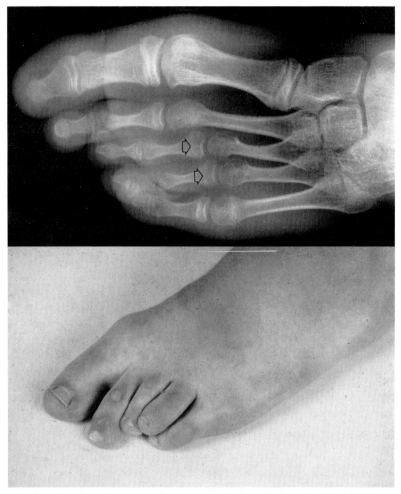

Abb. 8.**2 Wachstumsstörung bei JIA.** Aufgrund von frühzeitigem Epiphysenschluss sind die Metatarsalia III und IV kürzer geblieben als die anderen
(Doppelbild).

Somit beobachtet man z. B. eine Beinlängenzunahme auf Seite des
entzündeten Gelenks oder z. B. eine verminderte Endgröße der Metakarpa-
lia bei Befall von MCP-Gelenken (Abb. 8.**2**).

▶ Die chronische, stumm verlaufende Uveitis anterior führt zu Komplikationen: Synechien (62%), Bandkeratopathie (37%), Katarakt (40%), Glaukom (18%) und sogar Phthisis bulbi (9%) (Petty RE 1987).

Falls Gelenkkontrakturen und Iridozyklitis beim Auftreten rasch genug behandelt werden, ist die Prognose insgesamt günstig.

8.1.2 Juvenile idiopathische Arthritis, systemische Form

ILAR-Definition

Fieberschübe während mindestens 2 Wochen mit einer Dokumentation von täglichem Fieber während mindestens 3 Tagen und Rückkehr der Temperatur in den afebrilen Bereich zwischen den Fieberschüben
▶ *mit oder gefolgt* von einer Mono- oder Polyarthritis
▶ *plus* mindestens eines oder mehrere der folgenden Symptome:
  – flüchtiges, lachsfarbiges Exanthem,
  – Polylymphadenopathie,
  – Hepatomegalie und/oder Splenomegalie,
  – Serositis.

Ausschlusskriterien: Kriterien a), b), c), d) (s. JIA, oligoartikuläre Form, S. 141).

Epidemiologie und Klinik

Mädchen und Jungen sind gleich häufig betroffen. Die Erkrankung kommt in allen Altersklassen vor, mehrheitlich aber im Vorschulalter. Zu Beginn wird die Arthritis meist von hohem intermittierendem Fieber – ähnlich einer Sepsis – begleitet, das nachmittags oder abends mit Schüttelfrost und schwerem Krankheitsgefühl auftritt und über Nacht dann wieder spontan verschwinden kann (Abb. 8.**3**). Die Arthritis befällt ein einzelnes oder mehrere Gelenke, manchmal auch zervikale Intervertebralgelenke. Es ist ein typischer makulopapulöser Hautausschlag mit flüchtigen lachsfarbigen Flecken hauptsächlich am Rumpf und den stammnahen Extremitäten vorhanden. Zudem treten noch folgende Krankheitszeichen auf:
▶ Gewichtsverlust,
▶ Anämie, Leukozytose und Thrombozytose,
▶ Lymphadenopathie,
▶ Splenomegalie, seltener Hepatomegalie,
▶ Serositis mit Abdominalschmerzen, Perikarditis oder Pleuraerguss.

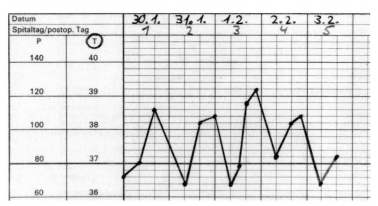

Abb. 8.**3 Juvenile idiopathische Arthritis, systemische Form.** Fieberkurve mit abendlichen Fieberzacken und Rückkehr in den afebrilen Bereich.

Labor

Spezifische Labortests gibt es nicht. Es finden sich meist sehr deutliche Entzündungszeichen (Erhöhung der BSG und des CRP, Anämie und Thrombozytose). Die Leukozytose zeigt oft Werte bis zu $30 \times 10^9/l$, eine polyklonale Hypergammaglobulinämie ist häufig, und die antinukleären Antikörper sowie die Rheumafaktoren sind negativ.

Cave: Wenn alle Symptome zu einer systemischen Form der JIA passen und die Thrombozyten und Leukozyten normal bis leicht erniedrigt sind und/oder sehr hohe Serum-Feritinwerte vorliegen, muss an eine Leukämie oder an ein Makrophagen-Aktivierungssyndrom (Hämophagozytose) gedacht werden.

Diagnose und Differenzialdiagnose

Nicht die Laborbefunde, sondern das klinische Gesamtbild ergibt nach Ausschluss anderer Ursachen die Diagnose.

Differenzialdiagnose

▶ Bakterielle Infekte (Osteomyelitis, Pyelonephritis, septische Arthritis),
▶ Malignom/Leukämie,
▶ Virusinfekt,
▶ reaktive Arthritiden im engeren Sinne und postinfektiöse Arthritiden, (z. B. rheumatisches Fieber),

- subakute bakterielle Endokarditis,
- chronisch-entzündliche Darmerkrankungen im Schub (Morbus Crohn, Colitis ulcerosa),
- Konnektivitiden.

Verlauf und Prognose

Die Hälfte der Patienten, meistens diejenigen mit oligoartikulärem Gelenkbefall, kommt nach einer Entzündungsphase von mehreren Monaten in Remission. Bei der anderen Hälfte findet sich ein persistierender Verlauf der Gelenksymptomatik, manchmal bis weit in das Erwachsenenalter hinein. Ein ausgedehnter, polyartikulärer Gelenkbefall während der ersten 6 Monate ist mit einem chronisch-destruierenden Verlauf assoziiert und prognostisch ungünstig. Dagegen nehmen die systemischen Manifestationen im Laufe der Jahre ab, können aber jederzeit in Zusammenhang mit einem Schub der Arthritis wieder aufflackern.

Komplikationen

Makrophagen-Aktivierungssysndrom (MAS). Eine schwere Komplikation der systemischen Form der JIA ist das Makrophagen-Aktivierungssyndrom (Hämophagozytose-Syndrom): Es handelt sich hierbei um ein rasch progredientes systemisches Entzündungssysndrom ähnlich einer perakuten Sepsis mit Multiorganversagen, Enzephalopathie und Koagulopathie. Warnzeichen sind ein schwer krankes Kind mit persisitierendem Fieber (nicht mehr die typischen Fieberschübe) mit Purpura oder anderen Haut- und/oder Schleimhautblutungen. Der Abfall aller 3 Zellreihen und des Fibrinogens sowie die Erhöhung von Transaminasen, Triglyzeriden und Ferritin sind charakteristisch. Die Ursache ist unbekannt: Assoziationen mit viralen Infekten und Medikamenten (Goldsalze, Sulfasalazin, D-Penicillamine) wurden beschrieben.

Schon der Verdacht auf ein MAS ist ein Notfall, der eine sofortige Hospitalisation und eine Therapie mit hoch dosierten Glukokortikoiden rechtfertigt.

Die systemische Form der juvenilen chronischen Arthritiden hat bzgl. verkürzter Lebenserwartung die schlechteste Prognose aller Formen von juveniler chronischer Arthritis. Die Lebenserwartung wird durch Infekte, Amyloidose oder MAS limitiert (in 2% der Fälle).

8.1.3 Juvenile idiopathische Arthritis, polyartikuläre, rheumafaktornegative Form

ILAR-Definition

Arthritis von 5 oder mehr Gelenken während der ersten 6 Monate der Erkrankung.

Ausschlusskriterien: Kriterien a), b), c), d), e) (s. JIA, oligoartikuläre Form, S. 141).

Epidemiologie und Klinik

20–30% der Kinder erkranken an einer polyartikulären, rheumafaktornegativen Form von JIA. 70–75% davon sind Mädchen. Die Krankheit kann während der gesamten Kindheit ausbrechen, mit einem Gipfel im 2. und 3. Lebensjahr.

Das Krankheitsbild ist sehr heterogen. In einigen Fällen stehen wenig schmerzhafte und schleichend auftretende Synovitiden im Vordergrund. Milde Allgemeinsymptome sind möglich (Müdigkeit, erhöhte Temperatur, leichte Adenopathien und Hepatosplenomegalie). Bei anderen Kindern fallen eher Steifigkeit und eine zunehmende Bewegungseinschränkung auf; die Synovitis ist klinisch wenig ausgeprägt. Sogar das MRI zeigt wenig Anreicherung nach Gadoliniumgabe. Histologisch kann eine entzündete und hyperplastische Synovialitis nachgewiesen werden. Man spricht von einer „trockenen Synovitis".

Die Sehnenscheiden der Fingerflexoren und Extensoren sind oft entzündet, was zu irreversiblen Fehlstellungen führen kann. Jedes Extremitätengelenk kann betroffen sein und es können sich schleichend Gelenkkontrakturen entwickeln. Die zervikalen Intervertebralgelenke sind häufig betroffen, manchmal auch die Kiefergelenke, was zu einer Mikrognathie führen kann.

Das Risiko einer klinisch asymptomatischen aber potenziell zu Erblindung führenden Uveitis anterior ist bei ANA-Positivität besonders hoch.

Labor

Antinukleäre Antikörper in 40% der Fälle vorhanden. Unspezifische Entzündungszeichen (Anämie, Senkungserhöhung, Erhöhung des C-reaktiven Proteins) sind häufig, aber nicht obligat.

Diagnose und Differenzialdiagnose

Nicht die Laborbefunde, sondern das klinische Gesamtbild ergibt nach Ausschluss anderer Ursachen die Diagnose. Die möglichen Differenzialdiagnosen hängen davon ab, ob die Krankheit neu ausgebrochen ist (infektiös, hämatologische Erkrankungen, Neoplasien) oder bereits längere Zeit besteht. Bei älteren Kindern kommen Vaskulitiden und Konnektivitiden in Frage. Die Psoriasisarthritis kann zu Beginn leicht mit der polyartikulären, rheumafaktornegativen Form verwechselt werden, da die Psoriasis sehr diskret sein und sogar noch fehlen kann.

Verlauf und Prognose

Viele Patienten mit dieser Subgruppe von JIA zeigen nach 5–10 Jahren Krankheitsdauer noch eine deutliche Krankheitsaktivität bzw. stehen noch unter Therapie. Auch bei optimaler Behandlung sind irreversible Bewegungseinschränkungen der Gelenke sowie eine Fehlstellung und Versteifung der Halswirbelsäule manchmal nicht zu verhindern.

8.1.4 Juvenile idiopathische Arthritis, polyartikuläre, rheumafaktorpositive Form

ILAR-Definition

Arthritis von 5 oder mehr Gelenken während der ersten 6 Monate der Erkrankung.

Der Rheumafaktor ist positiv bei 2 Untersuchungen im Abstand von mindestens 3 Monaten.

Ausschlusskriterien: Kriterien a), b), c), e) (s. JIA, oligoartikuläre Form, S. 141).

Epidemiologie und Klinik

Etwa 5% der JIA, davon 80–90% Mädchen. Beginn in der späten Kindheit oder Adoleszenz.

Symmetrische Arthritis der großen und kleinen Gelenke der Extremitäten, aber auch Befall der Halswirbelsäule und Kiefergelenke. Tendosynovitiden der Flexoren- und Extensorensehnen mit Neigung zu charakteristischen Deformitäten der rheumatoiden Hand (Ulnardeviation, Knopfloch- und Schwanenhalsdeformitäten).

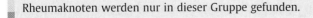

Rheumaknoten werden nur in dieser Gruppe gefunden.

Eine chronische Uveitis anterior tritt bei dieser Subgruppe nicht auf.

Da es sich um eine rheumatoide Arthritis mit Beginn im Kindesalter handelt, können eine Keratitis, eine Episkleritis und ein Sjögren-Syndrom auftreten. Die anderen systemischen Manifestationen der rheumatoiden Arthritis können ebenfalls auftreten (Vaskulitis, Lungenbeteiligung).

Labor

Der Nachweis von positiven Rheumafaktoren gehört zu den diagnostischen Kriterien. Antinukleäre Antikörper können positiv sein. Unspezifische Entzündungszeichen (Anämie, Senkungserhöhung, Erhöhung des CRP) sind möglich, aber nicht obligat.

Diagnose und Differenzialdiagnose

Siehe unter JIA polyartikuläre, rheumafaktornegative Form. Einige Monate nach Beginn der Erkrankung ist das Krankheitsbild meistens klar.

Verlauf und Prognose

Von allen Subgruppen der JIA zeigt die rheumafaktorpositive Form am häufigsten über Jahre anhaltende Krankheitsaktivität mit chronisch-destruktivem Verlauf. Auch bei optimaler Behandlung sind irreversible Bewegungseinschränkungen der Gelenke sowie eine Fehlstellung und Versteifung der Halswirbelsäule manchmal nicht zu verhindern.

8.1.5 Juvenile idiopathische Arthritis mit Enthesitis

ILAR-Definition

Arthritis *und* Enthesitis
oder
Arthritis *oder* Enthesitis *plus mindestens 2* der folgenden Kriterien:
▶ Vorhandensein oder Anamnese von Arthritis des Iliosakralgelenks und/oder von entzündlichen lumbosakralen Schmerzen,
▶ HLA-B27-positiv,
▶ Beginn der Arthritis bei einem Jungen über 6 Jahren,
▶ akute (symptomatische) Uveitis anterior,
▶ positive Familienanamnese bei Verwandten ersten Grades für Spondylitis ankylosans, juvenile idiopathische Arthritis mit Enthesitis, Arthritis des Iliosakralgelenks im Rahmen einer entzündlichen Darmerkrankung, Reiter-Syndrom oder akute Uveitis anterior.

Ausschlusskriterien: Kriterien a), d), e) (s. JIA, oligoartikuläre Form, S. 141).

Epidemiologie und Klinik

Kommt relativ häufig vor, bevorzugt bei Jungen älter als 6 Jahre. Die Familienanamnese ist häufig positiv (s. Einschlusskriterien).

Meistens handelt es sich um eine asymmetrische Oligoarthritis der unteren Extremitäten: ein isolierter Befall der Hüfte wird häufiger als in der oligoartikulären Form beobachtet. Die Arthritis des Mittelfußes (Tarsitis) oder des Sternoklavikulargelenks ist selten, aber dafür sehr charakteristisch. Ein polyartikulärer Beginn ist ebenfalls möglich.

Symptome im Achsenskelett (Iliosakralgelenk und Wirbelsäule) treten oft erst nach jahrelangem Verlauf auf, gelegentlich als erste Symptome, wenn die Krankheit bei Adoleszenten ausbricht.

> Die Enthesitis ist typisch für diese Arthritisform. Hierunter versteht man eine Entzündung im Bereich der Sehnenansätze. Der Ansatz der Achillessehne und der Plantaraponeurose sind bevorzugte Lokalisationen.

10–15% der Kinder entwickeln eine akute, sichtbare und schmerzhafte Uveitis anterior. Meistens wird nur ein Auge befallen.

Labor

HLA B27 wird bei einem hohen Prozentsatz der Patienten gefunden. In klinisch hochentzündlichen Phasen sind die Entzündungswerte im Blut erhöht, aber eine aktive Oligoarthritis mit normalen Entzündungsparametern im Blut wird häufig beobachtet. Ein persistierend tiefes Hämoglobin soll an eine entzündliche Darmerkrankung denken lassen.

Diagnose und Differenzialdiagnose

Nicht die Laborbefunde, sondern das klinische Gesamtbild ergibt nach Ausschluss anderer Ursachen die Diagnose. Differenzialdiagnostisch muss zu Beginn immer eine Lyme-Arthritis oder eine septische Arthritis (septische Sakroiliitis) in Erwägung gezogen werden.

Verlauf und Prognose

Die Prognose wird je nach Einschlusskriterien in verschiedenen Studien sehr unterschiedlich beurteilt. Anhaltende Remissionen werden bei bis zu 50% der Kinder beobachtet, aber sehr späte Rezidive (im Erwachsenenalter) sind möglich. Das Vollbild einer Spondylitis ankylosans kann sich entwickeln oder die Kriterien der juvenilen Spondylitis ankylosans sind bereits zu Begin der Erkrankung erfüllt.

Bei sorgfältiger Anamnese kann man bei einigen dieser Patienten eine entzündliche Darmerkrankung vermuten. Das Vollbild kann sich im Verlauf entwickeln.

8.1.6 Juvenile Psoriasisarthritis

ILAR-Definition

Arthritis *und* Psoriasis oder Arthritis *plus mindestens 2* der folgenden Kriterien:
► Daktylitis,
► Tüpfelnägel oder Onycholyse,
► Psoriasis bei Verwandten ersten Grades.

Ausschlusskriterien: Kriterien b), c), d), e) (s. JIA, oligoartikuläre Form, S. 141).

Epidemiologie und Klinik

Relativ selten. Mädchen etwas häufiger als Buben, vor allem bei Erkrankungsalter vor dem 6. Lebensjahr. Initial können sich manchmal nur Gelenksymptome ohne Hautveränderungen finden, was die Diagnose erschwert.

> Die Daktylitis ist sehr typisch und gibt dem Finger oder der Zehe den Aspekt eines „Wurstfingers" oder „Wurstzehe". Sie entspricht der Entzündung von allen Gelenken, Periost und Sehnenscheiden eines Fingers oder Zehe.

Die Uveitis ist eher eine chronische, stumme Uveitis anterior bei frühkindlichem Beginn insbesondere bei Mädchen und positiven ANA.

Eine einseitige, schmerzhafte Uveitis anterior kann auch vorkommen, aber eher im späteren Kindesalter.

Labor

Entzündungsparameter möglicherweise erhöht, aber nicht obligat. ANA gelegentlich positiv.

Diagnose und Differenzialdiagnose

Nicht die Laborbefunde, sondern das klinische Gesamtbild ergibt nach Ausschluss anderer Ursachen die Diagnose.

Verlauf und Prognose

Der Verlauf ist meistens oligoartikulär und funktionell günstig. Trotzdem sind polyartikuläre Verläufe, der Befall des axialen Skeletts oder späte Rezidive nach Remission möglich.

8.1.7 Behandlung der juvenilen, idiopathischen Arthritiden

Die Qualität der Behandlung ist für die Prognose entscheidend, können doch etwa 80% aller Patienten mit juveniler idiopathischer Arthritis bei geeigneter Behandlung das Erwachsenenalter ohne nennenswerte Behinderung erreichen. Die Behandlung muss unbedingt multidisziplinär in Zusammenarbeit mit einer kinderrheumatologischen Sprechstunde erfolgen.

Die Therapie kann schon vor der Einteilung in eine bestimmte Subgruppe beginnen, da sie in erster Linie von der Entzündungsaktivität der Gelenke und von den Systemsymptomen abhängig ist und nur unwesentlich von der JIA-Subgruppe beeinflusst wird.

Behandlungsziele

► Kurzfristig:
  – Schmerzen bekämpfen,
  – Entzündungsaktivität dämpfen,
  – Schulabwesenheitszeiten gering halten.
► Langfristig:
  – iatrogene (Steroid-)Schäden vermeiden
    (Kleinwuchs, Osteoporose, Cushing-Syndrom),
  – Gelenkfehlstellungen oder Destruktion verhindern,
  – irreversible Sehstörungen verhüten,
  – normale psychosoziale Entwicklung sowie Berufsausbildung ermöglichen.

Allgemeine Maßnahmen

Bei der floriden Arthritis angepasste Schonung, keine völlige Ruhigstellung, korrekte Lagerung im Bett, früher Einsatz von Nachtlagerungsschienen oder Redressionsschienen zur Vermeidung oder Beseitigung von Kontrakturen. Erlernen eines angepassten Bewegungsprogramms unter Einbezug der Eltern. Diese wichtigen Maßnahmen sind ohne Teamarbeit mit Physio- und Ergotherapeutin nicht möglich.

Medikamentöse Maßnahmen

Einsatz von nichtsteroidalen Antiphlogistika (NSAR) genügend hoch dosiert.

Cave: Analgetische Dosierung ist tiefer als entzündungshemmende Dosierung.

Wenn dies nicht ausreichend ist, sollten Basismedikamente wie Methotrexat, Chloroquin, oder Sulfasalazin eingesetzt werden. Leflunomide hat sich in einer Studie als wirksam und verträglich erwiesen, ist aber noch nicht zugelassen.

Von den biologischen Therapien wurde Anti-TNF-α bei therapieresistenten Fällen, insbesondere den polyartikulären Formen, mit Erfolg eingesetzt. (Beachte: In der Schweiz ist eine Kostengutsprache einzuholen, in Deutschland sind die Richtlinien der DGRh [www.dgrh.de] einzuhalten.)

Glukokortikoide sind sehr wertvoll als intraartikuläre Injektionen oder als topische Behandlung der Uveitis. Perorale Steroide sollten nur bei schwerem systemischem Befall und wenn möglich nur jeden zweiten Tag alternierend verabreicht werden.

Der Einsatz von Basismedikamenten und besonders von Anti-TNF-α sollte mit einem Kinderrheumatologen besprochen werden.

Orthopädietechnische Maßnahmen unter Anleitung der Ergotherapeutin

Gelenkschutz, Adaptation der Schuhe, Anpassungen zu Hause und in der Schule usw.

Eventuell orthopädisch-chirurgische Operationen

Synovektomien sind selten indiziert. Korrekturosteotomien der Gelenke oder gar Gelenkendoprothesen sind äußerst selten nötig.

Augenüberwachung

Regelmäßige Spaltlampenuntersuchung über Jahren notwendig: Alle 3 Monate bis 6 Monate je nach Risikofaktor mit Verlängerung der Kontrollabstände nach 5 Jahren ohne Symptome (s. Tab. 8.**1**).

8.2 Weitere Störungen am kindlichen Bewegungsapparat

8.2.1 Kindliches Beinschmerzsyndrom (nächtliche Beinschmerzen)

Früher wurde diese Störung fälschlicherweise „psychogene Beinschmerzen", „Wachstumsschmerzen" oder „Beinschmerzsyndrom ohne organische Erkrankung" genannt. Die Ursache ist unbekannt, definitionsgemäß heilt der Zustand folgenlos aus, abgesehen von einer Tendenz, im Erwachsenenalter vermehrt unter „unruhigen Beinen" („restless legs") zu leiden.

Folgende klinische Symptomatik ist typisch:

▶ rezidivierende Schmerzen im Bereich der Wadenmitte oder an den Oberschenkeln, manchmal auch an den Armen (nie jedoch an den Armen allein),
▶ Schmerzlokalisation wechselnd, diffus, nicht nur eine Gelenk,
▶ manchmal Auftreten der Schmerzen beim Zubettgehen, häufiger nächtliches Aufwachen aufgrund von Schmerzen, oft nach körperlichen Anstrengungen,
▶ Alter des Kindes 6–13 Jahre,
▶ oft auch bei anderen Familienangehörigen anamnestisch eruierbar,
▶ tagsüber keinerlei Beschwerden, Hinken oder ähnliches.

Behandlung

Nach Ausschluss sonstiger Schmerzursachen (z.B. Osteoidosteom, falls die Schmerzlokalisation konstant angegeben wird) Aufklärung, Beruhigung und ärztliche Führung; einfache analgetische Maßnahmen.

8.2.2 Syndrom der benignen Gelenkhyperlaxität

Eine generalisierte Gelenkhyperlaxität kann ausnahmsweise mit seltenen Erkrankungen wie Marfan-Syndrom oder Ehlers-Danlos-Syndrom assoziiert sein und dort einen genetischen Defekt in der Kollagen-Typ-I-Synthese widerspiegeln. Noch häufiger kommen vor allem sporttreibende Kinder oder Adoleszente wegen Gelenkschmerzen, einer minimer Gelenkschwellung oder einem minimen Gelenkerguss zum Arzt, wobei der einzige Befund oftmals eine Gelenkhyperlaxität ist. Knie- und Sprunggelenke sind besonders oft betroffen.

Definition

Generalisierte Gelenklaxität oder Gelenkhypermotilität:
► der Daumen kann passiv bis zum radialseitigen Unterarm in Opposition flektiert werden,
► der Kleinfinger kann im Grundgelenk mehr als 90° nach dorsal hyperextendiert werden,
► die Knie können mehr als 10° hyperextendiert werden,
► die Ellbogen können mehr als 10° hyperextendiert werden,
► die Sprunggelenke können abnorm dorsal flektiert werden.

Definitionsgemäß sind 3 oder mehr Kriterien zu erfüllen. Zusätzliche andere Zeichen sind die Fähigkeit, sich hinter dem Rücken die Finger berühren zu können (eine Hand von oben, die andere Hand von unten geführt) oder den Fußboden bei gestreckten Knien mit den Handflächen berühren zu können.

Diese Kriterien wurden für Erwachsene definiert. Ihre Bedeutung für den kindlichen Bewegungsapparat wurde nie evaluiert.

Behandlung

Sie besteht darin, den Patienten zu lehren, außergewöhnliche Gelenkbelastungen zu vermeiden (ohne die normalen Aktivitäten und das Spiel einzuschränken) und die gelenknahen Muskeln zu kräftigen (z. B. M. quadriceps). Die Diagnose sollte bei Kindern unter 3 Jahren und bei Patienten mit Zeichen einer systemischen Erkrankung oder signifikant progredienter Behinderung zurückhaltend gestellt werden. Es gibt Hinweise, dass einige Patienten später im Erwachsenenalter eine frühzeitige Arthrose entwickeln.

8.2.3 Idiopathische Osteonekrosen, Osteochondrosen und andere Probleme

Das wachsende Skelett ist verschiedenen herdförmigen Störungen von Knochen und Epiphysenfugen unterworfen, möglicherweise vor allem infolge traumatischer Einflüsse. Der Begriff Osteonekrose bezieht sich auf einen

Untergang von Knochengewebe, der ätiologisch unklar durch eine Ischämie zustande zu kommen scheint. Der Begriff Osteochondrose bezeichnet umschriebene Knochenstörungen meist epi- oder apophysennah am wachsenden Skelett. Diese Veränderungen imponieren radiologisch als herdförmige Knochen-Knorpel-Fragmentation, als Knochenkollaps, teils mit Zeichen von Wiederherstellung. Wiederholte Mikrotraumata oder sportliche Überbelastung werden als Auslöser oft gefunden.

Je nach Schweregrad können eine Gelenkdeformation und/oder eine sekundäre Arthrose in der Folge entstehen.

Beispiele

▶ Morbus Freiberg: Wahrscheinlich überlastungsbedingte Osteonekrose des Metatarsalköpfchens II am Fuß bei Adoleszenten. Kann chronische belastungsabhängige Vorfußbeschwerden hervorrufen.

▶ Morbus Köhler Typ I: Affektion des Os scaphoideum tarsi am Fuß, durch Osteonekrose oder durch Störung der Ossifikation bedingt, oft bei Kindern im Vorschulalter.

▶ Morbus Kienböck: Osteonekrose des Os lunatum am Handgelenk bei jüngeren Erwachsenen, meist traumatisch durch Überlastung bedingt, z. B. nach Sturz auf die Hand oder nach repetitiven Vibrationstraumata (Kompressorarbeiten im Straßenbau).

▶ Morbus Osgood-Schlatter: Mechanisch bedingte Läsion der Patellarsehneninsertion an der Tuberositas tibiae bei 11- bis 15-jährigen Jugendlichen, meist sportlich aktiven Jungen.

▶ Morbus Sever: Ossifikationsvariante am Kalkaneus im Bereich der Achillessehneninsertion bei 9- bis 11-jährigen Jugendlichen teils mit Fragmentbildung; oft auch am medialen Femurkondylus. Ursache unbekannt, es spielen Traumata und Epiphysenfugenstörungen eine Rolle.

▶ Morbus Perthes (häufigste Osteonekrose!): Ischämische Nekrose des Femurkopfs, vor allem bei Jungen (4-mal häufiger als bei Mädchen). Alter: 4.–9.Lebensjahr, in 15% der Fälle beidseitig.

8.2.4 Epiphyseolysis capitis femoris

Bei dieser nicht traumatischen, oftmals bilateralen Epiphysenlösung werden Jungen häufiger betroffen als Mädchen. Alter: 11.–15.Lebensjahr, tendenziell bei eher beleibten Kindern. Die Ursache ist wahrscheinlich multifaktoriell (vermehrte Antetorsion und vermehrte Schrägstellung der Epiphysenfuge, Hormonstatus usw.).

8.2.5 Osteoidosteom

Ätiologisch handelt es sich um einen benignen Knochentumor. Von einem Osteoidosteom sind vor allem Kinder und junge Erwachsene betroffen. Typisch ist ein persistenter Tag- und Nachtschmerz, der auf NSAR anspricht.

Prädilektionsstellen sind die Diaphyse, besonders des Femurs (Schenkelhals) und der Tibia, sowie der distale Unterarm, die Wirbelbogenwurzeln. Bei einer gelenknahen Lokalisation kann der Entzündungsschmerz das vorherrschende Symptom sein. Die Diagnosestellung erfolgt mit der Skelettszintigraphie, konventionellen Röntgenbildern oder der CT (typische Darstellung des „Nidus"). Eine operative Entfernung ist aus Schmerzgründen meist unumgänglich.

8.2.6 Coxitis fugax, transiente Synovialitis des Hüftgelenks („Hüftschnupfen")

Diese Erkrankung ist ein Konglomerat verschiedener spontan ausheilender Affektionen. Wahrscheinlich handelt es sich meistens um eine Begleitarthritis im Rahmen eines viralen Infekts, nach einem geringen Trauma oder infolge eines abortiven Morbus Perthes.

Differenzialdiagnostisch müssen insbesondere eine septische Koxitis, eine Epiphysenfugenlösung und ein Morbus Perthes ausgeschlossen werden. Beim typischen Bild mit vorausgehendem banalem Infekt, afebrilem Kind und normalen Entzündungsparametern sind Ultraschalluntersuchung oder weitere Abklärungen in der Regel nicht nötig. Die Coxitis fugax tritt typischerweise zwischen dem 3. und 10. Lebensjahr und etwas häufiger bei Jungen auf. Wenn sie nach spätestens 2 Wochen nicht geheilt ist, muss die Diagnose revidiert werden.

Behandlung

Bettruhe und Einnahme von NSAR.

8.2.7 Femoropatelläres Schmerzsyndrom

Diese Erkrankung wurde früher fälschlicherweise „Chondromalacia patellae" genannt. Die Symptomatik präsentiert sich nach körperlicher Belastung als belastungsabhängige Kniebeschwerden, manchmal mit geringgradigem Gelenkerguss. Andere Schmerzursachen müssen ausgeschlossen werden. Dieses Schmerzsyndrom kann infolge verschiedener mechanischer Probleme der Patellaverankerung und -führung auftreten.

Oftmals findet sich eine Gelenkhyperlaxität oder eine Verkürzung der ischiokruralen Oberschenkelmuskulatur.

Behandlung

M.-quadriceps-Training und Muskeldehnung (vor allem Kniebeuger). Arthroskopische Abklärung und operative Maßnahmen sind selten indiziert.

9 Rückenschmerzen

H. Ziswiler, G. Hämmerle

Epidemiologie

► 4 von 5 Menschen haben mindestens einmal im Leben Rückenschmerzen (Industriestaaten).
► Punktprävalenz ca. 40%, Einjahresprävalenz > 70%.
► Jede dritte Arztkonsultation in der Allgemeinpraxis ist auf Rückenschmerzen zurückzuführen.
► Nur in 10–20% ist ein organisches Korrelat feststellbar, welches die Schmerzen erklärt.
► Spontane Beschwerdefreiheit innerhalb von 2–3 Monaten in 90%
► Bei Chronifizierung machen die direkten Kosten (medizinische Abklärung und Behandlung) ⅓, die indirekten (Erwerbsausfall) ⅔ aus.
► Nacken- sowie Brustwirbelsäulenprobleme stellen mit 25% resp. 5% Inzidenz einen deutlich kleineren Teil der Wirbelsäulenleiden als die lumbalen Probleme dar.

Ursachen

► 97% der Rückenschmerzen sind mechanisch erklärbar und haben eine gute Prognose (Tab. 9.**1**).
► 3% müssen abgeklärt und einer gezielten Therapie zugeführt werden.
► Die manuellen Techniken (manuelle Medizin von Ärzten, manuelle Therapie von Physiotherapeuten) können oft klinische Befunde erhoben werden, welche mittels bildgebender Verfahren nicht fassbar sind: z.B. Dysfunktionen der Intervertebralgelenke.
► Bildgebende Befunde wie Facettengelenkarthrose oder Diskushernien begünstigen segmentale Funktionsstörungen mit Rückenschmerzen. Sie stellen ein erhöhtes Risiko für (Rezidiv-) Beschwerden dar.

Cave: Die Korrelation zwischen degenerativen Veränderungen in bildgebenden Untersuchungen und Beschwerden ist schlecht.

Tabelle 9.1 Ursachen von Rückenschmerzen

Mechanische Ursachen (97%)	Nichtmechanische Ursachen (3%)
Funktionelle, biomechanische Pathologie 70% • Intervertebrale Blockierung (Dysfunktion) • Muskuläre Dysbalance, Überlastung • Ligamentäre Überbeanspruchung	Infektionen (Spondylodiszitis, Epiduralempyem) 0,01%
Strukturelle Pathologie	*Strukturelle Pathologie*
Degenerative Veränderungen 15–20% • Diskushernie • Osteochondrose • Fazettenarthrose • Spinalkanalstenose	**Entzündlich-rheumatische Erkrankungen 0,3%** • Spondylarthropathien • Rheumatoide Arthritis (nur zervikal) • Kristallablagerungserkrankungen (Gicht, CPPD, Apatitose) **Viszerale Erkrankungen (pulmonal, kardial, gastrointestinal, urogenital, vaskulär) 2%**
Frakturen bei Osteoporose oder in Folge von Trauma 4–5%	**Neoplasien (Metastasen, selten primäre Tumore) 0,7%**

Definitionen

Vielzahl von Begriffen wie Lumbalgie, Lumbago, Ischias, Hexenschuss, Ischialgie, Low-Back-Pain etc. Die drei häufigsten klinischen Beschwerdebilder können wie folgt benannt werden:
Vertebrales, spondylogenes (= pseudoradikuläres) und radikuläres Syndrom. Diese „syndromalen Diagnosen" (Tab. 9.2) differenzieren nicht zwischen Funktionsstörungen und morphologischen Problemen. Mit anderen Worten können unterschiedlichste Ursachen zu diesen Beschwerdebildern führen.
Der Begriff *„referred pain"* (fortgeleiteter, ausstrahlender Schmerz) bezieht sich auf viszerale Ursachen für peripher empfundene Schmerzen.

Tabelle 9.2 Rückensyndrome

Bezeichnung	Lokalisation und Charakteristika
Vertebral	Schmerzen nicht ausstrahlend, im Bereich der Wirbelsäule empfunden
Spondylogen (= pseudoradikulär)	Ausstrahlende, nicht dermatombezogene Beschwerden, ausgehend von schmerzverursachenden Strukturen der Wirbelsäule
Radikulär	Dermatombezogene, d.h. radikuläre Symptome wie Schmerz, Sensibilitätsstörung und/oder motorische Ausfälle

Tabelle 9.3 Warnzeichen bei Rückenschmerzen („red flags")

- Alter < 20 Jahre

- Alter > 50 Jahre

- Malignom in der Anamnese

- Adäquates Trauma

- Unerklärter Gewichtsverlust

- Keine Schmerzabnahme in Ruhe

- Nachtschmerz

- Morgensteifigkeit länger als 1 h

- Intravenöser Drogenkonsum

- Blasen- und Mastdarmfunktionsstörung

- Langandauernde Glukokortikoidtherapie

- Paresen an oberen/unteren Extremitäten

- Fieber

- Nachtschweiß

Tabelle 9.4   Anamnesekriterien zur Differenzierung zwischen „mechanischem" und „entzündlichem" Leiden

Mechanisch	Nichtmechanisch/entzündlich
Anlaufschmerz	Morgensteifigkeit über 30 min
Intermittierender Schmerz	Nachtschmerz, Dauerschmerz
Belastungsabhängigkeit	Oft Besserung auf Bewegung
Bewegungs-, Positionsabhängigkeit	Schleichender oder plötzlicher Beginn
Keine Symptome der Entzündung	Symptome der systemischen Entzündung wie Allgemeinzustandverschlechterung, Gewichtsverlust, Nachtschweiß
Keine Begleitbeschwerden	Begleitbeschwerden (z.B. Hautveränderungen, Augenentzündung)

Symptome/Klinische Befunde

Warnzeichen helfen, Patienten zu identifizieren, welche genauer unter die Lupe genommen werden sollten (Tab. 9.**3**). Tabelle 9.**4** zeigt die Kriterien zur Differenzierung zwischen mechanischen und entzündlichen Leiden.

9.1 Chronifizierung beim Rückenschmerz

Von einem *akuten* Schmerz wird gesprochen, falls die Dauer unter 6 Wochen liegt, ein *subakuter* Schmerz dauert zwischen 6 Wochen und 3 Monaten, bestehen die Schmerzen länger als 3 Monate wird von einem *chronischen* Schmerz gesprochen.

Eine *Chronifizierung* wird begünstigt durch definierte Risikofaktoren (Tab. 9.**5**). In diesen Fällen findet oft eine so genannte Zentralisierung der Schmerzen statt. Typische Charakteristika dafür sind:

► Ausweitung des Schmerzareals,
► Verlust der Modulierbarkeit durch Belastung, Position,
► fehlender Effekt von Medikamenten,
► Monotonie der Beschwerden, andauernde Schmerzen,
► begleitende vegetative und emotionale Beschwerden,
► Hyperalgesie (Überempfindlichkeit).

Tabelle 9.5 **Risikofaktoren für Chronifizierung („yellow flags")**
• Vorbestehende Rückenbeschwerden
• Alkohol-, Zigaretten- und Drogenkonsum
• Arbeitsunzufriedenheit
• Schlechtes psychosoziales Umfeld
• Rentenbegehren
• Mehrere Schmerzlokalisationen
• Integrationsprobleme (Ausländerstatus)
• Finanzielle Probleme

Bei chronischen Rückenschmerzen ist es oft nicht mehr möglich, zwischen *somatoformen* (= psychogenen) Schmerzen und *chronifizierten* Schmerzen mit einem somatischen Kern/Ursprung zu differenzieren. Im klinischen Alltag bedient man sich in diesen Situationen oft des Terminus „Schmerzkrankheit".

Zwei Denkmodelle finden in Beurteilung und Behandlung chronischer Rückenbeschwerden heute Verwendung:

▶ *Biologisches Modell* (reduktionistisch): erachtet in über 80% der chronischen Fälle ein pathoanatomisches Substrat als kausal. Das daraus abgeleitete therapeutische Prozedere besteht in interventionellen Behandlungen (Injektionen, Schmerzpumpen, Nervenstimulatoren etc.).

▶ *Biopsychosoziales Modell* (gesamtheitlich): gewichtet neben biologischen (anatomischen) Faktoren auch psychische und soziale. Die Therapie ist dementsprechend multimodal (neben Schmerzmedikation und Intervention sowie Physio- und Ergotherapie auch Gesprächstherapie und Erlernen von Copingstrategien etc.).

9.2 Akutes lumbovertebrales und lumbospondylogenes Syndrom

▶ In 90% spontane Beschwerdefreiheit, aber in 75% ein bis drei Rezidive pro Jahr.

▶ Der Gefahr einer Chronifizierung (10% der Fälle) muss möglichst früh durch fachkundige Abklärung und Therapie begegnet werden.

Tabelle 9.6 Medikamentöse Behandlung von akutem Kreuzschmerz

VAS < 6 2er-Kombination: Analgetika mit NSAR	• Paracetamol in Kombination mit Diclofenac, Ibuprofen usw.
VAS > 6 3er-Kombination: Analgetika + NSAR + Opioid	• Zusätzlich Tramadol oder Codein • NSAR mit langer Wirkdauer (retardierte Formen)
Schmerzhafte Muskelverspannungen, Muskelrelaxanzien	• Plus Diazepam oder Sirdalud, bevorzugt abends *Cave:* Kombination mit anderen sedierenden Medikamenten: Sturzgefahr bei älteren Leuten, eingeschränkte Fahrtauglichkeit!

10er-Regel für das Management von akutem Kreuzschmerz (bei Fehlen von „red flags")

1. Information in gut verständlicher Sprache (bei Bedarf Dolmetscher anfordern),
2. Aufklären über gute Prognose,
3. zu Aktivität und Selbstverantwortung anregen,
4. Analgesie, Medikamente ausdosieren (Tab. 9.**6**),
5. keine Bettruhe verordnen,
6. Kälte- oder Wärmeapplikation durch den Patienten,
7. Instruktion über Entlastungspositionen und Rückenergonomie (Physio-, Ergotherapie),
8. manualmedizinische Behandlung durch Arzt oder Physiotherapeuten,
9. Arbeitsfähigkeit so rasch als möglich steigern,
10. Chronifizierungsfaktoren („yellow flags") frühzeitig erkennen (Tab. 9.**5**).

Beschwerdepersistenz nach 4–6 Wochen

▶ Reevaluation: ausführliche Schmerzanamnese und umfassendere körperliche Untersuchung, eventuell rheumatologische Exploration.
▶ Bei klinischen Unklarheiten oder Auftauchen von Warnzeichen: Zusatzuntersuchungen (Labor- und/oder Bildgebung). MRI/CT bei Auftreten oder Verschlechterung von neurologischen Zeichen oder bei Verdacht auf

---

Tabelle 9.7 Waddell-Zeichen: Hinweise auf nichtorganische Pathologie

Empfindlichkeit
- Oberflächlich: Schmerz bei Hautberührung über Ausbreitungsgebiet des Ramus posterior Nervi spinales
- Tief: Druckschmerzhaftigkeit großflächig ausgedehnt

Scheinmanöver
- Stauchung: Kreuzschmerz bei leichtem Druck auf den Schädel im Stehen
- Rumpfdrehung: Kreuzschmerz bei gleichzeitiger Rotation von Becken und Schultergürtel

Ablenkung
- Lasègue-Zeichen: Diskrepanz zwischen klassischer Prüfung in Liegen und problemlos ausführbaren Langsitz

Neuroanatomie
- Schwäche mehrerer Muskelgruppen, die sich nicht neuroanatomisch zuordnen lassen
- Gefühlsstörung, nicht entsprechend radikulärer oder neuraler Versorgung

Überreaktion
- Stöhnen, schmerzgeplagte Gesichtszüge, aktive Verspannung der Muskeln, Tremor, Abstützen bei Stehen und Gehen, Reiben der schmerzhaften Areale

---

systemische Ursache, Skelettszintigraphie bei Frage nach multifokalem entzündlichem oder neoplastischem Prozess.
▶ Augenmerk auf abnormes Schmerzverhalten, Hinweise für nichtorganische Pathologie suchen: Waddell-Zeichen (Tab. 9.7).

Manuelle Medizin und Physiotherapie

Subakute mechanische Rückenleiden sind eine gute Indikation für manuelle Medizin und/oder Physiotherapie:
▶ lösen funktioneller Blockierungen durch Weichteiltechniken oder gezielte Manipulationen mit Impuls,
▶ initial passive, analgetische Therapie sinnvoll; innert weniger Tage in aktive, koordinationsfördernde und muskelkräftigende Behandlung überzuführen.

Physiotherapeutisch geleitete Instruktion (Rückenschule) hat sekundär-präventiven Charakter:
► rückengerechtes Verhalten,
► Verbesserung der Körperwahrnehmung,
► Erlernen ergonomischer Grundprinzipien.

Bildgebende Diagnostik

Bei akuten Rückenschmerzen ohne Vorliegen der in Tab. 9.**3** aufgeführten „red flags" ist keine bildgebende Diagnostik indiziert. Erst nach 3-wöchiger Beschwerdepersistenz sollen radiologische Untersuchungen erwogen werden (Abb. 9.**1**–9.**3**), wobei vor dem Einsatz von Computertomographie (CT), Magnetresonanztomographie (MRI), Myelographie oder Szintigraphie konventionelle Röntgenaufnahmen im Stehen in 2 Ebenen durchgeführt werden sollen.

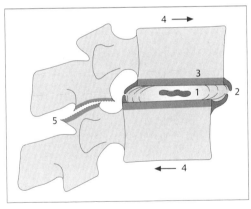

Abb. 9.**1 Radiologische Zeichen der Segment-degeneration.**
1 Degeneration des Diskus (Wasserverlust, Faserrisse, evtl. Herniation) führt zu Höhenminderung (radiologisch: Chondrose)
2 Bildung von Osteophyten
3 Ossäre Reaktion von angrenzender Boden- und Deckplatte im Sinne einer Sklerose (Osteochondrose)
4 Translatorisches Gleiten (Anterolisthesis oder Retrolisthesis)
5 Überlastung der Fazetten-gelenke mit Ausbildung einer Spondylarthrose

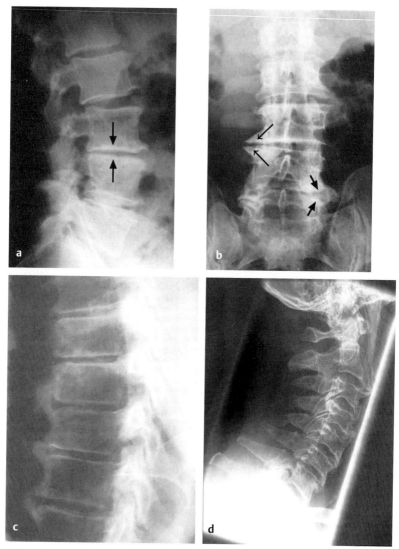

Abb. 9.**2a–d   Degenerative und hyperostotische Veränderungen der LWS.**
a Seitenaufnahme der LWS mit Osteochondrose (Pfeile). **b** LWS-a.-p.-Aufnahme
mit Spondylophyten (Pfeile). **c** HWS und **d** BWS mit überbrückenden Osteophyten
bei DISH.

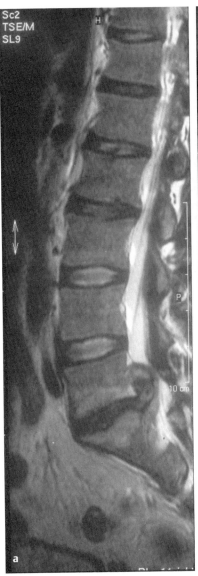

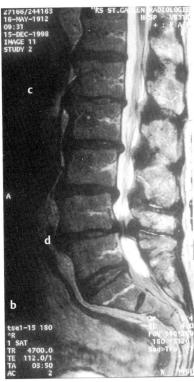

Abb. 9.**3a–d Kernspintomographische Befunde (MRI).**
a Frische Diskusherniation (Patient litt unter einem Lumbovertebralsyndrom).
b–d Enger Spinalkanal (Patient litt unter klassischer Claudicatio spinalis).
b Sagittalschnitt.

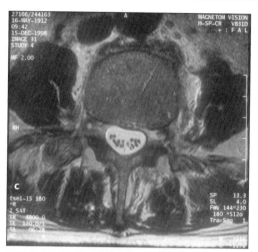

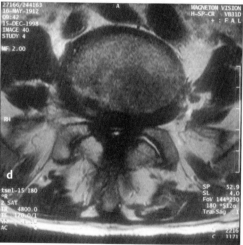

Abb. 9.**3a–d**
**Kernspintomographische
Befunde (MRI).**
c und **d** Transversalschnitte
entsprechend der Markie-
rung in **b**.

9.3 Radikuläres Syndrom (z. B. bei Diskushernie)

Merke:
► Einem lumboradikulären Syndrom liegt in der ersten Lebenshälfte meist eine Diskushernie zugrunde, umgekehrt führen Diskushernien aber nur in schätzungsweise 20% der Fälle zu einer radikulären Symptomatik.
► Der radikuläre Schmerz wird durch eine örtliche Reizung (Tab. 9.**8**) verursacht (bedingt durch lokal entzündliche Prozesse), viel seltener kommt es zu einer echten Kompression mit motorischer Parese.

Weitere Ursachen für radikuläre Syndrome: degenerativ bedingte Einengung eines Foramen intervertebrale, Synovialiszyste bei Fazettenarthrose, Neoplasien (vor allem Höhe BWS).

Tabelle 9.**8** **Funktionelle Ausbreitungsgebiet der Nervenwurzeln**

Wurzel	Ausstrahlung	Reflexe	Kennmuskeln
C6	Oberarm lateral bis Daumen	Bizepsreflex	M. biceps
C7	Oberarm dorsal bis in 2. und 3. Finger	Trizepsreflex	M. triceps
C8	Steckseite Unterarm bis 4./5. Finger	Trizepsreflex	Hypothenar
L3	Oberschenkel ventromedial, Leiste	Patellarsehnenreflex	M. quadriceps
L4	Oberschenkel lateral, Unterschenkel medial, innerer Malleolus	Patellarsehnenreflex	M. quadriceps, M. tibialis anterior
L5	Unterschenkel lateral, Fußrücken medial, Großzehe	Tibialis-posterior-Reflex	Großzehenheber
S1	Oberschenkel lateral, Fußkante dorsolateral, Unterschenkel dorsal, Fußsohle und Zehen lateral	Achillessehnenreflex	Plantarflexion

Symptome und klinische Befunde

▶ Scharfe, helle Schmerzen, radikulär ausstrahlend, oft diskrete oder sogar fehlende Rückenschmerzen.

▶ Sensomotorische Ausfallerscheinungen nicht obligat.

▶ Press-, Husten-, Niesschmerz.

▶ Shift der Wirbelsäule.

▶ Verstärkung der Schmerzen durch Flexion (bei intraforaminaler Hernie durch Extension, Seitneigung).

▶ Positives Lasègue-Manöver (L5 und S1), respektive Femoralis-Dehnungstest (umgekehrter Lasègue; L2–L4).

▶ Der gekreuzte Lasègue (dermatombezogene Beinschmerzen bei Heben des kontralateralen Beines) ist im Gegensatz zum ispilateralen Lasègue weniger sensitiv, dafür spezifischer für das Vorliegen einer radikulären Kompression.

Diagnosesicherung

▶ MRI (oder CT, Abb. 9.**3a**).

▶ Elektrophysiologie nur bei unklaren neurologischen Befunden notwendig.

Behandlung

▶ Ausgebaute Analgesie (3er-Kombination),

▶ „liegen oder gehen", nicht sitzen,

▶ epidurale oder periradikuläre Glukokortikoidgabe: gezielte Injektion unter Bildwandler (Technik je nach Lokalisation der Neurokompression),

▶ chirurgische Intervention (Wahleingriff!) indiziert bei:
  – zunehmender Parese,
  – nicht behandelbarer Schmerzsituation.

Cave: Das Cauda-equina-Sydrom (Defäkations- und Miktionsprobleme, Reithosenanästhesie) ist ein neurochirurgischer Notfall!

9.4 Syndrom des engen Spinalkanals: Claudicatio spinalis

Problem des alten Menschen. Verursacht durch Kombination von degenerativen Veränderungen sowohl des Diskus (Diskusvorwölbungen/Herniationen), der Ligg. flava (Hypertrophie), der Fazettengelenke (dorsale Osteophyten; Abb. 9.**3b–d**). Bei jüngeren Patienten meist zusätzlich kongenital enger Spinalkanal.

Merkmale:

▶ Intermittierende Beinbeschwerden (Schmerzen, Schwäche, Gefühllosigkeit).

▶ Auftreten (und Zunahme) beim Gehen, vor allem in Extensionshaltung der LWS.

▶ Abnahme und Verschwinden der Beschwerden in Flexionshaltung der LWS (Hinsetzen, Abstützen an Geländer).

▶ Schmerzen dorsal über Oberschenkel, eventuell bis Unterschenkel.

▶ Oft Beeinträchtigung mehrerer Nervenwurzeln mit entsprechend buntem neurologischen Bild.

Diagnose

▶ Hyperlordosetest: Schmerz-/Schwäche-Provokation durch forcierte Hyperlordose während etwa 60 s: Auftreten der oben beschriebenen Beschwerden, rasche Erholung durch Vornüberbeugen.

▶ MRI oder CT (Achtung: diese Untersuchungen werden im Liegen durchgeführt und führen deshalb nicht selten zu Fehlinterpretationen).

▶ Funktionsmyelographie als zuverlässigste Methode, obligat für Planung einer chirurgischen Dekompression.

Behandlung

▶ Physiotherapie (Entlastungshaltungen, Gangschulung, evtl. Instruktion Stockgebrauch: „Vierfüßlergang"),

▶ epidurale Glukokortikoidgabe unter Bildwandlerkontrolle,

▶ chirurgische Intervention bei:
  – fehlendem oder abnehmendem Ansprechen auf epidurale Glukokortikoide.

9.5 Fazettensyndrom

Ursachen: Dysfunktion/Blockierung und/oder degenerative Veränderungen am Bewegungssegment.

Merkmale:

▶ spondylogenes Schmerzmuster, Ausstrahlung dorsal,

▶ Schmerzverstärkung durch Extension/Rotation/Seitneigung,

▶ Rückenschmerzen dominieren,

▶ Anlaufschmerzen morgens (Sekunden bis wenige Minuten).

Diagnose

► Konventionelle Bildgebung: Fazettengelenkanomalien, -arthrose,
► CT stellt Fazettenarthrose gut dar (selten indiziert),
► selektive Anästhesie der Gelenke durch intraartikuläre Injektion oder Anästhesie der Rami mediales.

Behandlung

► Analgesie (2er- oder 3er-Kombination),
► manuelle Medizin und/oder Physiotherapie,
► intraartikuläre Glukokortikoidgabe unter Bildwandlerkontrolle,
► bei Schmerzpersistenz und verifizierter Diagnose:
  – Thermokoagulation der Rami mediales.

9.6 Diskogenes Syndrom

Ursache: Verletzung/Läsion der posterolateralen Anteile der Bandscheibe mit nozizeptiver Reizung des Lig. longitudinale posterior.
  Merkmale:
► dumpf-ziehender Schmerzcharakter,
► Fehlen von radikulären Symptomen,
► oft Press-, Husten- oder Niesschmerz,
► Zunahme in Flexion,
► Schmerzen beim Aufstehen nach und bei längerem Sitzen.

Diagnose

► MRI: Anulus-fibrosus-Riss.

Behandlung

► Analgesie (2er- oder 3er-Kombination),
► evtl. lokale Injektion,
► Physiotherapie.

9.7 Instabilitätssyndrom

Ursachen: allgemeine (konstitutionelle) Hypermotilität, degenerative Segmentveränderungen mit muskulärer Insuffizienz, seltener Spondylolisthesis bei Spondylolyse.

Merkmale:
▶ Blockierungserscheinungen,
▶ Aufrichte-/Kletterphänomen,
▶ Erschütterungsschmerz, der in Ruhe verschwindet.

Diagnose

▶ Konventionelles Röntgen zeigt ausgeprägte segmentale degenerative Veränderungen (typisch: Vakuumphänomen Höhe Diskus), evtl. Wirbelgleiten (Funktionsaufnahmen) und Spondylolyse (Schrägaufnahme).

Behandlung

▶ Aktive Physiotherapie: Stabilisation, Kräftigung der transversospinalen Muskulatur, Rückenergonomie,
▶ Analgesie (2er- oder 3er-Kombination),
▶ chirurgisch, nur bei Progredienz einer Spondylolisthesis und/oder sekundärer Neurokompression oder persistierenden starken Schmerzen unter konservativer Therapie.

9.8 Sakroiliakalgelenksyndrom (SIG-Syndrom)

Ursache: Dysfunktion/Blockade (gehäuft bei Hypermotilität, in Schwangerschaft, nach unkontrollierten Bewegungen), Arthrose oder Arthritis (unterschiedlicher Genese).

Merkmale:
▶ tieflumbaler Rücken- oder Gesäßschmerz,
▶ Schmerzausstrahlung in posterioren Oberschenkel, gelegentlich in Leiste,
▶ Schmerzen im Gehen und Aufstehen nach längerem Sitzen,
▶ positive SIG-Tests: Mennell und manualmedizinische Techniken.

Diagnose

▶ Becken-ap (eventuell Barsony-Aufnahme) bei Suche einer Arthrose oder Sakroiliitis,

▶ MRI für Frühdiagnostik der Sakroiliitis,

▶ Testinfiltration des SIG mit Lokalanästhetikum unter Bildwandler.

Behandlung

▶ Manuelle Medizin bei dysfunktionellem SIG,

▶ Analgesie (2er- oder 3er-Kombination),

▶ kontrastmittelkontrollierte, gezielte Injektion von Glukokortikoiden unter Bildwandler bei Arthritis oder aktivierter Arthrose.

9.9 Diffuse idiopathische skelettale Hyperostose (DISH)

Synonym: Morbus Forestier.

Überschiessende Osteophytenbildung ohne degenerative Zeichen des Intervertebralraumes (Chondrose). Beruht auf Ossifikation der Longitudinalbänder. Führt zu segmentaler Einsteifung mit Gefahr der Überlastung residuell beweglicher Segmente. Im Gegensatz zur Spondylitis ankylosans (Morbus Bechterew) ist der Ossifikationsprozess schmerzfrei und die SI-Gelenke bleiben ausgespart. Assoziation mit Diabetes mellitus.

9.10 Osteochondrosis juvenilis (Morbus Scheuermann)

Fakultativ schmerzhafte Wachstumsstörung der Wirbelsäule (zwischen 10. und 16. Lebensjahr). Diskusgewebe herniert durch Boden- und Deckplatten in die Wirbelkörper. Dies führt zu radiologisch charakteristischen Schmorl-Knoten. Im BWS-Bereich Tendenz zu Keilwirbelbildung mit Ausbildung einer Hyperkyphose.

9.11 Halswirbelsäule

Die Behandlungsprinzipien für den Lendenwirbelsäulenbereich sind in Analogie anwendbar.

Besonderheiten an der HWS:

► akuter Tortikollis kann durch eine akute zervikale Diskushernie verursacht sein,

► die akute zervikale Diskushernie verhält sich genau wie die lumbale Diskushernie (*cave:* myelopathische Kompression bei zentraler Hernie!),

► Arthrosen der oberen HWS sind sehr schmerzhaft und werden oft nicht diagnostiziert,

► entzündliche Affektionen der oberen HWS können hartnäckige nächtliche Hinterkopfschmerzen verursachen.

9.12 Brustwirbelsäule

Oft Schmerzen funktioneller Art. Differenzialdiagnosen in Analogie zur LWS (Tab. 9.**9**). Bei atypischen BWS-Schmerzen zuerst internmedizinische Erkrankungen ausschließen, wie kardiale, pleuro-pulmonale, aortale (Dissektion), Oberbauchorgane.

Tabelle 9.9 Die wichtigsten Differenzialdiagnosen von mechanischen Rückenschmerzen

Syndrom	Alter (Jahren)	Leitsymptom	Schmerzzunahme	Schmerzabnahme	Klinische Befunde
Funktioneller Rückenschmerz (Hexenschuss, Tortikollis)	20–40	Vertebrales oder spondylogenes Syndrom	• Bücken • Bewegen • Belasten	• Ruhestellung • Liegen • Embryostellung	• lokaler Muskelschmerz • evtl. Schonhaltung • eingeschränkte Wirbelsäulenbeweglichkeit
Diskusherniation	30–50	Vertebrales, spondylogenes oder radikuläres Syndrom	• Husten/Pressschmerz • sensomotorische Reiz-/Ausfallserscheinungen	• Entlastungsstellung • Liegen • Embryostellung	• positiver Femoralisdehntest (L1–L4) • Lasègue-Test (L4–S1)
Diskopathie	30–50	Meist Vertebralsyndrom	• oft Husten/Pressschmerz • Beugeschmerz	• Ruhestellung • Liegen • Embryostellung	• oft keine
Fazettensyndrom	30–70	Meist spondylogene Ausstrahlung	• Bewegung in Extension/Rotation	• Nachtruhe kann gestört sein • Anlaufschmerz bei Arthrose	• eingeschränkte Extension/Rotation und/oder Seitneigung

Tabelle 9.9 Fortsetzung

Syndrom	Alter (Jahren)	Leitsymptom	Schmerzzunahme	Schmerzabnahme	Klinische Befunde
Syndrom des engen Spinalkanals	ab 60	• LWS (häufig): Claudicatio spinalis • HWS/BWS (selten): myelopathische Zeichen	• Schmerzen und Schwäche nach definierter Gehstrecke (LWS) • Kopfflexion mit blitzartig einschießenden Beschwerden entlang des Rückens (HWS)	• Rasche Besserung bei Kyphosierung der LWS (Sitzpause und Vornüberneigen)	• Hyperlordosetest für lumbale Enge • Flexion der HWS mit oft einschießenden Beschwerden entlang des Rückens (Lhermitte-Zeichen)
Instabilitätssyndrom	ab 20	• Rückenschmerz durch unkontrollierte Bewegung, Blockierungsepisoden	• Aufrichteschmerz lokal an LWS gegen Abend zunehmend	• Besserung durch harten Kragen (HWS)	• Kletterphänomen an LWS • Ventralisationsschmerz amSegment
Sakroiliakalgelenksyndrom	20–60	• Gesäßschmerzen mit spondylogener Ausstrahlung	• Aufstehen, Gehen bei funktionellen Schmerzen • Entzündung: Ruhe-/Nachtschmerz	• Ruhe • Entzündung: Bewegung	• Positiver Mennell-Test

10 Knochenerkrankungen

M.-A. Krieg, M. Seitz

10.1 Osteoporose

Definition

Systemische Skeletterkrankung mit Verminderung von Knochendichte und -qualität. Die progressive Abnahme der Knochenfestigkeit ist mit Frakturen, insbesondere des distalen Radius, der Wirbel und des Schenkelhalses, assoziiert.

Epidemiologie

Frauen : Männer = 3 : 1. Nach einem ersten Wirbelbruch ist das Risiko für Folgefrakturen der Wirbelsäule über das Vierfache und für Frakturen des Schenkelhalses über das Doppelte erhöht.

Bei Personen über 65 Jahren stehen $\geq$ 90% der Wirbel- und Schenkelhalsfrakturen in Zusammenhang mit einer Osteoporose.

Klassifikation

Primäre Osteoporose: ohne Zusammenhang mit einem chronischen Leiden (Tab. 10.**1**). Sekundäre Osteoporose: beschleunigter Knochenabbau durch chronisches Leiden (bei 30% der Männer mit Osteoporose handelt es sich um die sekundäre Form).

Anamnese

Es sollen mögliche Ursachen (Tab. 10.**1**) und Risikofaktoren (Tab. 10.**2**) erfragt werden. Ausserdem von zentraler Bedeutung ist die Einschätzung des Sturzrisikos (Tab. 10.**3**).

Tabelle 10.1 Ursachen der Osteoporose	
Primäre Osteoporose	Juvenil, postmenopausal, senil
Sekundäre Osteoporose	
• Endokrin	Hypogonadismus, Hyperkortizismus, Hyperthyreose, Hyperparathyreoidismus, Typ-1-Diabetes
• Gastrointestinal	Malnutrition, Malabsorption, Vitamin-D-Mangel/ Osteomalazie, primär biliäre Zirrhose
• Neoplastisch	Knochenmetastasen, multiples Myelom
• Rheumatisch	Rheumatoide Arthritis, Spondylarthritis, Kollagenosen
• Hereditär	Osteogenesis imperfecta
• Medikamentös	Glukokortikoide, GnRH-Agonisten, Cyclosporin, überschüssige Schilddrüsenhormone, Phenobarbital, Phenytoin, Heparin-Langzeittherapie
• Andere	Immobilisation, Anorexia nervosa, Alkoholismus, Tabakmissbrauch

Klinische Untersuchung

Klinische Zeichen, die auf Wirbelfrakturen hinweisen:
► Verminderung der Körpergröße um ≥ 4 cm,
► Alterskyphose („Witwenbuckel"),
► verringerter Xiphoid-Symphysen-Abstand,
► Berührung von Rippen und Becken,
► Tannenbaum-Phänomen (Ausbildung charakteristischer Hautfalten).

Radiologische Untersuchung

Konventionelle Röntgenbilder. Erfasst werden Knochenverluste > 40% und Frakturen (Keil- und Fischwirbelbildung, Abb. 10.**1**). Zur Diagnose/Nachbeobachtung von Frakturen. Am häufigsten betroffen: BWK 7, 8, 12 und LWK 1.

Cave: Zwei Drittel der Wirbelkompressionen bleiben unerkannt.

MRI. Indikation: Ausschluss einer Neoplasie; Identifikation frischer Wirbelfrakturen.

Tabelle 10.2   **Risikofaktoren für Osteoporose**

Primäre Risikofaktoren	Weitere Risikofaktoren
• Alter (≥ 65 Jahre)	• entzündliche rheumatische Erkrankung
• Wirbelfraktur	• Durchgemachte klinische Hyperthyreose
• Frakturen nach 40	• Bestimmte Antiepileptika
• Frakturen in der Familienanamnese (insbesondere Schenkelhalsfraktur bei der Mutter)	• Zu geringe Kalziumzufuhr
• Systemische Kortikoide	• Tabakmissbrauch
• Malabsorptionssyndrom	• Übermäßiger Alkoholkonsum
• Primärer Hyperparathyreoidismus	• Übermäßiger Kaffeegenuss
• Sturzneigung	• Körpergewicht ≥ 57 kg
• Röntgenologisch feststellbare Osteopenie	• Gewichtsabnahme (> 10% des Gewichts mit 25 Jahren)
• Hypogonadismus	• Körpergröße von > 168 cm mit 25 Jahren
• Früh einsetzende Menopause (< 45 Jahre)	• Langzeittherapie mit Heparin
• Malnutrition	• Vitamin-D-Mangel

Tabelle 10.3   **Risikofaktoren für Stürze**

• Alter > 80 Jahre

• Niedriger Körper-Massen-Index

• Neuromuskuläre Störungen und kognitive Störungen

• Verringerte Sehschärfe

• Frühere Stürze

• Chronische Begleitkrankheiten (z.B. Diabetes)

• Medikamente (z.B. Sedativa, Antihypertensiva, Psychopharmaka, Insulin)

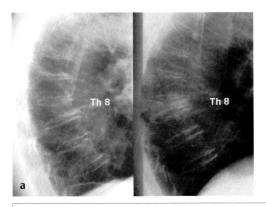

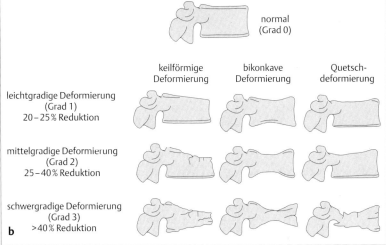

Abb. 10.**1** **Osteoporose. a** Seitenaufnahmen einer BWS. Als Folge einer Osteoporose kam es zu einer charakteristischen, spontan zunehmenden Keilwirbelbildung von Th 8.
b Typische Deformierungen von Wirbelkörpern und deren Gradierung bei Osteoporose.

Diagnose

Referenzmethode zur Diagnosestellung und quantitativen Bestimmung des Knochenbefalls ist die Dual-Photonen-X-Ray-Absorptiometrie (DXA, Tab. 10.**4**).

▶ DXA-Messpunkte: Lendenwirbelsäule, Schenkelhals, Trochanter sowie die gesamte Hüfte.

▶ Die Resultate der DXA-Untersuchung werden als T-Score und Z-Score ausgedrückt.

▶ T-Score: Anzahl Standardabweichungen zwischen dem Patientenmesswert und dem Mittelwert bei jungen Erwachsenen zwischen 20 und 30 Jahren (Norm ≥ 1). Für die Diagnose wird der niedrigste T-Score verwendet:
 – T-Score ≤ –2,5: Osteoporose,
 – T-Score –1 bis –2,5: Osteopenie.

▶ Der Z-Score bezeichnet die Anzahl Standardabweichungen zwischen dem Knochendichtemesswert des Patienten und dem Mittelwert bei einer Normalpopulation des gleichen Alters.

▶ Der Z-Score wird für die Diagnose der Osteoporose nicht mehr verwendet. Er kann aber nützlich sein bei der Wahl der Therapie. Ein Z-Score < –2 kann auf eine sekundäre Osteoporose hinweisen.

Cave: Circa 50% der für Osteoporose typischen Frakturen treten bei Patienten mit einem T-Score > –2,5 (Osteopenie oder sogar Normalbefund in der DXA) auf.

Tabelle 10.4 Medizinische Indikationen für eine DXA (ISCD 2004)

• Frauen ab 65 Jahren

• Frauen unter 65 Jahren in der Menopause mit Risikofaktoren

• Männer ab 70 Jahren

• Erwachsene mit Frakturen nach inadäquaten Traumen

• Erwachsene mit Krankheiten, die mit einer niedrigen Knochenmasse oder Knochenverlust einhergehen

• Erwachsene unter medikamentösen Therapien, die auf den Knochenstoffwechsel einwirken (Kortikoide)

• Patienten, bei denen eine Osteoporosebehandlung ins Auge gefasst wird

• Medikamentös behandelte Patienten zur Beurteilung der therapeutischen Wirkung

• Unbehandelte Patienten, bei denen der Nachweis eines Knochenverlusts eine Therapie erfordern würde

Neue Screeningverfahren

▶ Neuere DXA-Geräte: Morphologie der Wirbelkörper.
▶ Quantitative Ultrasonographie (QUS) der Knochen (v. a. der Ferse): Screeningmethode bei betagten Frauen mit erhöhtem Frakturrisiko.
▶ Biochemische Marker der Knochenresorption im Urin: Telopeptide, Pyridinoline. (Bedeutung für Screening noch nicht abschließend geklärt.)

Laboranalysen

▶ Kalzium-/Kreatinin-Verhältnis im zweiten Morgenurin (nüchtern) oder im 24-h-Urin. Bei idiopathischer Hyperkalzurie kann eine Thiazidtherapie erwogen werden.
▶ Knochenresorptionsmarker (Urin oder Serum) zur Verlaufskontrolle unter Therapie.

Tabelle 10.**5 Laboruntersuchungen bei Vorliegen einer Osteoporose (ASCO 2003)**

Routineuntersuchungen	
Blutsenkungsgeschwindigkeit	
Großes Blutbild	
Kalzium/Phosphor	
Alkalische Phosphatase	
ASAT (GOT)	
Kreatinin	
Proteine	
Spezifische Untersuchungen	
Intaktes Parathormon	Bei Hyper- oder Hypokalzämie, Malnutrition oder ungenügender Sonnenlichtexposition
25-(OH)-Vitamin-D (25OHD)	Bei Hyper- oder Hypokalzämie, Malnutrition oder ungenügender Sonnenlichtexposition
Protein-Elektrophorese	Bei erhöhter Blutsenkungsgeschwindigkeit
TSH	

▶ 25-OH-Vitamin-D-Werte zwischen 6 und 30 µg/l (15 und 75 nmol/l) signalisieren eine Vitamin-D-Unterversorgung mit sekundärem Hyperparathyreoidismus und vermehrter Knochenresorption. Bei 25-OH-Vitamin-D-Konzentration < 6 µg/l (15 nmol/l) liegt eine Mineralisationsstörung (Osteomalazie) vor (Tab. 10.**5**).

Behandlung

Allgemeine Maßnahmen

▶ Ausschalten der beeinflussbaren Risikofaktoren (Rauchen, Alkoholgenuss).
▶ Ernährungsberatung (abwechslungsreiche Kost, ausreichende Eiweiß- und Kalziumzufuhr [Tab. 10.**6**], evtl. mit Nahrungszusätzen).
▶ Vitamin-D-Zusätze (400 IE/Tag ab 65 Jahren, 800 IE/Tag ab 75 Jahren). Bei betagten Personen, die in Heimen wohnen, sind eine Unterversorgung mit Vitamin D oder ein Vitamin-D-Mangel sehr häufig!
▶ Regelmäßige körperliche Betätigung (Wandern, Joggen).
▶ Sturzprophylaxe.
▶ Tragen eines Hüftschutzes bei sturzgefährdeten Personen.

Medikamente zur Knochenresorptionshemmung

▶ *Bisphosphonate* (Alendronat, Risedronat, Ibandronat):
– verringern das Risiko von vertebralen und extravertebralen Frakturen,
– Alendronat (Einnahme 1 × pro Woche): Behandlung der Osteoporose bei Männern,

Tabelle 10.**6** **Empfohlene Kalziumzufuhr**

Empfohlene Kalziumzufuhr	mg/Tag
• Jugendliche	1200–1500
• Erwachsene	1000
• Schwangere und stillende Frauen	1000–1200
• Männer ab 50 Jahren	1000–1500
• Frauen nach der Menopause	1200–1500

- Risedronat (Einnahme 1 × pro Woche): Behandlung der steroidinduzierten Osteoporose,
- Ibandronat (Einnahme 1 × pro Monat).
▶ *Raloxifen* (selektiver Östrogenrezeptormodulator, SERM):
  - senkt das Risiko vertebraler Frakturen,
  - senkt es das Risiko östrogenabhängiger Mammakarzinome; neutral in Bezug auf das Endometrium.
▶ *Kalzitonin:*
  - wirksam gegen Wirbelbrüche, aber teuer,
  - im akuten Stadium eines Wirbelbruchs (erste 2–4 Wochen) indiziert, da analgetisch wirksam.

Medikamente zur Stimulation der Knochenneubildung

▶ Teriparatid (rekombinantes Parathormon-Peptid „rhPTH 1–34"):
  - tägliche subkutane Injektionen von Teriparatid bewirken eine Aktivierung der Osteoblasten in trabekulären und kortikalen Knochen, während es auf die Aktivität der Osteoklasten wenig oder keine Wirkung ausübt,
  - dadurch Zunahme der Knochenmasse, des Knochenvolumens und der Knochenmineraldichte; Verbesserung der Mikroarchitektur der Trabekel,
  - verringert vertebrale und extravertebrale Frakturrate,
  - Behandlungsdauer auf 18 Monate beschränkt, da im Tierversuch mit hohen Dosen Teriparatid Osteosarkome auftraten,
  - Kontraindikationen: erhöhtes Risiko für Osteosarkom (Morbus Paget), Kinder und Jugendliche mit offener Epiphysenfuge, nach Strahlentherapie des Skeletts.

Mischtherapien

▶ Strontiumranelat hemmt Knochenresorption und stimuliert Knochenneubildung,
▶ Vertebroplastik (Injektion von Zement in den Wirbelkörper) und perkutane Kyphoplastik (Aufrichtung des frakturierten Wirbelkörpers mit Hilfe eines kleinen Ballons).

Prognose und Verlauf

▶ Wirbelbrüche treten relativ bald nach der Menopause auf. Sie sind mit einem hohen Risiko von (insbesondere vertebralen) Folgebrüchen sowie einer erhöhten Letalität verbunden.

▶ Lendenwirbelfrakturen erfordern eine längere Hospitalisation als Schenkelhalsbrüche.

▶ Distale Radiusfrakturen sind ein Risikofaktor für Folgebrüche und rechtfertigen eine weitere Abklärung (Knochendichte).

10.2 Osteomalazie

Definition

Die Osteomalazie besteht in einem Mineralisationsdefekt des Knochens infolge von Kalziumphosphatmangel. Es wird zwischen kalzipenischen und phosphopenischen Formen unterschieden.

Epidemiologie

Die Osteomalazie ist deutlich seltener als die primäre Osteoporose. Beide Geschlechter sind gleich häufig betroffen und es sind vor allem ältere alleinstehende Menschen (Malnutrition), Bettlägrige, Gehbehinderte und Pflegeheimbewohner.

Pathogenese

Die *kalzipenischen* Formen der Osteomalazie entstehen durch Vitamin-D-Mangel bzw. durch Vitamin-D-Stoffwechselstörungen wie:

▶ mangelhafte UV-Bestrahlung der Haut,

▶ mangelhafte Zufuhr oder Absorption von Vitamin D,

▶ vermehrter Katabolismus von Vitamin D bei langjähriger Antikonvulsivaeinnahme und bei Lebererkrankungen,

▶ verminderte 1-α-Hydroxylierung bei chronischer Niereninsuffizienz oder bei der vitamin-D-abhängigen Rachitis Typ I,

▶ Endorganresistenz gegenüber 1,25 (OH)$_2$-Vitamin-D bei der vitamin-D-abhängigen Rachitis Typ II (genetischer Defekt des intrazellulären Vitamin-D-Rezeptors).

Die *phoshopenischen* Formen hingegen sind bedingt durch eine mangelhafte Phosphataufnahme oder durch Störungen der renal-tubulären Phosphatrückresorption im Rahmen des Fanconi-Syndroms oder bei einer renaltubulären Azidose vom distalen Typ. Im Erwachsenenalter kann auch eine onkogene Rachitis/Osteomalazie durch phosphaturische Substanzen entstehen, welche von verschiedenen mesenchymalen Tumoren sezerniert werden.

Anamnese

► Symmetrische Schmerzen oft im Becken, Oberschenkel und Rücken,
► rasche Ermüdbarkeit,
► verminderte Tageslichtexposition (< 30 min/d),
► einseitige Ernährung,
► Erkrankungen des Darms, der Leber oder der Nieren.

Klinik

Wie bei der Osteoporose, aber zusätzlich häufig Vorliegen einer proximal betonten Myopathie.

Diagnostik

Labor. Hier imponiert bei allen Formen eine selektive Erhöhung der gesamt-alkalischen Phosphatase bei normaler γ-GT. Es besteht eine Hypokalzämie bei normalem Serumphosphat und eine erniedrigte Kalzurie und Phosphaturie. Das 25-OH-Vitamin-D ist erniedrigt und das Parathormon oft sekundär leicht erhöht. Bei der seltenen renalen Phosphatverlustosteomalazie sind Kalzium und 25-OH-Vitamin-D normal, anorganisches Serumphosphat jedoch erniedrigt.

Abbildung 10.**2** zeigt Osteoporose und Osteomalazie in der Knochenbiopsie.
Radiologische Befunde. Die radiologischen Befunde unterscheiden sich im Wesentlichen nicht von der Osteoporose, oft liegen jedoch zusätzlich Looser-Umbauzonen vor oder ein so genanntes „rugger jersey spine" im fortgeschrittenen Stadium als Folge eines schweren sekundären Hyperparathyreoidismus.

Behandlung

Die Behandlung der Vitamin-D-Mangel-Rachitis besteht in der Gabe von 5000–20.000 IE Vitamin D/d oral bzw. 50.000 IE i.m. $1 \times$ pro Woche bis zur Normalisierung der alkalischen Phosphatase. Die Erhaltungsdosis wird dann in einer Dosis von 1000 IE Vitamin D/d fortgeführt. Die chronische Niereninsuffizienz oder eine chronische Lebererkrankung erfordern eine Therapie mit dem biologisch aktiven 1,25-$(OH)_2$-Vitamin-D.

Cave: Hyperkalzämie!

Eine parenterale Substitution ist nur bei schwerster Malabsorption notwendig.

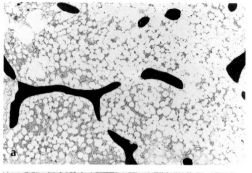
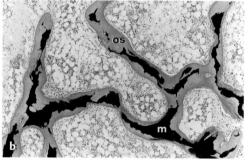

Abb. 10.**2a, b**
Knochenhistologie
(mit freundlicher Geneh-
migung von Prof. A.J. Olah,
Anatomisches Institut,
Universität Bern).
a Osteoporose: Verdünnung
und Rarefizierung der
Trabekel (schwarz), jedoch
noch normaler Osteoidsaum
und normale Mineralisation
der Trabekel.
b Osteomalazie: massive
Verbreiterung des Osteoids
(grau) mit unregelmäßiger
Abgrenzung gegen den
mineralisierten Knochen.
OS Osteoid, m minerali-
sierter Knochen.

Für die Hypophosphatasie gibt es bisher keine etablierte medikamentöse Therapie. Die bisher eindrücklichsten Erfolge bei der Erwachsenenform wurden mit einer Bisphosphonattherapie erreicht. Dabei werden 15 mg Pamidronat (Aredia) in 500 ml 0,9% NaCl i.v. alle 4 Wochen verabreicht.

10.3 Morbus Paget

Definition

Der Morbus Paget ist eine mono- oder polyostotische Knochenerkrankung. Histologische Charakteristika sind ein überstürzter Knochenabbau und eine anarchische Neubildung von hypervaskularisiertem, biegsam und brüchig werdenden Knochen.

Epidemiologie

Inzidenz bei Menschen > 40 Jahre: 3–3,7% (mit zunehmendem Alter steigend); Männer : Frauen = 1 : 1. Am häufigsten bei Menschen angelsächsischer Herkunft; selten in Asien, Indien und Skandinavien anzutreffen.

Ätiologie und Pathogenese

Das geographische Verteilungsmuster und Familienstudien weisen auf genetische Faktoren und/oder virale Infektionen (z. B. mit Paramyxoviren) als ursächliche Faktoren hin.

Klinik

Der Morbus Paget verläuft meistens asymptomatisch. Symptome sind meist durch die Lokalisation der Paget-Veränderungen verursacht:
► schmerzhafte Knochenverformungen (Beckenskelett, einzelne lumbale oder thorakale Wirbelkörper, lange Röhrenknochen, Tibia, Schädel),
► bei gelenknaher Lokalisation: sekundäre Arthropathien (z. B. Koxarthrose),
► Lokalisation im Kranium: Engpasssyndrome (Hör-/Sehnerv),
► Lokalisation im Rückenmark- oder Cauda-equina-Bereich: Spinalstenose mit Claudicatiobeschwerden.

Bei polyostotischer Form kann es infolge von Hypervaskularisation, Shuntbildung und resultierender vermehrter Volumenbelastung zu Linksherzinsuffizienz kommen.

Diagnostik

Meistens wird der Morbus Paget im Rahmen der Abklärung von muskuloskelettalen Beschwerden diagnostiziert.
► Konventionelles Röntgen: Volumenzunahme und Deformation (meisten Verbiegung) der betroffenen Knochen; Osteolysen und Knochenneubildung; Knochenfissuren und Pseudoarthrosen nach Frakturen (Abb. 10.**3**).
► Knochenszintigramm: zur Detektion von Knochenregionen mit aktivem entzündlichem Umbauprozess; zur Abgrenzung gegenüber rein degenerativen Knochen- und Gelenkprozessen; zur Verlaufskontrolle unter Therapie.
► Laboruntersuchungen: Erhöhung der alkalischen Phosphatase; erhöhte Deoxypyridinolinausscheidung im morgendlichen Nüchternurin als Ausdruck eines erhöhten Knochenumbaus.

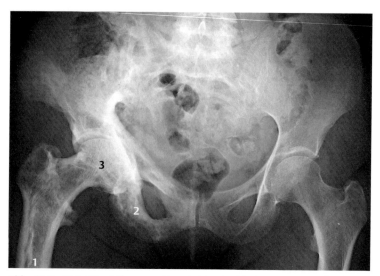

Abb. 10.**3 Osteitis deformans Paget.** Massive Verbreiterung, Auflockerung und Verbiegung des Femurkortex (1) und des Sitzbeines (2). Strukturveränderung auch des Femurkopfes (3).

Behandlung

Bisphosphonate sind die Therapie der Wahl beim Morbus Paget. Daneben werden zur symptomatischen Schmerztherapie Analgetika wie auch nichtsteroidale Antiphlogistika (NSAR) und physiotherapeutische Modalitäten eingesetzt. Indikationen zur Therapie sind:

► Deutliche biochemische Aktivität (starke Erhöhung der alkalischen Phosphatase),
► Knochenbefall in mechanisch besonders belasteten Skelettabschnitten,
► beginnende Deformierung bzw. Achsenabweichung (Tibia, Femur, Becken),
► ossäre Schmerzen,
► Kompressionsgefahr für periphere Nerven und ZNS.

In aktiven Krankheitsphasen am gebräuchlichsten ist der Einsatz von Pamidronat (Aredia, 60 mg i.v. an 2 Tagen) mit Wiederholung bei erneutem Anstieg der Aktivitätsparameter.

Prognose

Verlauf und Prognose des Morbus Paget sind gut. Die Deformitäten bilden sich selbst bei optimaler Therapie meistens nicht zurück; hier gilt es, Sekundärkomplikationen zu verhindern. Eine sarkomatöse Entartung ist selten ($< 1\%$).

10.4 Osteogenesis imperfecta (Glasknochenkrankheit)

Definition

Erkrankung des Bindegewebes, welche bei fast allen klinischen Manifestationstypen durch eine genetische bedingte Störung der Typ-I-Kollagen-Synthese verursacht wird. Mehr als 200 Genmutationen wurden mit klinischen Erscheinungsbildern der Osteogenesis imperfecta assoziiert gefunden. Man unterscheidet 4 unterschiedliche klinische Ausprägungsformen (Tab. 10.**7**).

Epidemiologie

Die Erkrankung wird meistens bereits im Kindesalter diagnostiziert, seltener erst bei Adulten. Inzidenz : !/20.000 Geburten.

Klinische Klassifikation

Tabelle 10.**7** zeigt die Ausprägungsformen.

Klinik

▶ Rezidivierende Frakturen und Skelettdeformitäten, verbunden mit einer Osteopenie.
▶ Der genetische Typ des Kollagen-Typ-I-Defekts bestimmt den Ausprägungstyp (d. h. ob nur der Knochen oder auch andere Bindegbwebe betroffen sind).
▶ Pathognomisch für Typ-I-Osteogenesis-imperfecta: blaue Skleren und ggf. eine Dentinogenesis imperfecta, Minderwuchs und/oder ein Hörverlust.
▶ Weitere klinische Zeichen: hochfrequente Stimme, Skoliosen, Hernien, dysproportionierte, gelegentlich dreieckige Kopfform, Thoraxdeformitäten u.a.

Bis zur Pubertät kommt es sehr häufig zu rezidivierenden Frakturen der langen Röhrenknochen. Beim Erwachsenen wird die Erkrankung später häufig

Tabelle 10.7   Klinische Ausprägungsformen der Osteogenesis imperfecta

Typ	Klinische Zeichen	Vererbung	Biochemische Defekte
I	• Normales Wachstum • Wenige Deformitäten • Blaue Skleren • Hypakusis bei 50% • Zahnmissbildung selten	Autosomal-dominant	• Typ-I-Prokollagen ↓ • Aminosäuredefekt in der Triple-Helix von α-1 (I)
II	• Letal in Perinatalperiode • Minimale Mineralisation der Kalvarien • Komprimierte Femora • Verbogene Rippen • Massive Dysplasie der langen Röhrenknochen	Autosomal-dominant	• Neugliederung der COL1A1-und COL1A2-Gene • Substitution der Glycylreste in der Triplehelix der α-1(I)-α(I)-Kette
III	• Progressive Knochendeformierung • Milde Dentinoosteogenesis imperfecta und Hörverlust häufig	Autosomal-rezessiv	• Mutation, welche die Inkorporation von pro-α-2 (I) in die Moleküle verhindert (nichtkollagene Defekte)
	• Minderwuchs	Autosomal-dominant	
IV	• Normale Skleren • Mäßige Knochendeformierung • Minderwuchs selten • Dentinogenesis imperfecta • Selten Hörverlust	Autosomal-dominant	• Punktmutation in der α-(I)-Kette, • Selten Punktmutation in der α-1(I)-Kette • Kleine Deletion in der α-2(I)-Kette

als idiopathische Osteoporose oder auch als postmenopausale Osteoporose verkannt.

Diagnostik

▶ *Konventionelle Röntgenaufnahmen:* zeigen die charakteristischen Veränderungen (z. B. hirtenstabförmige Verkrümmung der Femora häufig mit Fraktur- und Pseudoarthrosenbildung im Krümmungsscheitel; Ausdünnung der Kortikalis, Auftreibungen des metaphysären Knochens).

▶ *Labor:* meist unauffällig. Erhöhung der alkalische Phosphatase und der Pyridinoline nach Frakturen; bei Kindern mit ausgeprägtem Krankheitsbild findet sich gelegentlich eine Hyperkalzurie.
▶ Die pränatale Diagnose schwerer Fälle durch Ultraschall ist während der 14.–18. Schwangerschaftswoche möglich. Die genetische Beratung wird allen Patienten empfohlen.

Behandlung

Im Vordergrund palliative Therapie:
▶ Verhinderung von Frakturen,
▶ Kompensation von Deformitäten (Extremitäten, Kyphoskoliose, Zahnveränderungen) durch orthopädische und Rehabilitationsmaßnahmen.

Die pharmakologische Therapie mit Bisphosphonaten (Pamidronat, Aredia) ist in Einzelfällen Erfolg versprechend (Verbesserung von Knochendichte, Frakturhäufigkeit, Beweglichkeit und chronischen Schmerzen).

10.5 Algodystrophie

Synonyme: Complex-regional-Pain-Syndrom (CRPS) Typ 1, Morbus Sudeck, Algoneurodystrophie, Reflex-sympathetic-Dystrophy-Syndrom.

Definition

Massive regionale Schmerzen und Überempfindlichkeit verbunden mit klinischen Zeichen der Entzündung (Schwellung, dystrophe Rötung, erhebliche Funktionseinbuße). Bei Chronifizierung Atrophie der Weichteile mit bleibender Funktionseinschränkung.

Pathogenese

Unklar. Auslöser oft Trauma und/oder Operationen (typisch: distale Radiusfraktur loco classico). Diskrepanz zwischen ausgeprägten klinischen Zeichen der Entzündung und fehlender humoraler und zellulärer Entzündung (im Blut oder Gelenk).

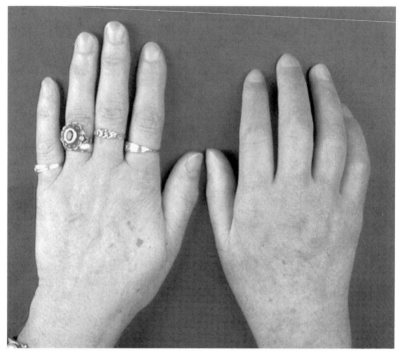

Abb. 10.4   CRPS-Typ-1 der rechten Hand. Diffuse Schwellung der Hand und leichte Flexionsstellung der Langfinger.

Diagnose

Basiert auf typischer klinischer Präsentation, Fehlen humoraler Entzündungszeichen und einer ausgeprägten regionalen Demineralisation des Knochens (oft „fleckige Osteopenie" genannt, Abb. 10.**4** und 10.**5**).

Behandlung

Bisphosphonate, Kalzitonin (Nasenspray) mit bester Evidenz. Probatorische Gabe verschiedener Analgetika, keine Wirksamkeit von Glukokortikoiden nachgewiesen, konsequente Physio- und Ergotherapie.

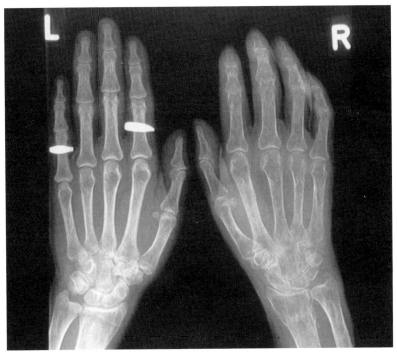

Abb. 10.**5** **Gleiche Patientin wie** 10.**4.** Diffuse Demineralisation.

Prognose

Meist Besserung über mehrere Monate. Rezidive möglich.

11 Weichteilrheumatische Syndrome

A. G. Aeschlimann, H.-R. Ziswiler

Definition

Unter „Weichteilrheumatismus" werden schmerzhafte Erkrankungen des Bewegungsapparates verstanden, welche lokalisiert oder generalisiert auftreten können. Diese umfassen degenerative, entzündliche sowie rein funktionelle Veränderungen von Sehnen, Sehnenansätzen und Sehnenscheiden, Bändern, Schleimbeuteln, Muskeln, Binde- und Fettgewebe.

Umschriebener Weichteilrheumatismus

► Periarthropathie: periartikuläre Strukturen,
  – Periarthropathia humeroscapularis: Schulter,
  – Periarthropathia coxae: Hüfte,
  – Periarthropathia genu: Knie,
► Tendinose, Tendomyose: Sehne/Muskel,
► Insertionstendinose: Sehnenansatz,
► Tenosynovitis/Tendovaginitis: Sehnenscheide,
► Bursopathie: Bursa,
► Pannikulose: subkutanes Binde-/Fettgewebe.

Generalisierter Weichteilrheumatismus

► Fibromyalgiesyndrom: Schmerzen am ganzen Körper, druckschmerzhafte Stellen an definierten Lokalisationen,
► Hypermotilitätssyndrom: konstitutionelle Überbeweglichkeit.

Diagnose

Die Diagnose der weichteilrheumatischen Affektionen stützt sich primär auf Anamnese und klinische Untersuchung. Es finden sich keine krankheitstypischen Laborbefunde.

Biologische und psychosoziale Faktoren müssen als auslösende und chronifizierende Faktoren in Erwägung gezogen werden:

► mechanische Überlastungen (insbesondere repetitive isometrische Muskelarbeit),
► Traumen, Mikrotraumen,
► degenerative/entzündliche Prozesse der Wirbelsäule und der Gelenke,
► physikalische Einflüsse wie Kälte, Feuchtigkeit, Witterung,
► psychische Faktoren, insbesondere Angst und Depression, Arbeitsplatzproblematik.

Die funktionelle Ultrasonographie – das „Stethoskop" des Rheumatologen – erlaubt in vielen Fällen eine morphologisch-anatomische Identifikation involvierter Strukturen und ermöglicht bei gegebener Indikation gezielte diagnostische Aspirationen oder Infiltrationsbehandlungen.

Je nach Fragestellung werden andere bildgebende Verfahren wie Röntgen, CT oder MRI herangezogen.

11.1 Periarthropathie

Definition

Schmerzhafte Erkrankung der periartikulären Weichteile.

11.1.1 Periarthropathie der Schulter

Synonym: Periarthropathia humeroscapularis (PHS).

Dank einer sehr kleinen Kontaktfläche zwischen (großem) Humeruskopf und (kleiner) Gelenkpfanne ist das glenohumerale Gelenk das Gelenk mit den größten Freiheitsgraden (Abb. 11.**1**). Für eine einwandfreie Funktion ist aber eine optimale Zentrierung des Humeruskopfes in der Pfanne durch die Rotatorenmanschette entscheidend. Als Folge des aufrechten Ganges (mit hängendem Arm) stellt der Insertionsbereich der Supraspinatussehne ein Locus minoris resistentiae dar. Die Läsionen der Rotatorenmanschette beginnen meist in diesem Bereich.

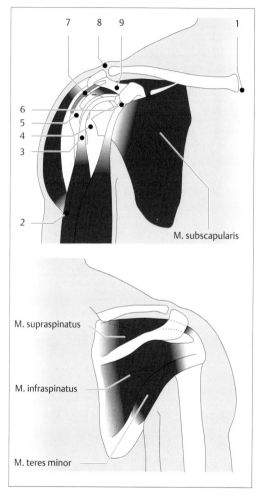

Abb. 11.**1   Sehnen-, Schleimbeutel-, Muskel- und Insertionsverhältnisse der Schulter (von ventral und dorsal).**
1 Sternoklavikulargelenk
2 Ansatz des M. deltoideus
3 Sulcus intertubercularis,
   M. biceps longus
4 Tuberculum minus,
   M. subscapularis
5 Tuberculum majus,
   M. supraspinatus,
   M. infraspinatus,
   M. teres minor
6 Korakoid, M. biceps brachii
7 Bursa subacromialis
8 Akromioklavikulargelenk
9 Lig. coracoacromiale

Rotatorenmanschettenläsion

Ursachen

► Abnützung/Degeneration,
► persistierende subakromiale Einklemmung = Impingement (vgl. unten),
► Trauma,
► sekundär, als Folge einer Arthritis (autoimmun oder kristallinduziert).

Tabelle 11.1 **Rotatorenmanschette**		
Lage	**Muskel**	**Funktion**
Ventral	Subskapularis	Innenrotation
	Bizeps	Flexion/Supination
Kranial	Supraspinatus	Elevation/Außenrotation bis 60°
Dorsal	Infraspinatus	Außenrotation
	Teres minor	

Symptome

▶ Schmerzen ventrolateral in Oberarm ausstrahlend,
▶ Pseudoparalyse nach akuter Läsion.

Befunde/klinische Untersuchung

▶ Außenrotations-/Innenrotations-/Elevationsschwäche,
▶ positiver Jobe-Test,
▶ positive Impingementzeichen.

Bildgebung

▶ Röntgen a.–p. Außen-/Innenrotation zwecks Freiprojektion von Verkalkungen und Suche eines Humeruskopfhochstandes (Abb. 3.7),
▶ Sonographie mit klinischer Funktionsprüfung und anatomischer Beurteilung,
▶ MRI nur für Operationsplanung.

Behandlung

▶ Physiotherapie zwecks Erlernen von Trickbewegungen, schmerzarmer Bewegung/Lagerung.

Cave: bei traumatischer Ruptur operative Rekonstruktion innerhalb einiger Wochen bis Monate.

▦ Impingement(= Einklemmungs)-Syndrom

Einklemmungserscheinung bedingt durch den anatomischen Engpass zwischen Akromion bzw. Lig. coracoacromiale und Humeruskopf. Häufigste Ursache von Schulterschmerzen.

Anatomische Faktoren

▸ hackenförmiges Akromion,
▸ Akromion-Osteophyt, hypertrophe AC-Arthrose, AC-Arthritis,
▸ große Sehnenverkalkung,
▸ Bursitis subdeltoidea,
▸ glenohumorale Instabilität (Hypermotilität).

Symptome/Klinik

▸ Schmerzen bei Armabduktion zwischen 70 und 120° („painful arc"),
▸ Ruheschmerz (Oberarm) bei Bursitis,
▸ Unmöglichkeit auf betroffenen Schulter zu liegen,
▸ Pseudoparalyse bei akuter kalkinduzierter Bursitis,
▸ positive Einklemmungsteste nach Neer und Hawkins.

Bildgebung

Wie RM-Läsion.

Behandlung

▸ Physiotherapie: so genannte Dekoaptation (Elevation/Abduktion mit Zentrierung/Stabilisation des Humeruskopfes), passive analgetische Maßnahmen,
▸ medikamentöse Analgesie, NSAR,
▸ subakromiale Infiltration: Anästhesie und Glukokortikoide,
▸ Chirurgie: bei ossär bedingter kritischer Einengung und fehlender Besserung auf konservative Therapie.

▦ Adhäsive (retraktile) Kapsulitis („frozen shoulder")

Veränderungen der Gelenkskapsel einhergehend mit Schultereinsteifung.

Ursachen

▶ Ruhigstellung/Schonhaltung wegen anderer Schulterpathologie,
▶ assoziiert mit Trauma, Diabetes mellitus, Pancoast-Tumor, Mammaoperation, Herzinfarkt, Hemi-/Tetraplegie, oft idiopathisch.

Symptome

Ablauf in Phasen:
▶ inital Ruhe- und Belastungsschmerzen im Vordergrund,
▶ Übergang in zunehmende (bis vollständige) glenohumorale Schultersteife ohne Schmerzen,
▶ meist Normalisierung der Schulterbeweglichkeit über Monate bis Jahre.

Klinik

▶ Einschränkung von Außenrotation und Abduktion (glenohumoral).

Bildgebung

Zum Ausschluss auslösender/assoziierter Grundproblematik:
▶ Röntgenübersicht, evtl. inklusive Thorax,
▶ evtl. Sonographie (z. B. Frage nach Omarthritis).

Behandlung

▶ Information, Instruktion und physiotherapeutische Mobilisation,
▶ früh: intraartikuläre Lokalanästhesie und Glukokortikoide,
▶ spät (refraktäre Fälle): Kapseldehnung in Lokalanästhesie,
▶ arthroskopische Adhäsiolyse in seltenen refraktären Fällen.

Cave: Mobilisation in Narkose ist obsolet!

11.1.2 Periarthropathia coxae

Schmerzzustände ausgehend von Weichteilstrukturen um das Hüftgelenk. Fehl-/Überbelastungen, ungünstige Statik (Beinlängendifferenz). Oft Sekundärphänomen bei koxogenen oder lumbovertebralen Problemen.

Symptome

▸ Belastungs- und/oder Ruheschmerz im Bereich des Trochanter major,
▸ Unmöglichkeit auf der betroffenen Seite zu liegen,
▸ Schmerz am Ansatz der Adduktoren und der Glutäalmuskulatur, seltener an der Spina iliaca anterior superior,
▸ spondylogene Schmerzausstrahlung entlang des lateralen Oberschenkels möglich.

Befunde

▸ Palpationsdolenz von Muskelinsertionen,
▸ Schmerz auf passive Muskeldehnung und aktive Muskelanspannung.

Differenzialdiagnosen/definierbare Ursachen

▸ primär koxogener Schmerz (Koxarthrose, femoroazetabuläres Impingement),
▸ Enthesitis = primäre Entzündung am Sehnenansatz bei seronegativer Spondylarthropathie,
▸ ossäre Läsion am Beckenring (z. B. Schambeinast-Fx),
▸ Radikulärsyndrom L3,
▸ Meralgia paraesthetica,
▸ lumbospondylogenes Syndrom.

Behandlung

▸ kausal, wo möglich,
▸ Korrektur Fehlbelastung/Fehlstatik,
▸ lokale Kälte/Wärme, manuelle Weichteiltechniken, Muskeldehnung/Kräftigung, Verbesserung Propriozeption,
▸ NSAR perkutan für oberflächennahe Strukturen,
▸ Ultraschall, Sonophorese,
▸ Lokalinfiltration bei Enthesopathie/Bursitis.

11.1.3 Periarthropathia genu

Enthesopathie des Pes anserinus, des Bizepssehnenansatzes oder Dolenz über Fibulaköpfchen. Häufig bei Läufer, sekundär bei dekompensierter Gonarthrose (Instabilität mit mechanischer Überlastung). Enthesopathie der Quadrizepssehne und des Lig. patellae bei Fußballspielern.

- ► Umschriebener Bewegungs-, Belastungs-, Provokationsschmerz, gelegentlich Spontanschmerz,
- ► Palpationsdolenz, selten Schwellung (Bursa).

Differenzialdiagnose/definierbare Ursachen

- ► Gonarthrose,
- ► Valgus-/Varusfehlstellungen,
- ► Enthesitis (Spondarthropathie),
- ► Meniskuspathologie, Reizung N. obturatorius,
- ► dorsal: Baker-Zyste.

Bildgebung

Eventuell Sonographie (Nachweis Enthesopathie/-itis, Bursitis).

Behandlung

Analog Hüfte.

11.2 Tendinopathien

- ► Enthesopathie = Insertionstendinopathie: Pathologie am Sehnenansatz; Übergangszone zu Periost – Knochen.
- ► Enthesitis = Entzündung am Sehnenansatz: DD Spondylarthropathie, Kristallablagerungen
- ► Tendinose = Pathologie im Sehnenkörper, meistens mechanische Überlastung/degenerativer Prozess.
- ► Myogelosen = lokalisierte, schmerzhafte muskuläre Kontraktionen.
- ► Peritendinitis = Entzündung der Weichteile unmittelbar neben der Sehne.
- ► Tendovaginitis = Entzündung der Sehnenscheide.

11.2.1 Epikondylopathie des Ellbogens

Tritt auf als Epicondylopathia humeri lateralis (syn.: Epikondylitis humeri radialis, Tennisellbogen) bzw. als Epicondylopathia humeri medialis (syn.: Epikondylitis humeri ulnaris, Golferellbogen).

Definition

Epikondylopathie des Ellbogens ist eine Insertionstendinopathie. Sie kann akut, subakut oder chronisch verlaufen. Meist ist sie Folge von Fehl- bzw. Überlastung (chronisch-repetitive Bewegungen), gehäuft tritt sie auf bei Hypermotilität.

Differenzialdiagnose

Enthesitis bei Spondarthropathie oder Kristallablagerungskrankheiten.

▦ Epicondylopathia humeri radialis (häufig)

Symptome

Belastungsabhängige, nicht selten nach distal ausstrahlende Schmerzen; bei Chronifizierung auch Ruheschmerzen.

Befunde

- ▶ Druckempfindlichkeit unmittelbar distal des Epicondylus radialis und der zugeordneten Muskulatur (Extensoren von Handgelenk und Fingern),
- ▶ Dorsalextension im Handgelenk gegen Widerstand ist schmerzhaft.

Differenzialdiagnose

Pronator-teres-Syndrom.

▦ Epicondylopathia humeri medialis (seltener)

Befunde

- ▶ Druckempfindlichkeit unmittelbar distal am Epicondylus humeri ulnaris und der hier inserierenden Muskulatur,
- ▶ Flexion der Hand und Finger sowie Pronation des Unterarmes gegen Widerstand sind schmerzhaft.

Differenzialdiagnose

- ▶ Radikulopathie C5/C6,
- ▶ Läsion des N. ulnaris im Sulcus nervi ulnaris.

Behandlung

► Information: langer Verlauf möglich, aber gute Prognose,
► Ergonomie, Entlastungsschiene,
► NSAR topisch, evtl. Sonophorese,
► systemische Analgesie/NSAR,
► manuelle Weichteiltechniken („deep friction", Dehnungsübungen),
► Zurückhaltung mit Lokalinfiltration (oft bereits vorhandene Partialrupturen),
► evtl. Stoßwellenbehandlung,
► operative Verfahren mit niedrigem Evidenzgrad.

11.2.2 Tendovaginitis de Quervain

Synonym: Tendovaginitis stenosans de Quervain.

Entzündung der gemeinsamen Sehnenscheide vom langen Daumenabduktor (M. abductor pollicis longus) und kurzem Daumenextensor (M. extensor pollicis brevis) über dem Processus styloideus radii.

Ursache

Überbelastung, monotone repetitive Tätigkeit.

Befunde

Palpation der Sehnenscheide ist schmerzhaft, durch passive Bewegung oft fühlbare Krepitation, positiver Finkelstein-Test.

Behandlung

Im akuten Stadium Kälteanwendung, Ruhigstellung mittels Handgelenk-Daumen-Schiene, NSAR (topisch und/oder systemisch), Infiltrationsbehandlung zwecks Kupierung der Beschwerden, ersetzt nicht Ruhigstellung und ergonomische Beratung. Selten operative Behandlung nötig.

11.2.3 Tendinopathien der Achillessehne

Unterteilung je nach involvierten Sehnenabschnitten von proximal nach distal:

▶ muskulotendinöser Übergang: vor allem Rupturen bei jungen aktiven Menschen, Muskelfaserrisse bei Schnellkrafteinsätzen,
▶ Sehnenkörper (Tendinose),
▶ Ansatzregion (Enthesiopathie/Enthesitis).

Tendinose – Partialruptur – Ruptur

Kleinste Fasereinrisse im Sehnenkörper, Übergang in Partialruptur bis vollständige Ruptur.

Myxoide Degeneration infolge repetitiver Mikrotraumata, gelegentlich metabolisch (Hyperlipidämie) oder medikamentös-toxisch (Fluoroquinonolone, Glukokortikoide).

Symptome

Druckdolente knotige, olivenförmige Auftreibung im Sehnenkörper, Anlaufschmerz, Belastungsschmerz.

Peritendinitis: Entzündung umgebender Weichteile (keine Sehnenscheide vorhanden!)

Behandlung

Mechanische Entlastung, eventuell orthopädischer Spezialschuh. Bei Totalruptur zeigt die konservative und operative Therapie vergleichbare Resultate.

Enthesopathie/Enthesitis

Oft kombiniert mit Bursitis praeachillea.

Ursachen

Typisch für Spondylarthropathie, seltener bei Kristallablagerungen (Kalziumpyrophosphat, Apatit, Harnsäure).

Druckdolenz und/oder Auftreibung Höhe Sehnenansatz, selten Überwärmung bei Bursitis evtl. leicht teigige Schwellung vor/neben dem Sehnenansatz.

Behandlung

NSAR topisch, systemisch. Therapie des Grundleidens. Glukokortikoide lokal unter Sicht (Ultraschall).

11.3 Nerveneinklemmungssyndrome

Allgemeines

Die wichtigsten Nervenkompressionssyndrome entsprechend der Häufigkeit des Auftretens:
► Karpaltunnelsyndrom: N. medianus unter dem Lig. carpi transversum,
► Meralgia paraesthetica: N. cutaneus femoris lateralis an seiner Durchtrittsstelle durch das Leistenband,
► Morton-Neuralgie: N. digitalis (Lig. transversum intermetatarsalia, 3./4. Metatarsalia),
► kostoklavikuläres Syndrom: Plexus brachialis subklavikulär,
► Tarsaltunnelsyndrom: N. tibialis posterior unter dem Lig. deltoideum.

11.3.1 Karpaltunnelsyndrom

Kompressionssyndrom des N. medianus in der proximalen Handwurzel, unter dem Ligamentum carpi transversum (Retinaculum flexorum).

Epidemiologie

Häufiger bei Frauen als bei Männern, bevorzugt zwischen dem 45. und 54. Lebensjahr, in ⅔ der Fälle im Verlauf beidseitig. Sehr häufig bei RA.

Ursachen

► Idiopathisch,
► Tendosynovitis der Beugesehnen, Arthritis Handgelenk/Handwurzel,
► nach Radiusfrakturen; Handgelenkarthrose,
► ödematöse Schwellung nach Trauma, bei Schwangerschaft, Myxödem,
► Raumforderung durch Ganglion, Lipom.

Symptome

► Schmerzen und Hyp-/Parästhesien im Versorgungsgebiet des N. medianus (Finger 1–3 und Radialseite Finger 4),
► Nachtschmerzen, Besserung durch Schütteln der Hand.

Befunde

► Zwei-Punkt-Diskrimination vermindert,
► Beklopfen des volaren Handgelenks (Tinel-Zeichen) provoziert elektrisierenden Schmerz,
► Schmerzverstärkung/Parästhesien bei Volarflexion des Handgelenks (Phalen-Test),
► Thenaratrophie: bei chronischer Kompression Sensibilitäts- und Kraftverminderung (betroffen sind M. abductor pollicis brevis, M. opponens pollicis, ferner Mm. lumbricales I, II).

Zusatzuntersuchungen

► Messung der Nervenleitungsgeschwindigkeit (Verzögerung) und der Elektromyographie (pathologisches Muster),
► Ultrasonographie (zeigt verdickten Nerv und allfällige Primärpathologie).

Behandlung

► Ruhigstellung mittels stabilisierender Handgelenkschiene (vor allem nachts),
► Lokalinfiltration mit Glukokortikoiden, insbesondere bei lokal entzündlicher Pathologie,
► gesicherte Diagnose mit progredienter sensibler bzw. motorischer Lähmung oder bei Beschwerdepersistenz: Operation.

11.3.2 Meralgia paraesthetica

Einklemmung des N. cutaneus femoris lateralis Höhe Leistenband. Schmerz und Taubheitsgefühl im Versorgungsbereich des Nervs (klare Sensibilitätsgrenze, Ausdehnung nie unter das Kniegelenk).

Differenzialdiagnose

Radikuläres Syndrom L3 (schlechtere Diskriminierung der Sensibilität, über Kniegelenk nach distal, fehlender PSR).

11.3.3 Kostoklavikuläres Syndrom

Synonym: Thoracic-outlet-Syndrom (TOS).
Meistens bedingt durch funktionelle Störungen der Weichteile. Selten klinische Bedeutung von akzessorischen Rippen, Thoraxdeformität etc.

Behandlung

Physiotherapie. Kaum Indikation für chirurgisches Vorgehen.

11.4 Fibromyalgiesyndrom

Definition

Chronische, generalisierte Schmerzen am ganzen Bewegungsapparat (alle 4 Körperquadranten), charakteristische Druckschmerzpunkte („tender points") und Begleitsymptome.

Epidemiologie

Etwa 0,5% der erwachsenen Bevölkerung (vorwiegend Frauen im mittleren Lebensalter). Familiäre Häufung.

Ursachen

► Genetische Prädisposition (serotoninerge Mechanismen),
► erhöhte Empfindlichkeit auf autonome, endokrine und psychische Stressoren,
► gestörte neurohormonale Regelkreise,
► erniedrigte Schmerzschwelle durch zentrale Sensitisierung,
► veränderter Durchblutung zentraler Schmerzareale.

Symptome

▶ Generalisierte Schmerzen,
▶ Müdigkeit, rasche Erschöpfbarkeit,
▶ depressive Symptome, Schlafstörungen,
▶ Begleitsymptome wie Kopfschmerzen, Reizdarm und Reizblase, Restless Legs, temporomandibuläres myofasziales Syndrom.

Klinik

▶ Typische Anamnese,
▶ Nachweis von mindestens 11 von 18 schmerzhaften Druckpunkten („tender points", Abb. 11.**2**): gemäß ACR-Klassifikationskriterien.

Von *sekundärer Fibromyalgie* wird gesprochen, wenn diese in Zusammenhang mit einer anderen rheumatischen Erkrankungen wie typischerweise dem systemischen Lupus erythematodes auftritt.

Labor und bildgebende Untersuchungen

Bei der idiopathischen Form unauffällig. Laboruntersuchungen zum Ausschluss von Differenzialdiagnosen gerechtfertigt.

Behandlung

▶ Im Vordergrund stehen das aktive Zuhören und das Aufklären über die Krankheit,
▶ Erlernen kognitiv-verhaltenstherapeutischer Techniken,
▶ allgemeine Konditionierung mit individuell angepasstem Ausdauer- und Krafttraining,
▶ schmerzmodulierende trizyklische Antidepressiva (Amitriptylin in kleiner Dosierung), evtl. kombiniert mit Serotoninwiederaufnahmehemmer (SSRI),
▶ bei schwerem Verlauf multidisziplinäre Behandlung.

Verlauf und Prognose

Die erwähnten Therapien haben keinen nachgewiesenen Effekt auf die Schmerzintensität, wohl aber auf das Schmerzerleben. Der Leidensdruck ist stark abhängig von erlernten Copingstrategien und von psychosozialen Faktoren (sog. Kontextfaktoren).

Typische Druckschmerzpunkte bei Fibromyalgiesyndrom

Ansatz Subokzipital-
muskulatur

Mitte des Oberrands
des M. trapezius

Ansatz des M. supra-
spinatus über Spina
scapulae am medialen
Skapularand

oberer äußerer
Quadrant
der Glutäalmuskulatur

Processus
transversus C5 – C7

lateral des zweiten
Kostosternalgelenks

2 cm distal
des Epicondylus
radialis

dorsal
des Trochanter
major

mediales Fettpolster proximal
des Kniegelenkspalts

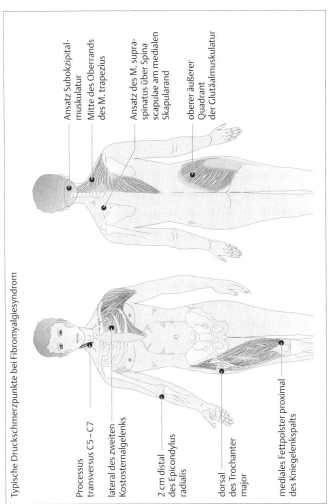

Abb. 11.2 **Typische Druckschmerzpunkte bei Fibromyalgiesyndrom.**

11.5 Hypermotilitätssyndrom

Definition

Konstitutionelle Gelenküberbeweglichkeit mit Beschwerden an Bewegungsapparat und zum Teil typischen Befunden an Weichteilen, Haut und Gefäßen.

Epidemiologie

Prävalenz: 2–7 % (stark abhängig von Population), Frauen sind häufiger betroffen als Männer.

Ätiopathogenese

Hereditär, häufigste so genannte „benigne" familiäre Formen werden dominant weitergegeben, keine monogenetische Erkrankung, Varianten von Kollagen und deren Quervernetzung und Matrixproteinen.

Assoziationen mit hereditären Bindegewebserkrankungen:
► Marfan-Syndrom (Defekt im Fibrillingen, Chromosom 15),
► Ehlers-Danlos-Syndrome (abnorme Quervernetzungen),
► Osteogenesis imperfecta.

Symptome/Befunde/Diagnose

Vergleiche hierzu Tab. 11.**2** mit Beighton-Score und revidierten Brighton-Diagnosekriterien für „benigne" Gelenkhypermotilität. Im Gefolge einer Gelenkhypermotilität kann sich nicht selten eine Fibromyalgie entwickeln.

Tabelle 11.**2** **Beighton-Score**

Kriterium	Score (max)
Passive Extension MCP-V > 90°: links/rechts	2
Apposition Daumen auf volaren Vorderarm: links/rechts	2
Hyperextension Ellenbogen > 10°: links/rechts	2
Hyperextension Knie > 10°: links/rechts	2
Rumpfflexion mit gestreckten Knien: Handteller flach ablegen	1
Total-Score	**9**

Behandlung

- ► Information,
- ► Instruktion Ergonomie,
- ► Physiotherapie mit Schwergewicht Verbesserung Propriozeption, Stabilisation und Dehnung sekundär verkürzter Muskeln.

12 Behandlungsprinzipien

P. Villiger, M. Seitz

Eine zielgerichtete Therapie basiert auf einer sauberen Diagnostik und einer guten Kenntnis der zu behandelnden Krankheit. Die rheumatischen Erkrankungen können bezüglich des therapeutischen Vorgehens grob in 2 Gruppen eingeteilt werden.

Zum einen umschriebene, meist kurz dauernde Probleme und zum anderen chronisch verlaufende Krankheiten mit Krankheitsauswirkungen auf die Betroffenen und ihr Umfeld. Während im ersten Falle in der Regel ein rein somatischer Ansatz genügt (beispielsweise eine Injektionsbehandlung), sollte im zweiten Falle biopsychosozial gedacht und geplant werden. Bei chronisch verlaufenden Krankheiten empfiehlt es sich daher, zusammen mit dem Betroffenen einen Therapieplan mit folgenden Inhalten aufzustellen:

► Information,
► Medikation,
► Physiotherapie,
► Ergotherapie,
► Sozialdienst,
► Psychologie,
► Rheumaorthopädie.

12.1 Information

Die Information beinhaltet in erster Linie Angaben über das Wesen der Krankheit und deren Prognose (Aufzeichnen des Verlaufs mit und ohne Therapie). In einem zweiten Schritt werden Fragen der möglichen Krankheitsfolgen auf das Individuum und das Umfeld aufgeworfen und die Bedeutung der Selbstverantwortung des Patienten diskutiert. Während der Behandlung tauchen wiederholt Fragen nach Notwendigkeit und Risiken medikamentöser Behandlung auf (beispielsweise auch deren Bedeutung betreffend Familienplanung). Oft werden auch Fragen nach Komplementärmedizin oder Möglichkeiten diätetischer Maßnahmen gestellt. Während komplementärmedizinische Maßnahmen im Sinne einer Begleittherapie durchaus sinnvoll sein können, ist von einer alternativmedizinischen Behandlung im Sinne einer Unterbrechung der klassischen Medikation bei entzündlich-rheumatischen Erkrankungen dringend abzuraten, denn irreversible Organschäden können über Nacht auftreten. Für diese informativen Gespräche ist ein regelmäßiger Einbezug des Lebenspartners grundsätzlich zu empfehlen. Hilfreiche Informationen erhalten Patienten ferner in Selbsthilfegruppen (Adressen s. Anhang).

12.2 Medikation

Thematisch handelt es sich bei rheumatischen Erkrankungen einerseits um Probleme des *muskuloskelettalen Schmerzes* und einer oft assoziierten Bewegungsstörung, andererseits um lokalisierte oder systemische *autoimmunentzündliche Prozesse*.

Folgende Medikamente sind in der rheumatologischen Praxis alltäglich:

12.2.1 Reine Analgetika

Beispiele:
▶ Paracetamol,
▶ niedrig potente Opioide: Kodein, Tramadol,
▶ hoch potente Opioide: Morphin, Buprenorphin, Fentanyl u.a.:
 – per os,
 – transdermal,
 – Schmerzpumpen.

Analgetika sind vor allem bei Schmerzen mechanischer Ursache indiziert (z. B. osteoporotische Wirbelfraktur, lokalisierte Schmerzen infolge einer Fehlbelastung bei Koxarthrose oder Gonarthrose).

Analgetika wirken teils im ZNS, teils im peripheren Nervensystem, einige sind zudem fiebersenkend. Sie haben einen geringen oder gar keinen Einfluss auf den peripheren Prostaglandinstoffwechsel und sind nicht wesentlich entzündungshemmend.

Paracetamol (Acetaminophen)

In niedriger Dosierung vor allem antipyretisch, für Analgesie Einsatz in Dosen von täglich $3-4 \times 1$ g.

Wichtigste *Kontraindikation:* Leberererkrankung.

Kodein

Kodein wird häufig in Kombination mit Paracetamol eingesetzt.

Die Einzeldosis beträgt 25–50 mg, die relativ kurze Wirkdauer bedingt Verabreichungsintervalle von 3–4 h. Die Tagesdosis soll 200–300 mg nicht überschreiten.

Häufigste *Nebenwirkungen:* Übelkeit, seltener: Obstipation, Schläfrigkeit; beachte eingeschränkte Fahrtauglichkeit!

Tramadol

Ist ein Opioid mit etwa $\frac{1}{10}$ der Potenz von Morphin. Die Wirkdauer bei Einzelgabe beträgt nur etwa 3 h, die empfohlene Tageshöchstdosis beträgt 400 mg. Die Halbwertszeit erfordert in der Regel eine mehrmals tägliche Dosierung oder retardierte Verabreichungsformen.

Typische *Nebenwirkungen* sind Nausea und Vomitus neben anderen opioidtypischen unerwünschten Wirkungen.

Hoch potente Opioide

Morphiumpräparate sollen bei therapierefraktären muskuloskelettalen Schmerzen eingesetzt werden. Das Suchtpotential ist bei korrekter Indikationsstellung gering.

Wichtigste *Nebenwirkungen:* Übelkeit und Obstipation. Während die Übelkeit nach etwa 2 Wochen abklingt, bleibt die Obstipation bestehen. Eine präventive Komedikation mit einem Antiemetikum und Laxans ist zu empfehlen. Weitere typische Nebenwirkungen der Opioide treten bei einschleichenden Dosierungen kaum auf. Die empfohlene Dosis für die Substanz Morphin in retardierter Form liegt zwischen 2×10 und 2×200 mg täglich.

Transdermale Applikationsformen gewährleisten einen kontinuierlichen Therapieeffekt und vermindern die Anzahl oral einzunehmender Medikamente, weshalb sie sich zunehmender Beliebtheit erfreuen. Der Wirkungseintritt ist relativ langsam, was aber bei einer Daueranwendung kaum relevant ist. Beispiele: Fentanyl, Buprenorphin.

Die peri- oder intradurale Verabreichung mit Verweilkathetern ist wegen oft erforderlicher Langzeitbehandlung in der Rheumatologie selten indiziert.

12.2.2 Nichtsteroidale Antirheumatika (NSAR)

Englisch: Non-steroidal antiinflammatory drugs (NSAIDS).

Dazu gehören die nichtselektiven wie auch die für die Isoform-2-selektiven Cyclooxygenasehemmer (syn.: Cox-2-Hemmer, Coxibe).

Während die *konventionellen NSAR* über die unselektive Hemmung der Cyclooxygenasen (Cox)-1 und -2 die Produktion von Prostaglandinen und damit Entzündungsphänomene hemmen, inhibieren die so genannten *Coxibe* selektiv die Cox-2. Da die Thrombozytenaggregationshemmung und die NSAR-bedingten Magenulzera via Blockierung der Cox-1 zustande kommen, scheinen die selektiven Cox-2-Hemmer diesbezüglich ein günstigeres Nebenwirkungsprofil zu haben.

Aufgrund *atherogener Nebenwirkungen* (Myokardinfarkte und zerebrovaskuläre Insulte) mussten die stark selektiven Cox-2-Hemmer in den Jahren 2004 und 2005 vom Markt genommen werden.

NSAR (inklusive Cox-2-Hemmer) werden zur Therapie lokaler und systemischer entzündlicher Erkrankungen und entzündungsbedingter Schmerzen eingesetzt. Neben peroraler Applikation können NSAR topisch appliziert werden. Eine verbesserte Penetration durch die Haut kann durch Gleichstrom der polaren Moleküle (Iontophorese) oder mit Hilfe von Schall (Sonophorese) erzielt werden. Aufgrund der raschen und guten Resorption der enteralen Formen ist die intramuskuläre Applikation heute obsolet.

> Trotz identischer klinischer Wirksamkeit der konventionellen NSAR und der Coxibe, sprechen Patienten sehr unterschiedlich auf verschiedene Präparate an. Es lohnt sich deshalb bei unbefriedigendem klinischem Effekt des einen NSAR ein Versuch mit einem anderen Präparat.

Aus medizinischem Blickwinkel liegen die wichtigsten Unterschiede der NSAR in der Wirkungsdauer (wenige Stunden bis > 1 Tag). Diesem Aspekt sollte bei der Verschreibung Rechnung getragen werden (z.B. frühmorgendliche Schmerzen bei ankylosierender Spondylitis: retardierte Form für die Nacht plus kurzwirksame Form frühmorgens oder alternativ ein NSAR mit langer Halbwertszeit mit einmal täglicher Gabe, z.B. Piroxicam). Bei entzündlichen Erkrankungen muss die Dosis oft höher gewählt werden als bei nichtentzündlichen Schmerzen.

> Beachte: Bei vielen nichtentzündlichen Erkrankungen ist ein Wirkungsvorteil der NSAR gegenüber Paracetamol nicht belegt oder wurde ein fehlender Effekt von NSAR sogar belegt (beispielsweise Fibromyalgiesyndrom).

Tabelle 12.1 Unerwünschte Wirkungen von NSAR

Gastrointestinal (Wegfall der zytoprotektiven Wirkung der Prostaglandine im Intestinaltrakt)	• Dyspepsie, Nausea, Inappetenz, Refluxbeschwerden, Schleimhauterosionen, Ulzera des Magens, seltener des Duodenums und noch seltener des Dünn- oder Dickdarms, häufig Mikro- und seltener Makroblutungen
	• Risikofaktoren für akute Ulkusblutungen: hohe Dosierung, Alter über 60 Jahre, weibliches Geschlecht, Rauchen, täglicher Alkoholkonsum
	• Bei Risikopatienten empfehlen sich gastroprotektive Maßnahmen
Renal (Verminderung des renale Blutflusses infolge Senkung des Prostaglandinspiegels bei älteren Menschen)	• Verminderung der glomerulären Filtrationsrate, Wasser- und Natriumretention, leichter Blutdruckanstieg, evtl. Kreatininanstieg
	• Manifeste Niereninsuffizienz = Kontraindikation gegen NSAR
	• Risikofaktoren: Alter über 60 Jahre, Nierenschaden
Kutan	• Arzneimittelexantheme
Hämostase (Senkung des Thromboxan-A^2-Spiegels und Thrombozytenaggregationshemmung)	• Azetylierte Salizylate sind während 10 Tagen vor oder nach chirurgischen Eingriffen kontraindiziert wegen irreversibler Thrombozytenaggregationshemmung
	• Alle anderen NSAR führen zu reversibler Thrombozytenaggregationshemmung
	• Deshalb perioperativ Verzicht auf NSAR oder höchstens solche mit sehr kurzer Halbwertzeit
	• Bei kurzer Halbwertzeit dauert die Thrombozytenaggregationshemmung 1–3 Tage (Diclofenac, Indometacin, Flurbiprofen usw.)
	• Bei langer Halbwertzeit dauert die Thrombozytenaggregationshemmung bis zu 14 Tage (Piroxicam, Tenoxicam, Phenylbutazon)
	• Antikoagulation ist eine relative Kontraindikation gegen NSAR oder eine absolute Indikation für medikamentöse Gastroprotektion (Protonenpumpenblocker, z.B. Omeprazol oder Prostaglandinanalogon Misoprostol)
	• Knochenmark (selten Thrombozytopenie, noch seltener Agranulozytose bzw. Knochenmarkaplasie)

Tabelle 12.1	**Fortsetzung**
Zentralnervös	• Kopfschmerzen, Benommenheit, Schwindel, Nausea, selten Verwirrtheitszustände/exogene Psychose
	• Risikofaktoren: höheres Alter, Untergewichtigkeit, Hypalbuminämie
Leber	• Leichtgradige Leberenzymerhöhung, gelegentlich Leberfunktionsstörung
	• Bei vorbestehender Lebererkrankung führt verlangsamter Metabolismus zu Kumulation des aktiven Medikaments, da die Umwandlung in inaktive Metaboliten verzögert ist
	• Bei Hypalbuminämie muss die NSAR-Dosierung der verminderten Eiweißbindungskapazität im Plasma angepasst werden
Bronchien	• Bei entsprechender Prädisposition ist der Bronchospasmus eine seltenere Komplikation, die zu Asthmaanfällen führen kann
Tonusverlust des Uterus (Senkung des uterinen Prostaglandinspiegels)	• Die günstige NSAR-Wirkung im Einsatz gegen Menstruationsbeschwerden birgt in der Spätschwangerschaft die Gefahr des Verschlusses des Ductus arteriosus Botalli und führt im Kontext einer Geburt zu iatrogener Wehenschwäche

Die wichtigsten *Nebenwirkungen* der NSAR betreffen den Magen (Magenulzera, seltener Ulzera im übrigen Intestinaltrakt) und die Niere (Natrium-und wasserretinierende Wirkung) mit sekundärer Auswirkung auf Herz und Kreislauf. Die Hemmung der Thrombozytenaggregation kann günstig (koronare und zerebrale thrombotische Erreignisse) oder ungünstig (Blutungsneigung, insbesondere bei gleichzeitiger Antikoagulation mit Coumarinen) sein (Details s. Tab 12.**1**). Neben den Nebenwirkungen ist auch auf Medikamenteninteraktionen zu achten (Antiepileptika, Aminoglykoside, Coumarinpräparate, orale Antidiabetika, Lithium, etc). Auf Grund der häufigen Verschreibung und der Nebenwirkungen auf Magen-Darm und Herz-Kreislauf sind die NSAR eine der Hauptursachen iatrogener Schäden.

12.2.3 Glukokortikoide

> Glukokortikoide sind nach wie vor die wichtigsten Medikamente zur Behandlung rheumatischer Erkrankungen.

Sie werden wie folgt eingesetzt (in Prednisonäquivalent):
- ▶ Pulsbehandlungen (täglich 250–1000 mg in Kurzinfusion) über insgesamt 3 Tage,
- ▶ hoch dosierte perorale Medikation (1 mg/kgKG/d),
- ▶ als Überbrückungstherapie bis zur Wirkung von Basismedikamenten,
- ▶ Komedikation in niedriger Dosierung (5–7,5 mg/d),
- ▶ Lokalapplikation in kristalliner Form.

Beispiele für die Anwendung

Pulsbehandlungen. Bei florider systemischer Vaskulitis mit drohender Organschädigung: Morbus Wegener, Morbus Behçet, systemischer Lupus erythematodes, RA-Vaskulitis mit Befall mittelgroßer Arterien.
Hoch dosierte perorale Medikation. Riesenzellenarteriitis, Polymyositis/Dermatomyositis, floride systemische Vaskulitis ohne drohende Organschädigung, Folgebehandlung nach Pulsbehandlungen.
Überbückungstherapie. Bei RA, SLE, bei Vaskulitiden z. B. zu Therapiebeginn im Sinne eines so genannten Step-down-Vorgehens.
Komedikation in niedriger Dosierung. Bei RA als Dauerbehandlung in Ergänzung zu den klassischen Basistherapeutika; ferner bei Vaskulitiden und Konnektivitiden an vielen Zentren als Begleittherapie etabliert, allerdings ohne wissenschaftlichen Beleg. Empfehlung der Autoren: Nach Möglichkeit die niedrigste mögliche Dosis durch Ausschleichversuche definieren, im Idealfall vollständiges Absetzen erreichbar.
Lokalapplikation in kristalliner Form. Die gezielte lokale Gabe von kristallinen Glukokortkoiden vermag Entzündungsprozesse innerhalb von Stunden zu stoppen. Sie wirkt nicht nur symptomatisch, sondern verhindert die entzündungsbedingte Destruktion beispielsweise von Gelenken bei RA.
Die Dosis soll der Größe des Gelenks/des entzündlichen Fokus angepasst werden.

Glukokortikoidbedingte Organschäden kommen bei korrekter Indikation, Dosierung und Durchführung nicht vor. Das Restrisiko muss gegen irreversible Strukturschäden bei Verzicht auf eine indizierte Injektionsbehandlung abgewogen werden.

Technisch schwierige Injektionen (beispielsweise bei starker lokaler Entzündung und Unmöglichkeit, die Punktionsstelle klinisch zu definieren; oder bei tief liegenden Gelenken wie der Hüfte) sollen ultraschallgezielt durchgeführt werden.

Der Ultraschall ist dem Bildverstärker nicht nur aus Strahlenschutzgründen, sondern auch wegen der gleichzeitig erhaltenen diagnostischen Information (Weichteilbefunde) vorzuziehen.

Es gibt keine Indikationen für lokale Behandlungen mit löslichen Glukokortikoiden (gleicher Effekt bei peroraler Medikation).

Es gibt eine empirisch definierte Maximalzahl von etwa 3 Injektionen pro Jahr pro Gelenk/Sehnenscheide, die aber in begründeten Fällen überschritten werden kann. Werden repetitive Gaben notwendig, so wurde möglicherweise die Dosis zu niedrig gewählt oder die Injektion gelang technisch nicht. Beachte: Wenigstens 30% der Injektionen ohne Ultraschall liegen außerhalb des Zielgebietes (periartikulär, subkutan etc.).

Grundsätzlich muss aber bei Notwendigkeit repetitiver Gaben innerhalb weniger Monate eine alternative Behandlung erwogen werden (beispielsweise Optimierung der krankheitsmodifizierenden Langzeittherapie, Synovektomie oder Radiosynoviorthese).

Eine lokale Hautatrophie lässt auf technisch unzureichendes Vorgehen schließen. Erfolgt die Injektion korrekt und wird der Stichkanal bei kurzer Wegstrecke (beispielsweise bei Injektion in Fingergelenke) komprimiert, um das Rückfließen des Medikaments zu verhindern, so kommt es nicht zur Schädigung der Haut.

Präparatewahl für die orale Medikation

Die Dosierungsäquivalenz der Kortikosteroide zeigt Tab. 12.**2**.

Glukokortikoide führen bei längerer Verabreichung zwangsläufig zu verschiedenen, teils irreversiblen *Nebenwirkungen:*

▶ Osteoporose,
▶ Steroidmyopathie (Quadrizepsschwäche),
▶ Nebenniereninsuffizienz (insuffiziente Stressreaktion bei länger dauernder Therapie),
▶ iatrogener Cushing,
▶ Hautatrophie, Gefäßfragilität,
▶ akzelerierte Artheromatose,

Tabelle 12.2 **Dosierungsäquivalenz für Kortikosteroide hinsichtlich ihrer glukokortikoiden Wirkung**
• Prednison/Prednisolon 5 mg
• Kortisol Hydrokortison 20 mg
• Kortison 25 mg
• Deflazacort 6 mg
• 6α-Methylprednisolon 4 mg
• Triamcinolon 4 mg
• Cloprednol 2,5 mg
• Dexamethason 0,75 mg
• Betamethason 0,75 mg

► Katarakt,
► Steroidglaukom,
► diabetische Stoffwechsellage,
► mineralokortikoider Effekt (arterielle Hypertonie, Natrium-/Kaliumhaushalt).

Ad Osteoporose. Bei jeder Verschreibung von Glukokortikoiden müssen Kalzium und Vitamin D supplementiert werden (Richtwert: 1000 mg Ca, 800 E Vitamin D). Bisphosphonate vermögen den katabolen Effekt der Glukokortikoide zu stoppen. Konkretes diagnostisches und präventives Vorgehen bei erwartet länger dauernder Behandlung s. www.rheuma-net.ch.

Ad Steroidglaukom. Neu auftretende Augenschmerzen unter Glukokortikoidtherapie müssen rasch fachärztlich abgeklärt werden.

Ad diabetische Stoffwechsellage. Eine hyperglykämische Stoffwechselentgleisung ist zu bedenken und der Patient unbedingt über diese Gefahr zu informieren. Selbst lokal applizierte kristalline Glukokortikoide vermögen einen Diabetes mellitus zu destabilisieren.

Strategie der Dosisreduktion

Die Dosisreduktion erfolgt in etwa exponenziell:
▶ Von einer Startdosis von 1 mg/kgKG: Reduktion nach Erreichen einer Krankheitsremission ca. zweiwöchentlich in 10-mg-Schritten.
▶ Zwischen 20 und 10 mg: Reduktion ca. zweiwöchentlich in 2,5–5-mg-Schritten.
▶ Unter 10 mg: Reduktion zwei- bis vierwöchentlich in 1–2,5-mg-Schritten.

12.2.4 Basismedikamente

Es handelt sich hinsichtlich der Wirkstoffe und den Wirkmechanismen um eine sehr heterogene Medikamentengruppe (Abb. 12.1). Im angelsächsischen Sprachraum werden Basistherapeutika auch „disease-modifying antirheumatic drugs" (DMARDS) genannt.

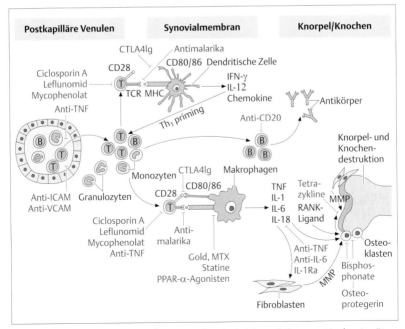

Abb. 12.**1** Pathogenese der rheumatoiden Arthritis und therapeutische Ansätze.

Im Folgenden wird eine Einteilung nach der Häufigkeit des Einsatzes (mögliches erstes DMARD oder Alternativsubstanz) sowie konventionellen Pharmaka und rekombinanten Proteinen (so genannten Biologika) vorgenommen.

Als DMARD bei Arthritiden werden häufig verwendet:

► Methotrexat,
► Antimalariapräparate Chloroquin, Hydroxychloroquin (Resochin, Chlorochin, Plaquenil),
► Leflunomid (Arava),
► Sulfasalazin (Salazopyrin EN, Azulfidine RA),
► Azathioprin (Imurek),
► Ciclosporin (Sandimmun).

Wirkmechanismen. Die Wirkmechanismen dieser Medikamentengruppe sind sehr heterogen: Methotrexat und Azathioprin sind Antimetaboliten des Folsäure- bzw. Purinstoffwechsels, Leflunomid des Pyrimidinstoffwechsels. Ciclosporin und Leflunomid sind potente Inhibitoren der T-Lymphozyten-Aktivierung bzw. -Proliferation. Chloroquin und Hydroxychloroquin wirken eher auf die lysosomale Aktivität antigenpräsentierender Zellen. Mit Abstand am häufigsten wird in der Arthritisbehandlung Methotrexat verwendet, für das Effekte an Monozyten wie Lymphozyten beschrieben wurden. Methotrexat zeigt neben dem Folsäureantagonismus weitere antientzündliche Wirkmechanismen. Deshalb kann zwecks Verminderung von Nebenwirkungen eine Folsäuresubstitution durchgeführt werden, ohne dass ein messbarer Verlust der antientzündlichen Wirkung eintritt.

Selten eingesetzte DMARD. Derzeit selten eingesetzte DMARD sind:

► parenterales Gold (Tauredon),
► d-Penicillamin (Metalcaptase).

Immunsuppressiva. Als Immunsuppressiva bei Kollagenosen/Konnektivitiden und Vaskulitiden verwendet werden:

► Cyclophosphamid (Endoxan) meist in der Remissionsinduktion,
► Mycophenolat-Mofetil (CellCept, Myfortic)
► sowie die bereits erwähnten Azathioprin und Methotrexat, zumeist in der Erhaltungstherapie.

Rekombinante Proteine.

► TNF-Hemmer Etanercept, Infliximab, Adalimumab (Enbrel, Remicade, Humira),
► IL-1-Rezeptorantagonist Anakinra (Kineret),
► B-Lymphozyten-Antikörper Rituximab (MabThera).

Rekombinante Proteine stellen eine enorme Bereicherung des therapeutischen Spektrums dar. Unterschieden wird einerseits zwischen monoklonalen Antikörpern (erkennbar an der Endung „-mab"), z. B. zur Bindung und Neutralisierung von Zytokinen wie dem Tumornekrosefaktor-α (TNF-α) oder zur Erkennung von Zelloberflächenmolekülen wie dem CD20 auf B-Zellen, und andererseits zwischen löslichen Zytokinrezeptorantagonisten wie dem Anakinra oder sterisch optimierten löslichen Rezeptoren wie Etanercept. Das therapeutische Spektrum dieser Substanzen weitet sich rasch aus.

Wirkungseintritt. Der Wirkungseintritt der Basismedikamente variiert zwischen Tagen (z. B. TNF-Hemmer) über Wochen (Methotrexat) bis zu Monaten (Antimalariasubstanzen, Sulfasalazin). Die wichtigsten Hinweise zu den jeweiligen Indikationen finden sich in den Kapiteln 4 und 5 (Rheumatoide Arthritis und Konnektivitiden/Vaskulitiden). Betreffend Kontrolluntersuchungen und wichtigsten Nebenwirkungen orientieren die Merkblätter der Schweizerischen Gesellschaft für Rheumatologie (jährlich aktualisiert) unter www.rheuma-net.ch.

12.2.5 Weitere Medikamente

Psychopharmaka. Bei unerträglichen, chronifizierenden Schmerzzuständen kann der Leidensdruck oft durch die Kombination mit einem Psychopharmakon verbessert werden. In Frage kommen in erster Linie die trizyklischen Antidepressiva (Amitriptylin, Imipramin, Desipramin u.a.) oder die selektiven Serontonin-Re-Uptake-Hemmer wie zum Beispiel Fluxetin.

Muskelrelaxanzien. Selektive Muskelrelaxanzien ohne zentral-sedative Wirkung gibt es nicht. Bei massivem Hartspann im Rahmen eines Radikulärsyndroms können aber Diazepamderivate (beispielsweise Tetrazepam 50–400 mg täglich) oder Tizanidin (Sirdalud) wirksam sein.

12.3 Physiotherapie

Die Physiotherapie (PT) dient in erster Linie der Optimierung oder Wiederherstellung von Funktionen des Bewegungsapparats. Nach einer Befundaufnahme kann die PT dem ärztlichen Dienst wichtige Zusatzinformationen beispielsweise bezüglich funktioneller Einschränkungen, Konstanz von Beschwerden, Kompensationsmöglichkeiten etc. geben. Mittels validierter Assessments (Evaluation der funktionellen Leistungsfähigkeit EFL, 6 min Gehtest, isometrische Kraftmessung etc.) kann die Belastbarkeit des Bewegungsapparats charakterisiert werden. Zusammen mit dem Arzt und dem Patienten werden für die Therapie Ziele gesetzt und diese mit geeigneten physiotherapeutischen Interventionen verfolgt. Die PT zeigt dem Patienten seine aktive Rolle im Genesungsprozess auf und instruiert ihm ein Heimprogramm.

Beispiele physiotherapeutischer Behandlungen:

► Schmerzlindernde Therapien wie Thermotherapien (kalte/warme Wickel, Fangoapplikationen, auf-/absteigende Bäder etc.), Elektrotherapien (transkutane Elektroneurostimulation TENS, diadynamische Ströme etc.), Ultraschall, Massagen, Triggerpunkttherapien, Instruktion von Lagerungen und Entlastungsstellungen, passives und aktives hubfreies/-armes Bewegen usw.

► Funktionserhaltende bzw. -verbessernde Therapien wie manuelle Therapie, Instruktion von Kompensationsbewegungen, Mobilisation von Einschränkungen, Stabilisationstraining und muskulärer Aufbau, Training von Aktivitäten des täglichen Lebens usw.

12.4 Ergotherapie

Die Ergotherapie beschäftigt sich mit den Folgen muskuloskelettaler Einschränkungen im Alltag (Haushalt, Beruf).

Beispiele ergotherapeutischer Maßnahmen sind:

► Optimierung der Umgebungsgestaltung (Wohnung, Arbeitsplatz),
► Hilfsmittelberatung und -versorgung (Rollstuhl, Mobilitätshilfen, praktische Alltagshilfen, Adaptationen beispielsweise an Auto),
► Erlernen von gelenkschonendem und ergonomischem Verhalten,
► Beratung und Anpassung von Orthesen: Schienen, Manschetten, Schuheinlagen.

12.5 Sozialdienst

Der Sozialdienst hilft bezüglich Fragen der beruflichen und sozialen Reintegration. Eine allfällige Nachbetreuung wird so organisiert, dass eine Rehospitalisierung aus sozialen Gründen möglichst vermieden wird.

Beispiele von Aufgaben:

► Identifikation und Ausschöpfung von Ressourcen für bestimmte nicht oder unzureichend versicherte Leistungen, die für die Reintegration ins soziale Netz aber essenziell sind (z. B. ambulante Pflege, Haushaltshilfe, Vernetzung mit problemrelevanten Institutionen).
► Beratung bezüglich sozialversicherungsrechtlicher Fragen (Rentenversicherungen, Krankenkassen, Pflegeversicherung).

▶ Beratung und Vermittlung von zentralen Hilfsmitteleinrichtungen der Krankenkassen und anderer Versicherungsträger.

▶ Vermittlung von geeigneten Rehabilitationseinrichtungen.

12.6 Psychologie

Das Schmerzerleben und der Leidensdruck hängen von Krankheitsfaktoren aber auch von Umgebungsfaktoren und den persönlichen Möglichkeiten der Krankheitsbewältigung (Copingstrategien) ab. Es ist daher sinnvoll, neben den somatisch orientierten therapeutischen Ansätzen psychologische Möglichkeiten der Behandlung in Betracht zu ziehen. Diese reichen von Entspannungsübungen über kognitive Verhaltenstherapie bis zu verschiedenen Formen der fachärztlichen Gesprächstherapie.

12.7 Rheumaorthopädie

Chirurgische Maßnahmen stehen oft am Ende einer Behandlungskette und dienen vor allem der Wiederherstellung von verloren gegangenen (z. B. prothetischer Gelenkersatz) oder der Stabilisierung und Verbesserung von sich verschlechternden Funktionen (z. B. rekonstruktive Weichteil- oder Gelenkeingriffe).

Optimalerweise werden Indikation, Zeitpunkt und Rahmenbedingungen eines Eingriffs im interdisziplinären Gespräch festgelegt. Dies gilt auch für gelenkerhaltende chirurgische Maßnahmen wie Synovektomien, die insbesondere bei therapieresistenten Synovialitiden nicht zu spät zum Einsatz gebracht werden sollten.

13 Rehabilitation

T. Stoll, O. Knüsel

Gegen 20% aller Patienten verlassen das Krankenhaus mit einer dauerhaften gesundheitlichen Beeinträchtigung. Etwa 10% der Weltbevölkerung sind durch Behinderungen betroffen und entsprechend sozial und beruflich benachteiligt. In dieser Situation ist die rehabilitative Medizin gefordert.

Definition und Vorbemerkungen

Rehabilitation ist definiert als der „koordinierte Einsatz medizinischer, sozialer, beruflicher, technischer und pädagogischer Maßnahmen zur Funktionsverbesserung, zum Erreichen einer größtmöglichen Eigenaktivität, zur weitestgehend unabhängigen Partizipation an allen Lebensbereichen, damit der Betroffene in seiner Lebensgestaltung so frei wie möglich wird".

Der grundsätzliche Unterschied zwischen rehabilitativer und kurativer Medizin (Tab. 13.1) besteht folglich im Fokussieren auf verbleibende Ressourcen (lat. rehabilitare = wiedereingliedern) statt der Fokussierung auf die Organkrankheit (lat. curare = heilen). Im Gegensatz zur passiven Rolle des Patienten in der kurativen Medizin, spielt der Betroffene in der Rehabilitationsphase eine aktive Rolle. Betreut und gecoacht wird er durch ein Rehabilitationsteam. Rehabilitationsteams sind typischerweise multiprofessional zusammengesetzt (Ärzte, Physio-, Ergotherapeuten, Logopäden, Psychologen, Sozialarbeiter, Pflegefachleute).

Zur Festlegung eines Rehabilitationsziels müssen die Funktionsfähigkeit, Behinderung und Gesundheit („functioning, disability and health") des Betroffenen erfasst werden. Ferner spielen externe Faktoren, so genannte Kontextfaktoren (z.B. berufliche und soziale Situation) eine entscheidende Rolle. So wird ein Büroangestellter mit Kreuzschmerzen, gesicherter Anstellung und intaktem sozialem Umfeld die uneingeschränkte Arbeitsfähigkeit leichter und rascher erreichen als ein Bauarbeiter mit identischer organischer Schädigung aber drohender Kündigung und Ausländerstatus. Abbildung 13.1 zeigt einerseits die Verknüpfung von Funktionsfähigkeit, Behinderung und Gesundheit mit der Diagnose, andererseits deren Wechselwirkung mit den Kontextfaktoren.

Tabelle 13.**1** Unterschiede zwischen rehabilitativer und kurativer Medizin		
	Rehabilitative Medizin	**Kurative Medizin**
Denkweise	Ressourcenorientiert	Analytisch, molekular
Ziel	Optimierung der Aktivität und Partizipation des Betroffenen	Behebung oder Verhinderung von Organstörungen
Vorgehen	Interdisziplinäres Festlegen von Zielen und Maßnahmen	Intervention, Medikation
Rolle des Arztes	Coach	Entscheidung, Verordnung
Rolle des Patienten	Aktiv	Passiv
Hilfsinstrumente	Assessments	Labor, Bildgebung

13.1 Internationale Klassifikation von Funktionsfähigkeit, Behinderung und Gesundheit; ICF

Die ICF wurde 2001 von der WHO verabschiedet. Wie in Abb. 13.**1** dargestellt, werden folgende Ebenen unterschieden:

▶ *Körperfunktionen und Körperstrukturen unter Einschluss psychischer Funktionen.* Beispiel: Bei Kniearthrose ist die geschädigte Körperstruktur das Kniegelenk (s75011; [Ziffer entspricht Klassifikationscode gemäß ICF]), die wichtigsten beeinträchtigten Körperfunktionen sind Schmerz (b280), Gelenkbeweglichkeit (b710) und Muskelkraft (b730).

▶ *Aktivitäten und Partizipation.* Aktivität bezeichnet die Fähigkeit, eine Handlung durchzuführen. Partizipation bedeutet das Einbezogensein in eine Lebenssituation. Beispiel: Bei einem Patienten mit Kreuzschmerzen bestehen die beeinträchtigten Aktivitäten im Unvermögen in einer Körperposition zu verharren (d415), Gegenstände zu heben und zu tragen (d430), eine Körperposition zu wechseln (d410) oder zu Gehen (d450). Die Partizipation ist insofern eingeschränkt, als der Betroffene nicht mehr eine bezahlte Tätigkeit (d850) durchführen kann.

▶ *Kontextfaktoren,* die sich aus *Umweltfaktoren* und *personenbezogenen Faktoren* zusammensetzen. Umweltfaktoren bilden die materielle, soziale und einstellungsbezogene Umwelt, in welcher Menschen leben und ihr Dasein entfalten. Umweltfaktoren wirken entweder als Förderfaktoren

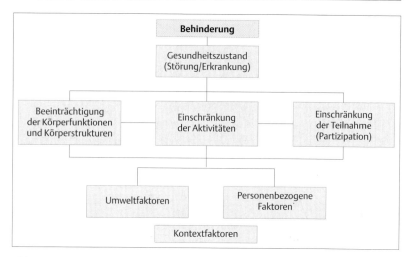

Abb. 13.**1** **Internationale Klassifikation der Funktionsfähigkeit, Behinderung und Gesundheit**.

oder Barrieren. Beispiel: Bei einem Patienten nach zerebrovaskulärem Insult sind die wichtigsten fördernden Umweltfaktoren der engste Familienkreis (e310), Fachleute der Gesundheitsberufe (e355) sowie Dienste, Systeme und Handlungsgrundsätze des Gesundheitswesens (e580).

13.2 Indikationsstellung

Ein Patient ist rehabilitationsbedürftig, wenn er neben der Schädigung von Körperstrukturen und/oder Körperfunktionen auch Einschränkungen der Aktivitäten und der Partizipation zeigt bzw. solche drohen. Eine Rehabilitation ist aber nur dann indiziert, wenn neben der Rehabilitationsbedürftigkeit gleichzeitig ein Rehabilitationspotenzial besteht. Mittels Assessments können sowohl Rehabilitationsbedürftigkeit wie auch Rehabilitationspotenzial beurteilt werden.

13.3 Durchführung

Die Strukturen für eine Rehabilitation unterscheiden sich entsprechend den Anforderungen der jeweiligen Rehabilitationssparte (muskuloskelettale Rehabilitation, Neurorehabilitation, kardiovaskuläre, pulmonale, geriatrische, pädiatrische und psychosomatische Rehabilitation).

Je nach Art und Ausmaß der Einschränkungen und den Charakteristika der Kontextfaktoren (günstig, ungünstig) variieren die Anforderungen an die Rehabilitation. Es wird deshalb individuell entschieden, ob eine *stationäre Rehabilitation,* eine Rehabilitation in einer *Tagesklinik* oder eine *ambulante Rehabilitation* durchgeführt werden soll.

Die besten Resultate werden erreicht, wenn die Rehabilitation unmittelbar nach dem Eintreten der gesundheitlichen Störung (Unfall, Krankheit) beginnt. So ist es von Vorteil, wenn beispielsweise bei Polytrauma bereits während der ersten Tage im Akutkrankenhaus eine Frührehabilitation beginnt.

Im Gegensatz zur Rehabilitation spricht man von einer Kur, wenn ein Patient in einer Institution (Kurhaus) seine Rekonvaleszenz verbringt. In einem Kurhaus stehen in der Regel neben pflegerischer Unterstützung auch Physiotherapie und ärztliche Betreuung zur Verfügung. Die Begriffe Kur und Rehabilitation sind strikt zu unterscheiden.

13.4 Rehabilitationszyklus

Abbildung 13.**2** zeigt den interdisziplinären Rehabilitationsprozess. Nach einem initialen Assessment werden gemeinsam mit dem Betroffenen die

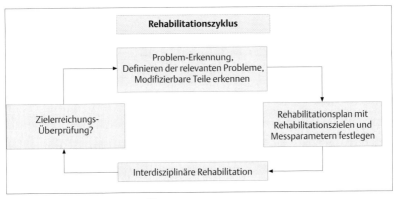

Abb. 13.**2** **Rehabilitationszyklus.**

erreichbaren Ziele festgelegt. Die anschließende interdisziplinäre Rehabilitation setzt Geplantes um. Danach wird die Zielerreichung überprüft (Outcome-Assessment).

Assessment zu Beginn der Rehabilitation

Das initiale Assessment dient der Problemerkennung und dem Definieren der für den Patienten relevanten Problembereiche. Es beinhaltet die erste Messung der Funktionsfähigkeit, der Behinderung und der Gesundheit als Grundlage für die Beurteilung des Erreichens von Zwischenzielen und des Rehabilitationsresultats.

Festlegen der Ziele

Das Formulieren der Ziele geschieht unter maßgeblicher Beteiligung des Betroffenen. Entscheidend sind einerseits die modifizierbaren Faktoren und andererseits für den Betroffenen relevanten Anteile der Behinderung.

Outcome-Assessment

Das Rehabilitationsresultat wird sowohl durch das Rehabilitationsteam wie auch durch den Patienten gemessen. Zur Anwendung kommen krankheitsspezifische Fragebögen, anamnestische Angaben und klinische Befunde, welche in standardisierter Form in Scores und Indices umgerechnet werden, und standardisierte Funktionstests. Diese Messinstrumente (Assessments) müssen *reliabel*, *valide* und *empfindlich für Veränderungen* sein und sich im *praktischen Gebrauch* bewähren.

Ein Messinstrument ist *reliabel*, wenn es bei wiederholtem Einsatz dasselbe Resultat liefert. *Valide* bedeutet, dass ein Messinstrument das misst, was es messen soll. Ein Messinstrument gilt als *empfindlich*, wenn es Veränderungen des Gesundheitszustands detektieren kann. Sinnvollerweise wird definiert, wie groß eine Veränderung sein muss, damit sie für den Patienten von Bedeutung ist („*minimal clinically important change*").

Neben krankheitsspezifischen Messinstrumenten werden auch Messinstrumente zur Erhebung des allgemeinen Gesundheitszustands verwendet (z.B. der SF-36, ein Fragebogen, welcher 8 Dimensionen des Lebens erfasst). Solche Assessments erlauben nicht nur das Monitoring eines individuellen Rehabilitationsverlaufs und die Beschreibung von gesundheitsrelevanten Veränderungen von Krankheitskollektiven, sondern auch Vergleiche zwischen verschiedenen Patientenkollektiven.

13.5 Arbeitsunfähigkeit, Erwerbsunfähigkeit und Invalidität

Eine Knieproblematik kann sich sehr verschieden auf Aktivität und Partizipation auswirken. Während sie beim Berufsfußballspieler zur Arbeitsunfähigkeit führt, wird sie bei einem Schriftsteller kaum Einschränkungen bewirken.

Arbeitsunfähigkeit. Einschränkung bezüglich Beruf und Aufgabenbereich. Sie wird durch den Arzt abgeschätzt und attestiert.

Erwerbsunfähigkeit. Verlust der Erwerbsfähigkeit bezüglich aller zur Verfügung stehenden Tätigkeiten. Die Erwerbsunfähigkeit bezieht sich auf einen hypothetisch ausgeglichenen Arbeitsmarkt. Ihrer Beurteilung liegen zugrunde:

▶ die vom Arzt beurteilte gesundheitliche Einschränkung (Behinderung),
▶ das vom Berufsberater formulierte Ausmaß des berufsbezogenen Funktionsausfalls,
▶ die vom Arbeitsmarktspezialisten beurteilten und aufgrund des medizinischen Profils möglichen alternativen Verdienstmöglichkeiten.

Invaliditätsgrad. Dieser berechnet sich aus der Differenz zwischen dem Erwerbseinkommen ohne gesundheitliche Störung (*Valideneinkommen*) und dem theoretisch noch möglichen Erwerbseinkommen bei anhaltender gesundheitlicher Beeinträchtigung (*Invalideneinkommen*).

Glossar

Ankylose: Versteifung.

Anlaufschmerzen: Schmerzen, die nach Ruhepositionen (z. B. morgens unmittelbar nach dem Aufstehen) auftreten und nach wenigen Bewegungen (Schritten) abklingen. Sie sprechen für degenerative Gelenkprobleme.

Arthralgie: Gelenkschmerzen.

Arthritis: Gelenkentzündung.

Arthropathie: Gelenkerkrankung.

Arthrozentese: Gelenkpunktion.

Bursitis: Schleimbeutelentzündung.

Chondropathie: Knorpelerkrankung.

Duchenne-Hinken: charakteristisches Hinken bei Koxarthrose. In der Belastungsphase wird der Oberkörper über das betroffene Hüftgelenk verlagert. Benannt nach dem Erstbeschreiber G. Duchenne, Neurologe, Paris (1806–1875).

Dysplasie: pränatal oder im Kindesalter entstandenes Fehlwachstum, entweder infolge einer Anlagestörung, einer Krankheit oder eines Traumas.

Enthesiopathie: krankhafte Veränderung eines Sehnen-Knochen-Übergangs (z. B. so genannter Tennisellbogen).

Enthesitis: entzündliche Sehnen-Knochen-Übergangspathologie (z. B. Entzündung der Achillessehneninsertion am Kalkaneus im Rahmen der Spondarthritiden).

Goniometer: Winkelmessgerät.

Krepitation: hör-, fühl-, tastbares Knarren eines Gelenks oder einer Sehne.

Monoarthritis: Entzündung eines einzelnen Gelenks.

Morgensteifigkeit: Steifigkeitsgefühl der Gelenke.

Myopathie: Muskelerkrankung.

Myositis: entzündliche Muskelerkrankung.

Neutral-0-Durchgangsmethode: Winkelmessmethode, die es erlaubt, den Bewegungsumfang oder die Fehlstellung eines Gelenks in einer definierten Ebene zu protokollieren.

Oligoarthritis: Entzündung von maximal 3 Gelenken (kleine Gelenke wie Finger- oder Zehengelenke werden als 1 Gelenk gerechnet).

Olisthesis: translatorisches Gleiten von Wirbelkörpern. Man unterscheidet:

▶ Anterolisthesis (Vorgleiten),

▶ Retrolisthesis (Rückgleiten),

▶ Laterolisthesis (Seitwärtsgleiten).

Periarthropathie: Erkrankung der Weichteile, die ein Gelenk umgeben (Muskeln, Sehnen, Bänder, Schleimbeutel).

Polyarthritis: Entzündung von mindestens 4 Gelenken.

Pseudoradikuläre Schmerzen: s. spondylogene Schmerzen.

Rotatorenmanschette: Sehnenmuskelplatte, welche den Humeruskopf ins Glenoid zentriert, zusammengesetzt aus: M. supraspinatus, M. subscapularis, M. infraspinatus, M. teres minor.

Schwungbeinphase: Bewegungsphase beim Gehen, während welcher kein Bodenkontakt besteht.

Skoliose: Achsenabweichung der Wirbelsäule in der Frontalebene. Man unterscheidet funktionelle Skoliosen (z. B. antalgische Fehlhaltung, kompensatorische Skoliose bei Beinlängendifferenz) von strukturellen Skoliosen (Folge einer anatomischen Störung, z. B. lumbosakrale Übergangsanomalie). Bei kompensierten Skoliosen liegt das Lot vom Dornfortsatz von C7 über der Rima ani. Bei dekompensierten Skoliosen kann die Abweichung von C7 über Rima ani in Zentimeter festgehalten werden.

Spondylogene Schmerzen: in Extremitäten ausstrahlende Schmerzen (lateral und/oder ventral und/oder dorsal), verursacht durch Wirbelsäulenproblem. Nicht dermatomgebunden!

Spondylolyse: dysplastische oder traumatische Spaltbildung des Wirbelbogens.

Synovialitis/Synovitis: Entzündung von Gelenkkapsel, Sehnenscheide oder Bursa.

Standbeinphase: Bewegungsphase beim Gehen, während welcher Berührungskontakt zwischen Fuß und Boden besteht.

Tendinitis/Peritendinits: Entzündung einer Sehne oder des peritendinösen Gewebes.

Tendinopathie/Tendopathie: Sehnenerkrankung.

Tendovaginitis: Sehnenscheidenentzündung.

Nützliche Internetseiten

Rheumatologie/Fachgesellschaften

http://www.rheuma-net.ch

Internetseite der Schweizerischen Gesellschaft für Rheumatologie und der Schweizerischen Gesellschaft für Physikalische Medizin mit u.a. Therapieempfehlungen der Basistherapien, Fortbildungsveranstaltungen und mehr.

http://www.rheumanet.org

Therapieüberwachungsempfehlungen der Deutschen Gesellschaft für Rheumatologie für Ärzte und Patienten.

http://www.rheumatologie.at

Patientenaufklärung und Patienteneinverständniserklärungen der Österreichischen Gesellschaft für Rheumatologie.

http://www.rheumatology.org

Behandlungsempfehlungen des American College of Rheumatology (ACR).

http://www.eular.org/

Die European Ligue against Rheumatism.

http://univweb.pharoweb.univ-mrs.fr/PRM/

Homepage der Europäischen Gesellschaft für Physikalische Medizin und Rehabilitation.

http://www.rheuma-online.de/

Reichhaltige Publikumsinternetseite über Rheumatologie.

http://www.archrheumatol.net/atlas/

Atlas über kutane Manifestationen rheumatologischer Erkrankungen.

http://leitlinien.net/

Wissenschaftlich begründete diagnostische und therapeutische Leitlinien der Arbeitsgemeinschaft der Wissenschaftlichen Medizinischen Fachgesellschaften Deutschlands.

Assessments

http://www.medal.org/

Nach einfacher Gratisregistrierung Zugang zu allen wichtigen Medizinischen Algorithmen und Assessments, inkl. Excel-Sheets.

http://www.asas-group.org/

Assessments bei ankylosierender Spondylitis. Assessment in verschiedenen Sprachen.

http://www.scqm.ch/

Internetseite der Swiss Clinical Quality Management Foundation.

Medizin allgemein

http://uptodateonline.com

Internetseite mit kostenpflichtigem Onlinezugang zu allen Themen der Inneren Medizin, Pädiatrie, Gynäkologie, mit regelmäßigen Updates.

http://www.cochrane.org/index2.htm

Homepage der Cochrane-Bibliothek.

Medikamente

http://www.kompendium.ch/

Internetseite über die in der Schweiz erhältlichen Medikamente.

http://www.fda.gov/

Homepage der Food and Drug Administration der USA.

http://www.emea.eu.int/

ICD/ICF-Code

http://www.dimdi.de/static/de/klassi/diagnosen/index.htm

Internetseite mit Links zur Onlineabfrage von ICD aber auch International Classification of Functioning, Disability and Health.

Patientenhilfsgruppen

http://www.rheumaliga.ch/

Rheumaliga Schweiz.

http://www.rheumaliga.at/

Österreicherische Rheumaliga.

www.rheuma-liga.de

Deutsche Rheumaliga.

http://www.bechterew.ch/index.html

Schweizerische Bechterew-Vereinigung.

www.bechterew.at

Bechterew-Vereinigung Österreich

http://www.bechterew.de

Homepage der Deutschen Bechterew-Vereinigung. Unter Links neben Bechterew spezifischen Informationen auch Wissenswertes über rheumatologische Erkrankungen: http://www.bechterew.de/link.htm.

www.spondylitis.org

US-amerikanische Patientenorganisation.

http://www.slev.ch/

Die Schweizerische Lupus-erythematodes-Vereinigung.

Journale

http://www.Pubmed.com

Archiv des National Health Institutes mit allen relevanten medizinischen Journals.

http://www.vasculitis.org/

Homepage der European Vasculitis Study Group mit nützlichen Informationen über die Vaskulitiden (Nomenklatur, Studienprotokolle, wichtige Publikationen, Bilder etc.).

http://www.freemedicaljournals.com/htm/index.htm

Internetseite aller frei zugänglichen medizinischen Fachjournale.

http://www.usb.unibe.ch/doc/Journals.htm

Internetseite aller frei zugänglichen Journale an der Universität Bern (nur für internen Gebrauch).

Continuing Medical Education

http://www.cmelist.com/

Überblick über erhältliche CME-Credits nach Fachgesellschaften. Meist Online-Programme.

Gesetze/Versicherung

http://www.ahv.admin.ch

Internetseite der AVH/IV/EO/EL. Gesetze, Merkblätter, Formulare und zusätzliche Infos für Versicherte im Ausland, Seite auch französisch und italienisch verfügbar.

www.sozialversicherungen.admin.ch

Internetseite zum Vollzug der Sozialversicherungen. Sämtliche Kreisschreiben und Wegleitungen sind abgelegt und abrufbar. Gut und klar gegliedert, jedoch ist ein Kennen der Abkürzungen nötig.

www.suva.ch

Schweizerische Unfallversicherungsanstalt.

Verschiedenes

http://www.kosch.ch

Internetseite zu Selbsthilfegruppen in der ganzen Schweiz.

www.insel.ch/ria/muetterzentrum

Beratungsstelle für Fragen bezüglich Schwangerschaft und Familienplanung bei rheumatischen Erkrankungen.

Klassifikationskriterien

1987 Criteria for the Classification of Acute Arthritis of Rheumatoid Arthritis	
Criterion	**Definition**
1. Morning stiffness	Morning stiffness in and around the joints, lasting at least 1 hour before maximal improvement
2. Arthritis of 3 or more joint areas	At least 3 joint areas simultaneously have had soft tissue swelling or fluid (not bony overgrowth alone) observed by a physician. The 14 possible areas are right or left PIP, MCP, wrist, elbow, knee, ankle, and MTP joints
3. Arthritis of hand joints	At least 1 area swollen (as defined above) in a wrist, MCP, or PIP joint
4. Symmetric arthritis	Simultaneous involvement of the same joint areas (as defined in 2) on both sides fo the body (bilateral involvement of PIPs, MCPs, or MTPs is acceptable without absolute symmetry)
5. Rheumatoid nodules	Subcutaneous nodules, over bony prominences, or extensor surfaces, or in juxtaarticular regions, observed by a physician
6. Serum rheumatoid factor	Demonstration of abnormal amounts of serum rheumatoid factor by any method for which the result has been positive in < 5% of normal control subjects
7. Radiographic changes	Radiographic changes typical of rheumatoid arthritis on posteroanterior hand and wrist radiographs, which must include erosions or unequivocal bony decalcification localized in or most marked adjacent to the involved joints (osteoarthritis changes alone do not qualify)

For classification purposes, a patient shall be said to have rheumatoid arthritis if he/she has satisfied at least 4 of these 7 criteria. Criteria 1 through 4 must have been present for at least 6 weeks. Patients with 2 clinical diagnoses are not excluded. Designation as classic, definite or probable rheumatoid arthritis is *not* to be made.

Arnett FC, Edworthy SM, Bloch DA, McShane DJ, Fries JF, Cooper NS, et al. The American Rheumatism Association 1987 revised criteria for the classification of rheumatoid arthritis. Arthritis Rheum. 1988;31:315–24.

Criteria for the Classification of Spondyloarthropathy

Inflammatory spinal pain
or
Synovitis
- Asymmetric or
- Predominantly in the lower limbs
and one or more of the following
- Positive family history
- Psoriasis
- Inflammatory bowel disease
- Urethritis, cervicitis, or acute diarrhea within 1 month before arthritis
- Buttock pain alternating between right and left gluteal areas
- Sacroiliitis

Inflammatory spinal pain	History or present symptoms of spinal pain in back, dorsal, or cervical region, with at least four of the following: (a) onset before age 45, (b) insidious onset, (c) improved by exercise, (d) associated with morning stiffness, (e) at least 3 months' duration
Synovitis	Past or present asymmetric arthritis or arthritis predominantly in the lower limbs
Family history	Presence in first-degree or second-degree relatives of any of the following: (a) ankylosing spondylitis, (b) psoriasis, (c) acute uveitis, (d) reactive arthritis, (e) inflammatory bowel disease
Psoriasis	Past or present psoriasis diagnosed by a physician
Inflammatory bowel disease	Past or present Crohn's disease or ulcerative colitis diagnosed by a physician and confirmed by radiographic examination or endoscopy
Alternating buttock pain	Past or present pain alternating between the right and left gluteal regions
Enthesopathy	Past or present spontaneous pain or tenderness at examination of the site of the insertion of the Achilles tendon or plantar fascia
Acute diarrhea	Episode of diarrhea occurring within one month before arthritis
Urethritis	Nongonococcal urethritis or cervicitis occurring within one month before arthritis
Sacroiliitis	Bilateral grade 2–4 or unilateral grade 3–4, according to the following radiographic grading system: 0 = normal, 1 = possible, 2 = minimal, 3 = moderate, and 4 = ankylosis

Dougados M, Van Der Linden S, Juhlin R, et al. The European Spondylarthropathy Study Group preliminary criteria for the classification of spondylarthropathy. Arthritis Rheum. 1991;34:1218–1227.

The 1982 Revised Criteria for Classification of Systemic Lupus Erythematosus

Criterion	Definition
1. Malar rash	Fixed erythema, flat or raised, over the malar eminences, tending to spare the nasolabial folds
2. Discoid rash	Erythematous raised patches with adherent keratotic scaling and follicular plugging; atrophic scarring may occur in older lesions
3. Photo-sensitivity	Skin rash as a result of unusual reaction to sunlight, by patient history or physician observation
4. Oral ulcers	Oral or nasopharyngeal ulceration, usually painless, observed by physician
5. Arthritis	Nonerosive arthritis involving 2 or more peripheral joints, characterized by tenderness, swelling, or effusion
6. Serositis	a) Pleuritis – convincing history of pleuritic pain or rubbing heard by a physician or evidence of pleural effusion OR b) Pericarditis – documented by ECG or rub or evidence of pericardial effusion
7. Renal disorder	a) Persistent proteinuria greater than 0,5 grams per day or grater than 3+ if quantitation not performed OR b) Cellular casts – may be red cell, hemoglobin, granular, tubular, or mixed
8. Neurologic disorder	a) Seizures – in the absence of offending drugs or known metabolic derangements; e.g., uremia, ketoacidosis, or electrolyte imbalance OR b) Psychosis – in the absence of offending drugs or known metabolic derangements, e.g., uremia, ketoacidosis, or electrolyte imbalance

The 1982 Revised Criteria for Classification of Systemic Lupus Erythematosus (continued)

Criterion	Definition
9. Hematologic disorder	a) Hemolytic anemia – with reticulocytosis OR b) Leukopenia – less than 4000/mm^3 total on 2 or more occasions OR c) Lyphopenia – less than 1500/mm^3 on 2 or more occasions OR d) Thrombocytopenia – less than 100 000/mm^3 in the absence of offending drugs

10. Immunologic disorder	a) Anti-DNA: antibody to native DNA in abnormal titer
	OR
	b) Anti-Sm: presence of antibody to Sm nuclear antigen
	OR
	c) Positive finding of antiphospholipid antibodies based on
	   1) an abnormal serum level of IgG or IgM anticardiolipin antibodies,
	   2) a positive test result for lupus anticoagulant using a standard method, or
	   3) a false-positive serologic test for syphilis known to be positive for at least 6 months and confirmed by Treponema pallidum immobilization or fluorescent treponemal antibody absorption test

11. Antinuclear antibody	An abnormal titer of antinuclear antibody by immunofluorescence or an equivalent assay at any point in time and in the absence of drugs known to be associated with "drug-induced lupus" syndrome

The proposed classification is based on 11 criteria. For the purpose of identifying patients in clinical studies, a person shall be said to have systemic lupus erythematosus if any 4 or more of the 11 criteria are present, serially or simultaneously, during any interval of observation.

Tan EM, Cohen AS, Fries JF, Masi AT, McShane DJ, Rothfield NF, et al. The 1982 revised criteria for the classification of systemic lupus erythematosus. Arthritis Rheum. 1982;25:1271–7.

Hochberg MC. Updating the American College of Rheumatology revised criteria for the classification of systemic lupus erythematosus [letter]. Arthritis Rheum. 1997;40:1725.

1990 Criteria for the Classification of Fibromyalgia

1. History of widespread pain.

Definition. Pain is considered widespread when all of the following are present: pain in the left side of the body, pain in the right side of the body, pain above the waist, and pain below the waist. In addition, axial skeletal pain (cervical spine or anterior chest or thoracic spine or low back) must be present. In this definition, shoulder and buttock pain is considered as pain for each involved side. "Low back" pain is considered lower segment pain

2. Pain in 11 of 18 tender point sites on digital palpation.

Definition. Pain, on digital palpation, must be present in at least 11 of the following 18 sites:

- *Occiput:* Bilateral, at the suboccipital muscle insertions.
- *Low cervical:* bilateral, at the anterior aspects of the intertransverse spaces at C5–C7.
- *Trapezius:* bilateral, at the midpoint of the upper border.
- *Supraspinatus:* bilateral, at origins, above the scapula spine near the medial border.
- *Second rib:* bilateral, at he second costochondral junctions, just lateral to the junctions on upper surfaces.
- *Lateral epicondyle:* bilateral, 2 cm distal to the epicondyles.
- *Gluteal:* bilateral, in upper outer quadrants of buttocks in anterior fold of muscle.
- *Greater trochanter:* bilateral, posterior to the trochanteric prominence.
- *Knee:* bilateral, at the medial fat pad proximal to the joint line.

Digital palpation should be performed with an approximate force of 4 kg.
For a tender point to be considered "positive" the subject must state that the palpation was painful. "Tender is not to be considered "painful"

For classification purposes, patients will be said to have fibromyalgia if both criteria are satisfied. Widespread pain must have been present for at least 3 months. The presence of a second clinical disorder does not exclude the diagnosis of fibromyalgia.

Wolfe F, Smythe HA, Yunus MB, Bennett RM, Bombardier C, Goldenberg DL, et al. The American College of Rheumatology 1990 criteria for the classification of fibromyalgia: report of the multicenter criteria committee. Arthritis Rheum. 1990;33:160–72.

Definition of Vasculitis Entities According to Supplemented Chapel-Hill Consensus Conference 1992

Vasculitis of Large Vessels

Giant cell (temporal) arteritis e.g. Hortons disease	Granulomatous arteritis of aorta or large arterial branches with preference of extracranial parts of a. carotis, a. temporalis. Frequently associated with rheumatic polymyalgy
Takayasu's arteritis	Granulomatous arteritis of aorta and major branches, pulseless disease, claudicatio

Vasculitis of Medium Size Vessels

Panarteritis nodosa (classical)	Systemic necrotizing arteritis of medium size or small arteries • w/o vasculitis of arterioles, venoles, or capillaries and • w/o glomerulonephritis
Kawasaki's disease	Arteritis of medium size arteries frequently associated with a mucocutaneous lymph node syndrome. Coronary areries frequently involved, occasionally also aorta and veins
Primary CNS vasculitis	Small and medium size muscular arteries; severe headache, progressive dementia multifocal CNS symptomatology
Thromboangiitis obliterans, Buerger's disease	Small and medium sized arteries and veins; thrombosis associated with cigarette smoking (not generally accepted as entity)

Vasculitis of Small Vessels

Wegener's disease	Granulomatous inflammation involving the respiratory tract, with necrotizing vasculitis of small and medium size vessels. Including capillaries, venoles, arterioles and arteries. Frequently with necrotizing glomerulonephritis
Lymphomatoid granulomatosis	Polyclonal lymphoproliferation with lymphocytic vasculitis. May progress to T-cell non-Hodgkin's lymphoma, cough, dyspnoe, B-symptoms

Definition of Vasculitis Entities According to Supplemented Chapel-Hill Consensus Conference 1992 (continued)

Churg-Strauss syndrome	Eosinophilic granulomatous inflammation of the respiratory tract with necrotizing vasculitis of small and medium size vessels. Usually asthma and blood eosinophilia
Microscopic polyangiitis (microscopic panarteritis)	Necrotizing vasculitis of small vessels (capillaries, venules, arterioles) with small or minimal "immune depots" in situ. Occasionally necrotizing arteritis of small, medium size and large arteries. Frequently necrotizing glomerulonephritis. Frequently pulmonary capillaritis
Schoenlein-Henoch's purpura	Vasculitis of small vessels (capillaries, venules, arterioles) with Predominantly IgA immune deposits in situ. Usually involved are skin, intestines, glomeruli. Arthritis or arthralgy may accompany (Compare also hypersensitivity vasculitis with other Ig depots)
Essential cryoglobulinemic vasculitis	Vasculitis of small vessels (capillaries, venules) with deposits of cryoglobulins in situ and cryoglobulins in serum. Skin and glomeruli are frequently involved. (Check for HCV infection)
Cutaneous leuko-cytoclastic angiitis (various forms, children to adults)	Isolated leukocytoclastic angiitis of the skin w/o systemic vasculitis or glomerulonephritis (there are also forms with systemic involvements of lungs, kidneys, musculoskeletal system)
Behçet's syndrome	Oral, intestinal and genital ulcers, uveitis, thrombophlebitis

Literatur

Zeitschriften

Annals of the Rheumatic Diseases (www.annrheumdis.com). Journal der European League against Rheumatism.
Arthritis & Rheumatism (www.arthritisrheum.org). Journal des American College of Rheumatology.

Spezielle Literatur (nach Kapitel sortiert)

1 Anamnese und klinische Untersuchungstechniken

Füessl HS, Middeke MRF. Anamnese und klinische Untersuchung. Stuttgart: Hippokrates; 1998.
Doherty M, Doherty J. Clinical examination in rheumatology. London: Wolfe; 1992.

2 Arthrose

American College of Rheumatology. Subcommittee on Osteoarthritis Guidelines. Recommendations for the medical management of osteoarthritis of the hip and knee: 2000 update. Arthritis Rheum. 2000;43:1905–15.
Jordan KM, Arden NK, Doherty M, Bannwarth B, Bijlsma JW, Dieppe P, et al. EULAR Recommendations 2003: an evidence based approach to the management of knee osteoarthritis: report of a task force of the standing committee for international clinical studies including therapeutic trials (ESCISIT). Ann Rheum Dis. 2003;62:1145–55.

3 Kristallablagerungskrankheiten

Cohen MG, Emmerson BT, Doherty M, Faure GC, Dieppe PA. Crystal arthropathies. In: Klippel JH, Dieppe PA. Rheumatology. 2nd ed. St. Louis: Mosby; 1998.
Schumacher HR jr, Reginato A. Atlas of synovial fluid analysis and crystal identification. Philadelphia: Lea & Febiger; 1991.

4 Rheumatoide Arthritis

St. Clair EW, et al. Rheumatoid arthritis. 1st ed. Philadelphia: Lippincott, Williams & Wilkins; 2004.
Hochberg MC, et al. Rheumatology. 3rd ed. St. Louis: Mosby; 2003:733–944.
Isenberg DA, et al. Oxford textbook of rheumatology. 3rd ed. New York: Oxford University Press; 2004:677–732.

5 Konnektivitiden („Kollagenosen")

Stone JH, Hellmann DB. Vasculitis. Rheum Dis Clin North Am; 2001.

6 Spondylarthropathien

Holden W, Orchard T, Wordsworth P. Enteropathic arthritis. Rheum Dis Clin North Am. 2003;29(3):513–30.
Keat A. Reactive arthritis or post-infective arthritis? Best Pract Res Clin Rheumatol. 2002;16(4):507–22.
Khan MA. Update on spondyloarthropathies. Ann Intern Med. 2002; 136: 896–907.

7 Mikrobielle Arthritiden

LeFrock JL. Infectious arthritis. Curr Treatm Opt Infect Dis. 2000;2:238–46.
Toivanen A. Managing reactive arthritis. Rheumatology. 2000;39:117–19.

8 Pädiatrische Rheumatologie

Cassidy JT, Petty RE. Textbook of pediatric rheumatology. Philadelphia: Saunders; 2001.
ILAR: Classification of juvenile idiopathic arthritis. 2nd rev. Edmonton 2001. J Rheumatol. 2004;31(2):390–2.
Wahn V, Oppermann J, Huppertz HI, Zepp F. Rheumatische Erkrankungen im Kindes und Jugendalter. München: Hans Marseille Verlag München; 2001.

9 Rückenschmerzen

Atlas SJ, Nardin RA. Evaluation and treatment of low back pain: an evidence-based approach to clinical Care. Muscle Nerve. 2003;27:265–84.

10 Knochenerkrankungen

Wüster C, Ziegler R. Metabolische Knochenerkrankungen. In: THIEMEs Innere Medizin. Stuttgart: Georg Thieme Verlag; 1999:350–73.

11 Weichteilrheumatische Syndrome

Klippel JA, Dieppe PA. Rheumatology. 2 vol. 2nd ed. St. Louis: Mosby; 2000.
Natvig B, Picavet HS. The epidemiology of soft tissue rheumatism. Best Pract Res Clin Rhem. 2002;16(5):777–93.
Palmer KT. Regional muskuloskeletal conditions: pain in the forearm, wrist and hand. Best Pract Res Clin Rheumatol. 2003;17(1):113–35.

13 Rehabilitation

Biefang S, Potthoff P, Schliehe F. Assessmentverfahren für die Rehabilitation. Göttingen: Hogrefe; 1999.
De Lisa JA. Physical medicine and rehabilitation. Principles and Practice. 4th ed. Philadelphia: Lippincott, Williams & Wilkins; 2005.
Prochaska JO, Di Clemente CC. Stages and processes of self-change of smoking: Toward an integrative model of change. J Consult Clin Psychol. 1983;51: 390–95.
Rockwood K, Stolee P, Fox RA. Use of the goal attainment scaling in measuring clinically important change in the frail elderly. J Clin Epidemiol. 1993;46: 1113–18.
Stoll Th, Stucki G. Outcome Assessment in Rheumatology. In: Isenberg DA, Maddison PJ, Woo P, Glass P, Breedveld FC, eds. Oxford Textbook of Rheumatology. 3rd ed. New York: Oxford University Press; 2004:247–56.
Stucki G, Grimby G, eds. ICF Core Sets for chronic Conditions. J Rehab Med. 2004;Suppl. 44.
World Health Organization: International Classification of Functioning, Disability and Health. Geneva: WHO; 2001.

Sachverzeichnis

A

Abhebetest 20 f
Acetaminophen 217
Achillessehnendegeneration, myxoide 208
Achillessehnenenthesitis 208
Achillessehnenreflex 171
Achillessehnenruptur 208
Achillessehnentendinopathie 207 f
ACR-Kriterien 79
Acrodermatitis chronica atrophicans 133
Akromioklavikulartest 20
Aktivität 231
Akutphasenreaktion 101
Alendronat 186
Algodystrophie 215 ff
– Röntgenbefund 215
Allgemeinsymptome, Anamnese 2
Allopurinol 48 f
Alterskyphose 181
Alveolitis, fibrosierende 62
Amaurose, flüchtige 96
ANA s. Antikörper, antinukleäre 78
Analgetika 71, 165, 217 f
Anämie 77
Anamnese 1 ff
ANCA
– Polyangiitis, mikroskopische 111 f
– Vaskulitis 95, 107 ff
– Wegener-Granulomatose 107
Aneurysmabildung 100
Angiitis, leukozytoklastische, kutane 95
Angina abdominalis 104
Ankylose 119, 237
Anlaufschmerzen 5, 237
– im Rücken 173
Anterolisthesis 167, 237
Anti-CCP-Antikörper 68
Anti-DNAse-B-Antikörper 138
Antikardiolipinantikörper 81
Antikörper
– antinukleäre 69, 78 f
– monoklonale 227
Antimalarika 71

Anti-Myeloperoxidase-Antikörper 107
Anti-Phosphatidylserin-Antikörper 81
Antiphospholipidsyndrom 77, 81
Anti-Proteinase-3-Antikörper 107
Antirheumatika, nichtsteroidale 219 ff
– Arthritis
– – idiopathische, juvenile 154
– – psoriasisassoziierte 124
– – rheumatoide 70
– Gichtanfall 47
– Kreuzschmerzen, akute 165
– Medikamenteninteraktion 221
– Pyrophosphatablagerungskrankheit 54
– unerwüschte Wirkungen 220 f
Anti-Streptokokken-Antikörper 138
Antistreptolysin-O 138
Anti-U1-RNP-Antikörper 93
Anulus fibrosus
– Riss 174
– Verkalkung 53
– Verknöcherung 119 f
Aortenentzündung, granulomatöse 100
Apatitose 55 f
Aphthose, bipolare 113
APS (Antiphospholipidsyndrom) 77, 81
Arbeitsunfähigkeit 235
Arteria temporalis, Biopsie 97
Arteriosklerose bei rheumatoider Arthritis 63
Arthralgie 237
Arthritis 237
– eitrige, Synovialflüssigkeit 39
– idiopathische juvenile 139 ff
– – Allgemeinmaßnahmen 154
– – Augenüberwachung 155
– – Autoantikörper 143
– – Behandlung 153 f
– – – medikamentöse 154
– – Behandlungsziele 153
– – Definition 141
– – mit Enthesitis 140, 150 ff
– – oligoartikuläre 140 ff
– – polyartikuläre

Arthritis
- – rheumafaktornegative   *140, 148 f*
- – rheumafaktorpositive   *140, 149 f*
- – Prognose   *143 ff*
- – Spätfolgen   *143 ff*
- – systemische   *140, 145 ff*
  - – Fieberkurve   *146*
  - – Komplikation   *147*
  - – Laboruntersuchungsbefund   *146*
  - – Prognose   *147*
- – infektiöse   *125 ff*
  - – bakteriologische Kultur   *127*
  - – Behandlung   *129*
  - – Diagnostik, bildgebende   *129*
  - – Erreger   *125 f*
  - – prädisponierende Faktoren   *126*
  - – Synovialanalyse   *127*
- – mikrobielle   *125 ff*
- – psoriasisassoziierte   *122 f*
- – reaktive   *135 f*
- – rheumatoide   *57 ff*
  - – Allgemeinsymptome   *59*
  - – Basismedikamente   *70 f*
    - – Einsatzüberwachung   *70*
  - – Basistherapeutika   *60*
  - – Befallmuster   *59*
  - – Befund
    - – klinischer   *59 ff*
    - – radiologischer   *65 ff*
  - – Behandlung   *70 ff*
  - – Differenzialdiagnose   *64 f*
  - – Entzündungsparameter   *67 f*
  - – extraartikuläre Manifestation   *62*
  - – Gelenkfunktionsprüfung   *59*
  - – Gelenkschaden   *60 ff*
    - – Röntgenbefund   *62*
  - – genetische Faktoren   *57*
  - – Halswirbelsäulenbefall   *66*
  - – Histopathologie   *58*
  - – HLA-Assoziation   *57 f*
  - – hormonelle Faktoren   *57*
  - – Krankheitsaktivität   *60*
  - – Laboruntersuchungsbefund   *67 ff*
  - – manifeste   *59*
  - – MRI   *66 f*
  - – Overlapsyndrom   *65*
  - – Pathogene   *58, 225*
  - – Prodromalstadium   *59*
  - – prognostische Faktoren   *69 f*
  - – Schubauslösung   *69*
  - – Synovialflüssigkeit   *39, 69*
  - – therapeutische Ansätze   *225*
  - – Therapiekontrolle   *66*
  - – Ultraschalldiagnostik   *66 f*
  - – Umgebungsfaktoren   *57*
  - – Verlauf   *69 f*
- – tuberkulöse   *130 f*
- – virale   *133 f*
Arthritis-Dermatitis-Syndrom   *129*
Arthropathie   *237*
- – destruierende   *50, 52 f*
Arthrose   *34 ff*
- – Befund   *36*
  - – radiologischer   *36 ff*
- – Behandlung   *39 f*
  - – lokalisierte   *40*
  - – nichtmedikamentöse   *39*
- – Differenzialdiagnose   *39*
- – Gelenkverteilung   *34 f*
- – Gewebereaktion   *35*
- – Knorpelveränderung   *35*
- – lokalisierte Faktoren   *35*
- – Risikofaktoren   *34*
- – Schmerzcharakteristika   *36*
- – Stadieneinteilung   *36*
- – Synovialflüssigkeit   *39 f*
- – systemische Faktoren   *35*
Arthrosonographie   *129*
Arthrozentese   *31 f, 237*
AT1-Blocker   *48*
Augenüberwachung bei juveniler
   idiopathischer Arthritis   *155*
Außenrotationskraft, Extremität, obere
   20 f
Autoantikörper
- – Antiphospholipidsyndrom   *81*
- – Arthritis, idiopathische, juvenile   *143*
- – Dermatomyositis   *91*
- – Lupus erythematodes, systemischer   *79*
- – Mischkonnektivitis   *93*
- – Polymyositis   *91*
- – Sjögren-Syndrom   *82, 85*
- – Systemsklerose   *87*
- – Wegener-Granulomatose   *109*

Autoimmunerkrankung, systemische 57
Azathioprin 107
– bei Polymyositis 93
– bei systemischem Lupus
 erythematodes 81
– Wirkungsmechanismus 226

B

Bajonettfehlstellung des Handgelenks 60
Bambusstab-Wirbelsäule 120
Bandläsion 12
Bandverkalkung 53
Basismedikamente 225 ff
– Wirkmechanismen 226
– Wirkungseintritt 227
Bechterew, Morbus s. Spondylitis,
 ankylosierende
Beckenschiefstand 14
Beckenstand 14, 26
Behandlung s. auch Therapie
– biologisches Modell 164
– biopsychosoziales Modell 164
Behçet, Morbus 95, 113 ff
– Behandlung 115
Behinderung, Klassifikation 231 f
Beighton-Score 214
Beinachsenabweichung 26
Beinlängendifferenz 14
Beinschmerzsyndrom, kindliches 155
Belastung, mechanische,
 Schmerzcharakter 3
Belastungsschmerzen 5
Benzbromaron 48
Betamethason 224
Beweglichkeit
– aktive 12
– axiale, Verlust 118
– passive 12
Beweglichkeitsdefizit
– artikulär bedingtes 12
– extraartikulär bedingtes 12
Beweglichkeitsmessung 12 f
Beweglichkeitsprüfung 12
– Rippen-Wirbel-Gelenke 18
– seitenvergleichende, der Hand 26
– Wirbelsäule 15 ff
Bisphosphonate 186, 195, 215

Bizepsreflex 171
Blutdruck, seitendifferenter 100
Blutsenkungsreaktion 67, 78, 97
Bogen, schmerzhafter 20, 202
Borrelienarthritis 132 f
Brustwirbelsäule, Beweglichkeitsprüfung
 16 f
Brustwirbelsäulenschmerz 177
Brustwirbelveränderung,
 osteoporosebedingte 183
Bruzellenarthritis 131 f
Bulge-Zeichen 29
Buntes Bild, sakroiliakales 120
Bursitis 62, 237
– praeachillea 208

C

Campylobacter-Infektion 135
cANCA 109
Caput-ulnae-Syndrom 60
Cartilage repair 40
Cauda-equina-Syndrom 172
CD20-Antikörper, monoklonale 107
Chirurgie, orthopädische, bei rheumatoider
 Arthritis 73
Chlamydia trachomatis 135
Chloroquin 81, 154, 226
Chondroitinsulfat 40
Chondrokalzinose s. Pyrophosphatablage-
 rungskrankheit
Chondromalacia patellae 158
Chondropathie 237
Chorea minor 137
Churg-Strauss-Syndrom 95, 112 f
Ciclosporin A 93, 226
Claudicatio spinalis 169 f
Cloprednol 224
Colchicin 47 ff
Complex-regional-Pain-Syndrom
 s. Algodystrophie
Coxitis fugax 158
CREST-Syndrom 55, 86
CRMO (chronisch-rekurrierende multifokale
 Osteomyelitis) 116
CRP (C-reaktives Protein) 67
CRPS (Complex-regional-Pain-Syndrom) s.
 Algodystrophie

Cyclophosphamid *81, 93, 226*
– Schutzmaßnahmen *110*
– bei Wegener-Granulomatose *110*

D

Daktylitis *123, 135, 152*
Darmvaskulitis *104*
Daumenabduktor-Tendovaginitis *24 f*
Daumenextensor-Tendovaginitis *24 f*
Daumensattelgelenk
– Arthrose *34, 38*
– Krepitation *23*
Deckzellschicht, synoviale, Hyperplasie *59*
Deflazacort *224*
Dentinogenesis imperfecta *193*
Deoxypyridinolinausscheidung im
  Morgenurin *191*
Dermatomyositis *89 ff*
– Autoantikörper *91*
– Behandlung *93*
– Differenzialdiagnose *92*
– Elektromyogramm *91 f*
– Malignomrisiko *91*
– Muskelbiopsie *91 f*
Dexamethason *224*
Diät, purinarme *48*
Diathese, allergische *112*
Discus articularis carpi, Verkalkung *53*
Discus-intervertebralis-Verknöcherung *120*
Disease-modifying antirheumatic drugs s.
  Basismedikamente
DISH s. Hyperostose, skelettale, diffuse,
  idiopathische
Diskogenes Syndrom *174*
Diskopathie, Differenzialdiagnose *178*
Diskusdegeneration *167*
Diskushernie
– Differenzialdiagnose *178*
– lumbale *171*
  – MRI-Befund *169 f*
– zervikale, akute *177*
DMARDS (Disease-modifying antirheumatic
  drugs) s. Basismedikamente
Dreiecksfuß 60
Druckschmerzpunkte *211 ff*

Dual-Photonen-X-Ray-Absorptiometrie
  183 f
– Indikation *184*
– Messpunkte *184*
Duchenne-Hinken *10, 237*
Dysplasie *237*

E

Ehlers-Danlos-Syndrom *214*
Einklemmung, subakromiale *200, 202*
Einklemmungssyndrom *202*
Einlagenversorgung, orthopädische *72*
Elevationskraft *20 f*
Ellenbogen
– Epikondylopathie *203 ff*
– Palpation *22*
Ellenbogenschmerzen *22 f*
Endokarditis, Lupus erythematodes,
  systemischer *77*
Enthesiopathie *135, 237*
Enthesitis *117 f, 204, 237*
– Achillessehne *208*
– Arthritis, idiopathische, juvenile *150 ff*
Entzündung, Schmerzcharakter *3*
Entzündungsparameter *67 f*
Entzündungsschübe, periartikuläre *55*
Entzündungssyndrom, systemisches, rasch
  progredientes *147*
Entzündungszeichen *127*
Eosinophilie *112*
Epicondylopathia humeri
– lateralis, Schmerzprovokation *22 f, 205 f*
– medialis, Schmerzprovokation *22, 205 ff*
Epikondylopathietest *22 f*
Epiphysenfugenschluss, vorzeitiger *143 f*
Epiphyseolysis capitis femoris *157*
Episkleritis *63*
Ergotherapie *228*
Erschütterungsschmerz *175*
Erwerbsunfähigkeit *235*
Erythema
– chronicum migrans *132*
– marginatum *137*
Exanthem, Arthritis, idiopathische, juvenile,
  systemische *145*
Extremität, untere, Neurostatus *18*

F

Fallfuß 11
Familienanamnese *3*
Fazettengelenk, Glukokortikoidgabe,
  intraartikuläre *174*
Fazettengelenkarthrose *35, 174*
Fazettensyndrom *173 f*
– Differenzialdiagnose *178*
Felty-Syndrom *63*
Femurkondylenosteophyten *38*
Femurkopfosteonekrose beim Kind *157*
Fersenschmerz *118*
Fibromyalgiesyndrom *75, 211 ff*
– Kontextfaktoren *212*
Fieber
– persistierendes, beim Kind *147*
– rheumatisches *136 ff*
  – Behandlung *138*
Fingerachsendeviation *38*
Fingerarthrose, Befund, radiologischer *37*
Finger-Boden-Abstand *17, 119*
Fingerpolyarthrose *34*
Finkelstein-Zeichen *24 f*
Flexorsehnenscheidenentzündung *23, 25*
Forestier, Morbus s. Hyperostose, skelettale,
  diffuse, idiopathische
Fraktur
– Osteoporose *187*
– rezidivierende *193*
Freiberg, Morbus *157*
Frozen Shoulder *202 f*
Funktionsfähigkeit, Klassifikation *231 f*
Funktionsmyelographie *173*
Fuß, Untersuchung *31*

G

Gaenslen-Zeichen *59*
– Fuß *31*
– Hand *23 f*
Gallenblasenhydrops *103*
Gang, hinkender s. Hinken
Gangstörung, Untersuchung *9*
Gegenschultergriff *20*
Gehtest *26 f*
Gelenk, glenohumerales *199 f*
Gelenkerguss *58*

Gelenkersatz, operativer *40*
Gelenkflüssigkeitsaspiration *31*
Gelenkhyperlaxität, benigne,
  generalisierte *155 f*
Gelenkinfektion *125*
– spezielle *129 ff*
Gelenklavage *40*
Gelenkpunktion *31 f*
Gelenkschwellung an der Hand *23 f*
Gelenkspaltverschmälerung *36 f, 65*
Gelenküberstreckbarkeit, schmerzfreie *12*
Gelenküberweglichkeit *214*
Gesäßschmerz *175*
Gesundheit, Klassifikation *231 f*
Gicht *41 ff*
– Behandlung *47 f*
– extraartikuläre Erscheinungen *45*
– Laboruntersuchungsbefund *46 f*
– medikamentös induzierte *42*
– nichttophöse, chronische *44*
– Pathogenese *42 f*
– primäre *41 f*
– radiologischer Befund *46*
– sekundäre *42*
– Synovialflüssigkeit *39, 42*
– tophöse *45*
Gichtanfall, akuter *43 f*
– Auslösungsfaktoren *44*
– Behandlung *47*
– Prophylaxe *48*
Glandula-parotis-Schwellung *83*
Glasknochenkrankheit s. Osteogenesis
  imperfecta
Globaltests *8 ff*
Glomerulonephritis
– extrakapilläre, proliferative *105*
– Lupus erythematodes, systemischer *77*
– rapid progressive *107*
– Schönlein-Henoch-Purpura *104*
– Wegener-Granulomatose *107*
Glukokortikoide
– Dosisreduktionsstrategie *225*
– lokale *40*
– Nebenwirkungen *223*
– Präparatewahl *223 f*
– bei rheumatoider Arthritis *71*

Glukokortikoide
- bei systemischem Lupus erythematodes 80
- bei Uveitis anterior 154
- bei Wegener-Granulomatose 110
Glukokortikoidgabe
- intraartikuläre, unter Bildwandlerkontrolle 174
- intrartikuläre, Sakroiliakalgelenk 176
Glukokortikoidinfiltration, subakromiale 202
Glukortikoide 222 ff
- als Komedikation 222
- kristalline Form 222 f
- Pulsbehandlung 222
- Überbrückungstherapie 222
Glukortikoidgabe
- epidurale 172 f
- intraartikuläre 136
  - ultraschallgezielte 223
- lokale 222 f
- orale, hoch dosierte 222
- periradikuläre 172
Glukosamin 40
Gold, parenterales 226
Goldsalze 71
Golferellbogen 205
Gonarthrose 38
Goniometer 12 f, 237
Gonokokkenarthritis 129
Gottron-Papeln 89
Großzehengrundgelenk
- Arthrose 38
- Gichtanfall, akuter 43 f

H

Hallux valgus 38
Halo im Sonogramm 98
Halswirbelsäule, Beweglichkeitsprüfung 15 f
Halswirbelsäulenbeschwerden 176
Haltung, Inspektion 14 f
Hämophagozytose-Syndrom 147
Hand 23 ff
- Beweglichkeitsprüfung, seitenvergleichende 26
- Globalfunktionstests 23
- Neurostatus 26

Handchirurgie 73
Händedruck, schmerzhafter 23 f
Handgelenk
- Bajonettfehlstellung 60
- Chondrokalzinose 51
Harnsäure 41
Harnsäureclearance 47
Harnsäurekonzentration im Serum 47
Harnsäuresynthesehemmung 48
Hautatrophie, lokale, glukokortikoidbedingte 223
Hautveränderungen 15
Hawkins-Test 20 f
Hepatitis-C-Virus, Nachweis 106
Hepatitis-C-Virusinfektion, Kryoglobulinämie 105
Hinken 9 ff
- artikulär bedingtes 9 f
- dermatogenes 11
- myopathisches 11
- psychogenes 11
- spondylogenes 11
HIV-Infektion, Arthritis 134 f
HLA-Assoziation, Arthritis, rheumatoide 57 f
HLA-B27 117, 121
Hohlhand, Sehnenkrepitation 24 f
Hüftextensionsdefizit 28
Hüftgelenk
- Chondrokalzinose 51
- Inspektion 27
- Palpation 28
Hüftgelenksynovialitis, transiente 158
Hüftschmerzen 203 f
- Untersuchung 26 ff
Hüftschnupfen 158
Hüpfen im Einbeinstand, Schmerzen im Sakroiliakalgelenk 28
Hustenschmerz 5, 174
Hyaluronpräparate 40
Hydrochloroquin 226
Hydrokortison 224
Hydroxyapatitkrankheit 55 f
Hydroxyapatitkristalle 56
Hyperkyphose 118 f
Hyperlaxität 12
Hyperlordosetest 173
Hypermotilitätssyndrom 214 f

Hyperostose, skelettale, diffuse, idiopathische *176*
– Röntgenbefund *168*
Hypersensitivitätsangiitis *95*
Hyperurikämie *41, 47*
– asymptomatische *49*

I

Ibandronat *187*
IgA-Nephropathie *104*
Immukomplexvaskulitis *105*
Immunglobuline, intravenöse *103*
Immunmodulatoren bei systemischem Lupus erythematodes *80*
Immunsuppressiva *80, 226*
Impingement
– femoroazetabuläres *204*
– subakromiales *200*
Impingement-Syndrom *202*
Impingementtest *20 f*
Inclusion body myositis *89, 91, 93*
Infarkte, periunguale *101*
Infektion, gelenkferne, Arthritis, reaktive *135 f*
Innenrotationskraft, Extremität, obere *20 f*
Insertionstendinopathie *206*
Instabilität, atlantoaxiale *66*
Instabilitätshinken *11*
Instabilitätssyndrom *175*
– Differenzialdiagnose *179*
Interosseusatrophie *61*
Intervertebralkapselossifikation *176*
Invalidität *235*
Iridozyklitis, chronische *141*
IVIG (intravenöse Immunglobuline) *93, 103*

J

Jaccoud-Arthropathie *75*
Jobe-Test *20 f, 201*
Jones-Kriterien *137*

K

Kalkaneusossifikationsvariante *157*
Kalklinie *51, 53*
Kalzifikation, intraartikuläre *53*
Kalzitonin *187, 215*
Kalziumphosphatmangel *188*

Kalziumpyrophosphatablagerung *49 f, 53*
Kalziumzufuhr *186*
Kapsulitis, adhäsive *202 f*
Karpaltunnelsyndrom *62, 209 f*
– Symptomprovokation *24*
Kastenwirbel *120*
Kau-Claudicatio *95*
Kauertest *9*
Kawasaki, Morbus *95, 102 ff*
Keilwirbel *183*
Kennmuskeln *18*
Keratoderma blennorrhagicum *136*
Keratokonjunctivitis sicca *82, 84*
Kienböck, Morbus *157*
Kleingefäßvaskulitis, systemische, pauci-immune *107*
Knicksenkfuß 60
Kniegelenk *29 f*
– Seitenbandstabilitätsprüfung *30*
– Wölbungszeichen *29*
Kniegelenkerguss *29 f*
Kniegelenkkontur, Inspektion *29 r*
Kniegelenk-Winkelmessung *13*
Knochenerkrankung *180 ff*
Knochenerosion
– Arthritis, rheumatoide *59, 65*
– Gicht *42*
Knochenneubidlungsstimulation, medikamentöse *187*
Knochenresorptionshemmung, medikamentöse *186 f*
Knochenverformung *191 f*
Knopflochdeformität *60, 149*
Knorpel *35*
Knorpel-Knochen-Transplantation *40*
Knorpelveränderung, arthrosebedingte *35*
Knoten, palpable *101*
Kodein *218*
Köhler, Morbus, Typ I *157*
Kolik, abdominale *105*
Konnektivitis *64, 74 ff*
– Overlap-Syndrom *94*
– undifferenzierte *94*
Kontextfaktoren *231 f*
Kopfhaltung *15*
Kopfschmerzen, temporale *96*
Körpergrößenverminderung *181*

Kortikosteroide (s. auch Glukokortikoide)　93
Kortisol　224
Kortison　224
Kostoklavikuläres Syndrom　211
Koxarthrose　204
– aktivierte　28
– Befund, radiologischer　37
Koxitis　28, 118
Krepitation　237
– femoropatellare　29
Kreuzbandstabilitätsprüfung　30
Kreuzschmerz, akuter　164 ff
– Behandlung, medikamentöse　165
– Beschwerdepersistenz　165 f
– Managment, 10er-Regel　165
– nichtorganische Pathologie　166
Krise, renale, bei Systemsklerose　87 f
Kristallablagerungskrankheit　41 ff
Kristallsuche, polarisationsmikroskopische,
　Synovia　32
Kryoglobulinämie　95, 105 f
Kryoglobuline　105 f
Kühlung, schmerzlindernde　6
Kur　233
Kyphose　14

L

Lachmann-Test　30
Lähmungshinken　10
Langfingerdeviation, ulnare　60 f
Langfingersubluxation, volare　60 f
Langfingerulnardeviation, Arthritis,
　idiopathische, juvenile, polyartikuläre,
　rheumafaktorpositive　149
Lasègue-Manöver　172
Laterolisthesis　237
Leflunomid　71, 226
Lendenwirbelfraktur,
　osteoporosebedingte　188
Lendenwirbelsäule
– Beweglichkeitsprüfung　16 f
– degenerative Veränderung　168
Libman-Sacks-Endokarditis　77
Lift-off-Test　20 f
Ligamentum-patellae-Enthesiopathie　204
Lilafärbung, periorbitale　89
Lippenbiopsie　84

Longitudinalbandossifikation　176
Looser-Umbauzone　189
Lordose　14
Losartan　48
Lumboradikuläres Syndrom　171 f
Lumbospondylogenes Syndrom, akutes
　164 ff
Lumbovertebrales Syndrom　169
– akutes　164 ff
Lungenfunktionsstörung, Systemsklerose
　88
Lupus erythematodes
– kutaner　76
– systemischer　74 ff
– – ACR-Kriterien　79
– – Antikörper　79
– – Ätiologie　74
– – Diagnose　79
– – Differenzialdiagnose　80
– – Gefäßbeteiligung　77
– – Gelenkbeteiligung　75
– – Hämatologie　77
– – Hautmanifestationen　75 f
– – Herz-Kreislauf-Beteiligung　77
– – Laboruntersuchungsbefunde　78 f
– – Lungenbeteiligung　78
– – medikamentös induzierter　79
– – Nervensystembeteiligung　77
– – Nierenbeteiligung　77
– – Prognose　81
– – Rezidivprävention　81
– – Schwangerschaft　78
– – Synovialflüssigkeit　39
– – Therapie　80 f
Lupussyndrom, neonatales　80
Lymphknotensyndrom, mukokutanes　103

M

Magenulkus, NSAR-bedingtes　220 f
Makrophagen-Aktivierungssyndrom　147
Manuelle Medizin bei subakuten
　Rückenschmerzen　166 f
Marfan-Syndrom　214
MCTD (Mischkonnektivitis)　93 f#29r
Medikamentenanamnese　2
Mennell-Test　28 f, 118, 175
Meralgia paraesthetica　210

Metatarsalköpfchen-II-Osteonekrose   157
Methotrexat   107
– Arthritis
  – idiopathische, juvenile   154
  – rheumatoider   71
– Polymyositis   93
– Riesenzellarteriitis   99
– Lupus erythematodes, systemischer   81
– Wirkungsmechanismus   226
6α-Methylprednisolon   224
Mikroangiopathie, thrombotische   77
Mikrokristallsuche, färbetechnische   32
Mischkonnektivitis   93 f
Monoarthritis   237
Mononeuritis multiplex   63
– Panarteriitis nodosa   101
– Vaskulitis, kryoglobulinämische   105
– Wegener-Granulomatose   109
Morbus s. Eigenname
Morgensteifigkeit   162, 237
Morphium   218
MPO-ANCA   109
Müdigkeit   4
Musculus-glutaeus-Insuffizienz   10
Muskelbiopsie   91 f
Muskeleigenreflexe   18
– Prüfung bei Schulter-Arm-Schmerzen   21 f
Muskelhartspann, paravertebraler   18
Muskelkraft, Quantifizierung   13 f
Muskelrelaxanzien   165, 227
Muskelverspannung, schmerzhafte   165
Myalgien   75
Mycophenolat-Mofetil   81, 226
Myopathie   189, 237
Myositis   237

N

Nachtschmerzen   6
– im Rücken   162
Nackengriff   19
Nagelhäutchenverschiebeschmerz   89
Natriumuratkristallablagerung   41 ff
Navikularosteonekrose   157
Needling   55
Nekroseherde, akrale   88 f
Nerveneinklemmungssyndrom   209 ff

Nervenwurzel, funktionelle Ausbreitung   171
Nervus
– cutaneus femoris, Einklemmung   210
– medianus, Kompression   209 f
Neurokompression   62
Neurostatus   18, 26
Neutral-0-Durchgangsmethode   12 f, 237
Nierensteine   45
Niesschmerz   5, 174
No-touch-Injektionstechnik   32
NSAR s. Antirheumatika, nichtsteroidale
NTPP (Nukleosid-Triphosphat-Pyrophosphor-Hydrolase)   50
Nukleosid-Triphosphat-Pyrophosphor-Hydrolase   50

O

Obeflächensensibilitätsstörung   11
Oberschenkel-Knie-Schmerzen   26 ff
25-OH-Vitamin-D-Wert   186
Oligoarthritis   237
– asymmetrische, psoriasisassoziierte   122
Olisthesis   237
Omarthritis   118
Opioide   218
Optikusneuritis, einseitige   77
Osgood-Schlatter, Morbus   157
Os-lunatum-Osteonekrose   157
Os-scaphoideum-tarsi-Osteonekrose   157
Ossifikation, sekundäre   119
Osteitis deformans s. Paget, Morbus
Osteochondrose   156 f
Osteochondrosis juvenilis   176
Osteogenesis imperfecta   193 ff, 214
– Ausprägungsformen   194
Osteoidosteom   158
Osteomalazie   188 ff
– Behandlung   189 f
– kalzipenische   188
– Knochenhistologie   190
– phosphopenische   188
– radiologischer Befund   189
Osteomyelitis, multifokale, chronisch-rekurrierende   116
Osteonekrose, idiopathische   156 f

Osteopenie
– fleckige   *215*
– gelenknahe   *65*
Osteophyt   *35 ff, 66, 167 f*
Osteophytenbildung, überschießende   *176*
Osteoporose   *64, 180 ff*
– Behandlung   *186 f*
– biochemische Marker   *185*
– Diagnose   *183 ff*
– DXA-Indikation   *184*
– DXA-Messpunkte   *184*
– Ernährungsberatung   *186*
– glukokortikoidbedingte   *181, 224*
– klinische Zeichen   *181*
– Knochenhistologie   *190*
– Laboruntersuchungen   *185*
– MRI-Indikation   *181*
– primäre   *180*
– radiologischer Befund   *181, 183*
– Risikofaktoren   *182*
– Screeningverfahren   *185*
– sekundäre   *180 f*
– Sturzrisiko   *181*
– T-Score   *184*
– Ultrasonographie, quantitative   *185*
– Ursache.   *181*
– Z-Score   *184*
Osteosarkom bei Teriparatid-Behandlung *187*
Oteochondrose, vertebrale   *167 f*

P

Paget Morbus   *190 ff*
   – Behandlung   *192*
Painful arc   *20, 202*
Panarteriitis nodosa   *95, 100 ff*
– HBV-assoziierte   *102*
– idopathische   *102*
Pannus   *59*
Paracetamol   *40, 217*
Paralyse, hypokaliämische   *83*
Parathormon-Peptid, rekombinantes   *187*
Partizipation   *231*
Parvovirus-B19-Infektion, Arthritis   *134*
Patella, tanzende   *29*
Patellasehneninsertion, mechanisch
   bedingte Läsion   *157*

Patellarsehnenreflex   *171*
Patienteninformation   *217*
d-Penicillamin   *226*
Penicillin   *137 f*
Peptide, citrullinierte, zyklische,
   Antikörper   *68*
Periarthritis
– coxae   *55*
– kalzifizierende   *55 f*
Periarthropathia
– coxae   *28, 203 f*
– genu   *204 f*
– humeroscapularis   *199 ff*
Periarthropathie   *198, 238*
Perikarditis   *62, 77*
Peritendinitis   *208, 238*
Perthes, Morbus   *157*
Pes-anserinus-Enthesiopathie   *204*
Phalen-Test   *24*
Phemister's triad   *131*
Phosphatase, alkalische, erhöhte   *189, 191, 195*
Phosphatmangel   *188*
Photosensitivität   *75*
Physiotherapie   *227 f*
– funktionserhaltende   *228*
– schmerzlindernde   *228*
– bei subakuten Rückenschmerzen   *166 f*
Pinch-Test   *23, 25*
Plasmapherese   *106*
Pleuritis, rheumatische   *62*
Polyangiitis, mikroskopische   *95, 111 f*
Polyarthritis   *238*
– chronische s. Arthritis, rheumatoide
– migratorische   *137*
– nichterosive, transiente   *103*
– primär chronische s. Arthritis, rheuma-
   toide
– subakute, rezidivierende   *50, 52*
– symmetrische, psoriasisassoziierte   *123*
Polymyalgia rheumatica   *65, 96 ff*
   – Behandlung   *97, 99*
Polymyalgisches Syndrom   *59*
Polymyositis   *89 ff*
– Autoantikörper   *91*
– Behandlung   *93*
– Differenzialdiagnose   *92*

– Elektromyogramm 91 f
– Muskelbiopsie 91
Poncet's disease 130
Prednison 54, 93, 224
– Polymyalgia rheumatica 97
– Riesenzellarteriitis 99
Pressschmerzen 5
Probenecid 48
Protein, C-reaktives 67
Proteine, rekombinante 226 f
Proteoglykane 35
Pseudogicht 50
– Synovialflüssigkeit 39
Pseudogichtattacke 52
Pseudoradikuläre Syndrom 161 f
Psoriasis 152
– Lokalisation der Läsionen 123
Psoriasisarthritis, juvenile 140, 152 f
Psoriasisarthropathie sine psoriase 123
Psychologie 229
Psychopharmaka 227
Pulse-less disease 95
Purinzufuhr, verminderte 48
Purpura, palpable 95, 104 f
Pyrophosphatablagerungskrankheit 49 ff
– Behandlung 54
– entzündliche Reaktion 53
– Laboruntersuchungsbefund 54
– pathologische Anatomie 53
– radiologischer Befund 53 f
– Ursache 50
Pyrophosphatarthropathie 50

Q

Quadrizepssehnenenthesiopathie 204

R

Radikuläres Syndrom 161 f, 171 f
Radiopharmaka 72
Radiosynoviorthese 72
Radiusfraktur, distale,
  osteoporosebedingte 188
Rash, heliotroper 89
Rattenbissnekrosen 88 f
Raynaud-Phänomen 86 ff
Red flags bei Rückenschmerzen 162
Referred pain 4, 161

Reflex-sympathetic-Dystrophy-Syndrom s.
  Algodystrophie
10er-Regel, Managment akuter
  Kreuzschmerzen 165
Rehabilitation 230 ff
– Anforderungen 233
– Assessment 234
– Indikationsstellung 232
– Outcome-Assessment 234
– Resultatmessinstrumente 234
– Strukturen 233
– Zielfestlegung 234
Rehabilitationszyklus 233
Reiter-Syndrom 116
Reiter-Trias 136
Retrolisthesis 167, 237
Rheumafaktor 68
Rheumaknoten 62
– Arthritis, idiopathische, juvenile, polyarti-
  kuläre, rheumafaktorpositive 149
Rheumaorthopädie 229
Rhizarthrose 34, 38
Rhupus 65
Riesenzellarteriitis 65, 95 ff
– Arteria-temporalis-Biopsie 97, 99
– Behandlung 99
– Differenzialdiagnose 97
– Sonographie 98
Rippenbuckel 15
Rippen-Wirbel-Gelenke,
  Beweglichkeitsprüfung 18
Risedronat 187
Rotatorenmanschette 201, 238
– Untersuchung 20 f
Rotatorenmanschettenläsion 200 f
Rubella, Arthritis 134
Rückenmarkkompression 60, 62, 177
Rückenschmerzen 118, 160 ff
– akute 164 ff
  – Beschwerdepersistenz 165 f
  – nichtorganische Pathologie,
    Waddel-Zeichen 166
– Behandlung 164
– Chronifizierung 163 f
– entzündlich bedingte 163
– funktionelle 178
– mechanisch bedingte 161, 163

Rückenschmerzen
- Differenzialdiagnose *178 f*
- nicht mechanisch bedingte *161*
- red flags *162*
- subakute *166 f*
- tieflumbale *175*
- Untersuchung *14 ff, 167 ff*
- Ursache *160 f*
- Warnzeichen *162*
- yellow flags *164*
Rückensteifigkeit, morgendliche
  117
Rückensyndrome *161 f*
Rugger jersey spine *189*

S

Sakroiliakalgelenk(e)
- Glukokortikoidgabe *176*
- Untersuchung *28 f*
- Röntgenbefund bei ankylosierender
  Spondylitis *120*
Sakroiliakalgelenksyndrom *175 f*
- Differenzialdiagnose *179*
Sakroiliakalstresstest *28 f, 175*
Sakroiliitis *118 ff, 123, 135*
- Diagnostik *176*
SAPHO-Syndrom *116*
Sattelnase *108*
Saxon-Test *84*
Scheuermann, Morbus *176*
Schirmer-Test *84*
Schlafanamnese *6*
Schlafstörung *6*
Schleimhautulzera *75, 220 f*
Schmertterlingserythem *75 f*
Schmerzen
- auslösende Faktoren *5*
- Ausstrahlung *4*
- Charakter *3*
- fortgeleitete *161*
- intermittierende *5*
- koxogene *204*
- Lokalisation *4*
- pseudoradikuläre *4, 238*
- radikuläre *4*
- somatoforme *3*
- spondylogene *4, 238*

- verstärkende Faktoren *5*
- zentralisierte *3*
Schmerzhinken *9*
Schmerzkrankheit *164*
Schmerzlinderung *6*
Schmerzquantifizierung *5*
Schmerzsyndrom, femoropatelläres *158 f*
Schmerztherapie *40*
Schonhinken *9*
Schönlein-Henoch-Purpura *95, 104 f*
Schuhversorgung, orthopädische *72*
Schulter
- Chondrokalzinose *51*
- Inspektion *19*
- Palpation *20*
Schulter-Arm-Schmerzen *21 f*
Schulterperiarthropathie *199 ff*
Schulterschmerzen *202*
- Untersuchung *19 ff*
Schulterstand *15*
Schürzengriff *19*
Schwanenhalsdeformität *60, 149*
Schwangerschaft, Lupus erythematodes,
  systemischer *78*
Schwungbeinphase *9, 238*
Segmentdegeneration, Wirbelsäule *167,
  173, 175*
Sehnenkrepitation, Hohlhand *24 f*
Sehnenverkalkung *53*
Serositis *145*
Sever, Morbus *157*
Sicca-Syndrom *57, 62, 82*
Sjögren-Syndrom *82 ff*
- Autoantikörper *82, 85*
- Behandlung *84 f*
- Diagnosekriterien *85*
- Differenzialdiagnose *83 f*
Skleren, blaue *193*
Skleritis *63*
Sklerodermie s. Systemsklerose
Sklerose
- subchondrale *36 f*
- systemische s. Systemsklerose
Skoliose *14 f, 238*
Sozialanamnese *2 f*
Sozialdienst *228 f*
Speicheldrüsenentzündung, destruktive *82*

Speichelmangel, Ursachen 84
Spinalkanal, enger 172 f, 191
– kongenitaler 172
– MRI-Befund 169 f
Splenomegalie 145
Spondarthritis, seronegative 65
Spondarthropathie,
  Achillessehnenenthesitis 208
Spondylarthropathie 116 ff
– Synovialflüssigkeit 39
Spondylarthrose 167
Spondylitis
– ankylosierende 117 ff, 151 f
  – Behandlung 121 f
  – extraskelettale Manifestationen
    117
  – Geweberveränderungen 119
  – juvenile 151
  – Komplikation 118
  – Physiotherapie 121
  – Röntgenbefund 120 f
– psoriatica 123
Spondylodiszitis, bakterielle 128
Spondylogenes Syndrom 161 f
Spondylolyse 238
Spondylophyten 168
Standbeinphase 9, 238
Steifigkeit 4
Steppergang 11
Steroidglaukom 224
Still-Syndrom s. Arthritis, idiopathische,
  juvenile, systemische
Stoffwechsellage, diabetische, bei
  Glukokortikoidtherapie 224
Strecktest 8 f
Streptokokken, β-hämolysierende, Gruppe
  A 136
Strontiumranelat 187
Sturzrisiko bei Osteoporose 181
Subglottisstenose 108, 111
Subluxation, volare, der Langfinger 60 f
Sudeck, Morbus s. Algodystrophie
Sulfasalazin 71, 154
Symphysis pubis
– Arthropathie, destruierende 52
– Verkalkung 53
Symptome, extraskelettale, Anamnese 2

Syndesmophyten 120 f
Syndrom des engen Spinalkanals 172 f
– Differenzialdiagnose 179
Synovia
– Beurteilung 32
– Kristallsuche,
  polarisationsmikroskopische 32
– Mikrokristallsuche, färbetechnische 32
Synovialflüssigkeit 39
Synovialiskalkherde, punktförmige 53
Synovialitis 238
Synovialzyste 37
Synoviauntersuchung 32
– bakteriologische 32
Systemanamnese 1 f
Systemsklerose 86 ff
– Autoantikörper 87
– Behandlung 88 f
– diffuse 86 f
– limitierte 86 f

T

Taillendreieck, asymmetrisches 15
Takayasu-Arteriitis 95, 100
Tannenbaum-Phänomen 181
Tarsaltunnelsyndrom 62
Temporalarterien, druckdolente 97
Temporalarterienbiospie 97
Tender points 211 ff
Tendinitis 238
Tendinose 198
Tendomyose 198
Tendopathie (Tendinopathie)
  205 ff, 238
Tendovaginitis 238
– Arthritis, rheumatoide 62
– de Quervain 207
– symmetrische, akute 60
Tennisellbogen 205
Teriparatid 187
Thenaratrophie 210
Therapie
– medikamentöse 217 ff
– Patienteninformation 216 f
Thomas-Handgriff 28
Thoracic-outlet-Syndrom 22, 211
Thoraxexpansion, verminderte 118

Thrombophilie, Antiphospholipidsyndrom 81
Thrombozytenaggregationshemmung, NSAR-bedingtes 220 f
Tibiasklerose, subchondrale 38
Tiefensensibilitätsstörung, Gangstörung 11
Tinel-Zeichen 24, 210
TNF-α-Hemmer bei Riesenzellarteriitis 99
TNF-Hemmer 72
Tonnenwirbel 120
Tophus 43, 45 f
Tortikollis 177 f
Tramadol 218
Tränendrüsenentzündung, destruktive 82
Traumafolge, Synovialflüssigkeit 39
Trendelenburg-Hinken 10
Trendelenburg-Zeichen 26 f
Triamcinolon 224
Trizepsreflex 171
T-Score, Osteoporose 184
Tuberkulose, Synovialanalyse 39, 130
Tüpfelnägel 152
Typ-I-Kollagen-Synthesestörung 193

U

Übertragungsschmerzen 4
Ulnardeviation der Langfinger 60 f, 149
Ultrasonographie
– funktionelle 199
– quantitative 185
Untersuchung, klinische 7 ff
Uratausscheidung im Urin 47
Uratgrieß 45
Uratkristalle 43
Uratlöslichkeit, Erhöhung 47 f
Uratnierensteine 45
Urikosurika 48 f
Urinalkalisierung 47 f
Uveitis anterior
– Arthritis, idiopathische, juvenile 141 f, 150
– Behandlung 154
– stumm verlaufende, chronische 145

V

Vaskulitis
– großer Aterien 95 ff
– IgA-Immunkomplex-assoziierte 104
– kleiner Aterien
  – ANCA-negative 95, 104 ff
  – ANCA-positive 95, 107 ff
– kryoglobulinämische 105 ff
  – HBV-assoziierte 107
  – HCV-assoziierte 106 f
– kutane 63
– mittelgroßer Aterien 95, 100 ff
– nekrotisierende 100
– rheumatoide 95
– systemische 95 ff
Verkürzungshinken 10
Versteifungshinken 11
Vertebrales Syndrom 161 f
Vertebroplastik 187
Viererzeichen 26 f
Virushepatitis, Arthritis 134
Viskosupplementation 40
Vitamin-D-Mangel 188
Vitamin-D-Stoffwechselstörung 188
Vitamin-D-Zufuhr 186

W

Waddel-Zeichen, nichtorganische Pathologie akuter Kreuschmerzen 166
Wärme, Schmerzlinderung 6
Wegener, Morbus 95, 107 ff
– Autoantikörper 109
– Behandlung 110 f
– Generalisationsphase 107 ff
– Histologie 109
– Initialphase 107 f
– lokoregionärer 107
Weichteilrheumatismus 198 ff
Weichteilverkalkung 90
Wirbeldeformierung 183
Wirbelfraktur, osteoporosebedingte 181, 187 f
Wirbelgleiten, translatorisches 167, 237
Wirbelkörperecken, glänzende 120
Wirbelquetschdeformierung 183
Wirbelsäule
– Arthropathie, destruierende 52
– Beweglichkeitsprüfung 15 ff
– Degeneration, segmentale 167, 173, 175
– degenerative Veränderungen 161
– Dysfunktion, segmentale 173

– Einsteifung   *119, 121*
  – segmentale   *176*
– Inspektion   *14f*
– Klopfdolenz, lokalisierte   *18*
– Palpation   *18*
– Röntgenbefung bei ankylosierender
  Spondylitis   *120f*
– Rüttelschmerz, lokalisierter   *18*
– Stufenbildung   *18*
Wirbelsäulenkrümmung   *14f*
Witwenbuckel   *181*
Wölbungszeichen, Kniegelenk   *29*
Wurstfinger/-zehe   *123, 135, 152*

X

Xerophthalmie   *82*
– Behandlung   *84*
– Ursachen   *84*
Xerostomie   *82*
– Behandlung   *84*
– Ursachen   *84*
Xiphoid-Symphysen-Abstand,
  verminderter   *181*

Y

Yellow flags bei Rückenschmerzen   *164*

Z

Z-Deformität   *60*
Zeckenbiss, Borrelienarthritis   *132*
Zementinjektion, intravertebrale   *187*
Z-Score, Osteoporose   *184*

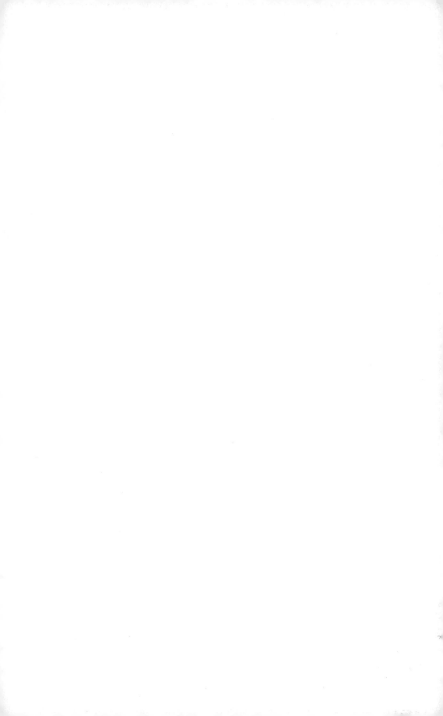

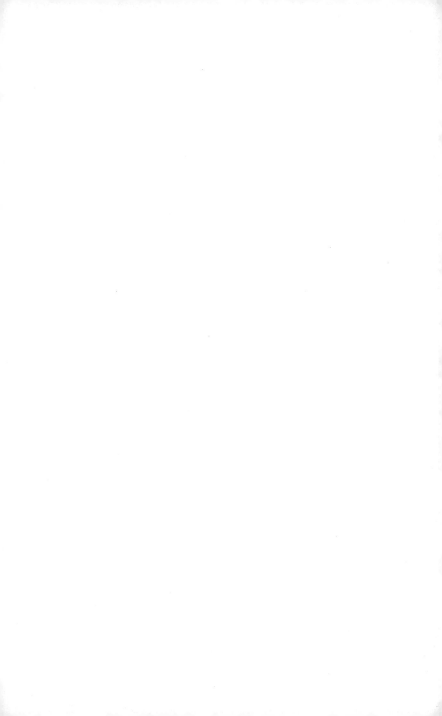